看護管理

最良の看護を提供するための
基本と実践のプロセス

［改訂第2版］

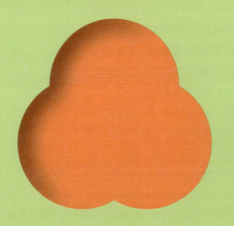

看護学テキスト
Basic & Practice
統合と実践

Gakken

■■■ 編集者・執筆者一覧

〈編　集〉

小林　美亜　　山梨大学大学院 総合研究部 医学域臨床医学系・特任教授

〈執筆者〉(執筆順)

福井トシ子　　国際医療福祉大学大学院・教授／副大学院長

木村　眞子　　宮城大学 看護学群 基礎看護学・教授

餅田　敬司　　京都橘大学 看護学部 看護学科・准教授
　　　　　　　／株式会社日本看護サービス・代表取締役

勝山貴美子　　横浜市立大学 医学部 看護学科・教授

木村　憲洋　　高崎健康福祉大学 健康福祉学部 医療情報学科・教授

佐藤　　譲　　国立成育医療研究センター・理事長特任補佐
　　　　　　　／もみじの家・ハウスマネージャー

瀬戸　僚馬　　東京医療保健大学 医療保健学部 医療情報学科・教授

吉村　健佑　　千葉大学医学部附属病院 次世代医療構想センター・センター長・特任教授

佐藤志央理　　千葉大学医学部附属病院 次世代医療構想センター・特任研究員

小林　美亜　　前掲

牧野　孝俊　　群馬大学大学院 保健学研究科・准教授
　　　　　　　／群馬大学 多職種連携教育研究研修センター・研究部門責任者

太田　加世　　C-FEN・代表

杉田　俊江　　山梨大学医学部附属病院 看護部・看護部長

杉山　千里　　山梨大学医学部附属病院 看護部・看護副部長

北井　朋美　　山梨大学医学部附属病院 看護部・看護副部長

蓮沼知津子　　山梨大学医学部附属病院 看護部・看護師長

山本　智子　　山梨大学医学部附属病院 看護部・看護師長

田邉　博子　　社会医療法人生長会 法人本部事務局 介護福祉事業部・統括援護部長
　　　　　　　／社会福祉法人悠人会 特別養護老人ホーム ベルライブ・施設長

カバー・本文デザイン：野村里香
本文イラスト：和久田容代，日本グラフィックス

はじめに

　医療を取り巻く環境は，少子高齢化の進展，医療技術の進歩，医療提供の場の多様化といった大きな変化のなかで，新たな課題に直面しています．国民の医療に対する意識は，安全・安心を求める段階から，さらに質を重視する方向へと変化しており，加えて，多様化する価値観やニーズに対応することも求められています．このような状況下で，看護職員には質の高いケアを提供することはもちろん，医療チームの一員として専門性を発揮し，多様な役割を担うことが一層期待されています．その実現のためには，看護管理に関する深い知識と実践力が不可欠です．

　現在，人手不足や働き方改革に伴う残業規制などの影響を受け，限られた時間内で成果を上げる必要性がますます高まっています．このような環境下では，職員一人ひとりの生産性向上が，組織全体の成果を左右する重要な要素となっています．そのため，セルフマネジメントの重要性が増しており，個々人が自身の目標を明確化し，時間やリソースを効果的に管理しながら，自己成長を促進し，最大限の能力を発揮することが必要となっています．私たちがもつ資源のなかでも，「人の能力」は最も無限の可能性を秘めたものです．能力とは，特定の課題や状況において，知識，技術，経験を活用して成果を生み出す力を指します．この能力をいかに活用し，育成し，さらに向上させていくかは，個人の成長のみならず，組織全体の発展をも左右するきわめて重要な課題です．

　そのため，看護管理の役割はますます重要になっています．看護管理を通じて，看護職員一人ひとりの強みを引き出し，その能力を成長させ，組織の成果へと結びつけることが求められています．看護管理は，「人を活かし，組織を動かす」ための基盤となるものであり，看護職員が自らの役割を自覚し，その強みを最大限に発揮することのできる環境を構築する役割を担っています．この取り組みは，組織全体を効率的かつ効果的に機能させ，患者ケアの質を向上させるだけでなく，社会への貢献を果たすことにもつながります．セルフマネジメントによって個々が自己管理能力を高め，看護管理がそれを支援し活かすことで，個人の成長が組織全体の発展へとつながる仕組みをつくることが，重要な課題と言えるでしょう．

　本書は，看護管理を学ぶ看護学生，新たに管理業務を始めた看護師，そして看護管理者としてキャリアを歩み始めた方々を対象に，看護管理の基本と実践を体系的に学べる内容となっています．読者が本書を通じて看護管理を理解し，現場での実践に活かす力を養うことを目指しています．

　本書は以下の3つのステップで構成されています．
- ●Step 1：基本知識の習得
　　看護管理の考え方を体系的に学び，理論的な基盤を築きます．
- ●Step 2：理論と実践の結びつけ
　　理論を現場の実践と関連づけ，看護管理の具体的な活動を学びます．
- ●Step 3：課題解決力の育成
　　臨床現場で生じる課題に対して，どのように考え，解決するかを具体的に学びます．

これらの学びを通じて，看護管理の基本から応用までを習得し，現場での実践につなげる力を養います．

　本書を通じて，読者の皆様が看護管理の本質を深く理解し，それを実践へとつなげる力を身につけていただけることを期待しています．また，患者ケアの質を向上させ，組織の目標を達成する過程で，ご自身の成長や仕事に対するやりがいを見出していただければ幸いです．本書が，皆様にとって看護管理の実践への第一歩を力強く後押しする存在となり，さらなる挑戦と飛躍の道を切り開く一助となることを心から願っています．

2024年12月

小林 美亜

Contents 看護管理［改訂第2版］ 最良の看護を提供するための基本と実践のプロセス

Step 1 看護管理についての基礎知識を学ぶ

1 看護管理とは
福井トシ子 2

わが国における看護管理の歴史 2／看護管理の機能 4／看護管理の展開 7／看護管理の視点からみた教育 10／看護管理の評価 11／看護管理と多様な働き方の推進 12

2 看護組織論
木村眞子 15

組織とは 15／組織＝協働のシステム 17／組織の構造 18／病院組織の構造 21／病院における看護組織 23

3 看護マネジメント論
餅田敬司 29

マネジメントとは 29／病院の成果とは何か 29／看護職員の労働安全衛生 30／雇用の質 30／看護業務管理（看護基準,看護手順） 33／組織の安全管理 ―組織の視点からみた「セーフティマネジメント」 34

4 看護人材マネジメント論
勝山貴美子 38

看護における人材マネジメント 38／専門職と生涯学習 40／キャリア発達とキャリア開発 41／組織や集団を動かすための代表的理論 44／リーダーシップ 49

5 看護経営論
木村憲洋, 佐藤 譲 53

医業経営 53／看護部門と診療報酬 57／看護部門と人件費 59／看護部門と材料費 60

6 看護情報活用論
瀬戸僚馬 62

看護情報を活用する意義 62／看護に関する情報の種類 65／病院情報システムと看護情報 67

7 医療制度と医療・看護経済
吉村健佑, 佐藤志央理 75

日本の人口と疾病構造の変化 75／日本の医療制度の特徴 75／医療保険・介護保険 77／医療費の支払い方式とその課題 80／看護サービスが診療報酬に与える影響 82／医師と看護師の偏在の問題 83／まとめ 86

8 医療・看護の質保証
小林美亜 89

医療の質評価 89／看護の質評価 90／医療・看護の質改善の取り組み 92

9 リーダーシップとマネジメント
小林美亜 97

リーダーとマネジャーの違い 97／看護管理者の役割 97／チームメンバーからのサポート 99

10 看護管理と多職種連携
牧野孝俊 101

多職種連携とは 101／看護大学における多職種連携教育の必要性 102／看護管理と多職種連携 103／卒後教育 105／多職種連携における評価 106

Step 2　実習現場における看護管理を学ぶ

1　病院のなかでの看護部の位置づけ .... 太田加世　110
病院の組織化　110／看護部門の位置づけ　110

2　組織の一員としての個人のあり方 .... 太田加世　112
患者など外部の人との接し方　112／組織の内部の人との接し方　112

3　マネジャー，主任，リーダー .... 太田加世　114
マネジャー　114／主任　115／リーダー　115

4　プリセプター，プリセプティー .... 太田加世　116
プリセプターシップの目的　116／プリセプター，プリセプティー，マネジャーの役割　116／プリセプターシップの運用　117

5　実習で実現するケアのマネジメント .... 太田加世　118
看護過程に沿ってケアを展開すること　118／患者の権利の尊重　118／安全の確保　119／看護職との協働　121

6　臨地看護学実習の背景（学校と病院の関係） .... 太田加世　122
看護部・病棟へのあいさつと説明　122／実習環境の確認と整備　122／患者選定　123／臨地実習指導者との連携　124／臨地実習指導者以外の病棟スタッフとの関係づくり　125／関係部署との調整　125／患者情報の管理　125／看護教員の実習前研修　126／医療事故時の対応　126

Step 3　臨床現場における看護管理を学ぶ

1　臨床現場における看護管理とは .... 小林美亜　130
「管理」はすべての人が取り組む　130／臨床現場に柔軟に対応する　130／状況モニタリング能力の習得　132

2　事例でとらえる 実際的なマネジメントの方法からみる看護管理 ... 小林美亜　134
- 臨地実習指導者の態度に萎縮してしまった看護学生 .... 山梨大学医学部附属病院　134
- 受け持ち患者のベッドサイドへ行けなくなった学生 .... 田邉博子　137
- 頑張りすぎてしまう新人看護師 .... 田邉博子　140
- 目標がなく毎年，退職したいと言う中堅看護師 .... 田邉博子　142
- 問題のある言動で後輩のやる気をなくさせる中堅看護師 .... 田邉博子　144
- 「自信がない」が口癖の中堅看護師 .... 田邉博子　146
- 繰り返し指導しても接遇態度が悪いベテラン看護師 .... 田邉博子　148
- 1人の先輩の言動が波及し，仕事がやりにくくなっている新人看護師
  .... 山梨大学医学部附属病院　150
- 主治医を怒らせてしまった新人看護師 .... 山梨大学医学部附属病院　152

- 先輩看護師の意見が強く反映されコミュニケーションがとれていないチーム
  ......山梨大学医学部附属病院　154
- 過剰な負担を強いられている中堅看護師......山梨大学医学部附属病院　156
- 病棟間で偏りがみられる業務量......山梨大学医学部附属病院　158
- インシデントを責められ出勤できなくなった新人看護師と
  そのフォローができなかったことを思い悩む看護師......山梨大学医学部附属病院　160
- 同じ失敗を繰り返し，言い訳や嘘をつく新人看護師とそのプリセプター......田邉博子　163

3 キャリアマネジメント ...... 小林美亜　166

キャリア・キャリア発達・キャリア形成　166 ／キャリア・アンカー　167

4 看護職の働き方改革 ...... 小林美亜　170

働き方改革とは　170 ／働き方改革関連法の施行　170 ／看護職における働き方改革　172 ／
医師の働き方改革　172 ／医師の働き方改革による看護への影響　172 ／特定行為とは　175

看護師国家試験過去問題（解答・解説）　182
看護師国家試験出題基準（令和5年版）対照表　188
Index　189

column

ライン部門，スタッフ部門　木村眞子　20 ／看護師等の確保を促進するための措置に関する基本的な指針　小林美亜　28 ／Patient Experience（PX）　餅田敬司　31 ／時間管理（タイムマネジメント）について　餅田敬司　36 ／看護職員の人員配置　小林美亜　61 ／インシデントレポート　小林美亜　74 ／特定機能病院，地域医療支援病院　小林美亜　88 ／第三者評価　小林美亜　96 ／心理的安全性　小林美亜　100 ／アサーティブコミュニケーション　小林美亜　128 ／アンガーマネジメント　小林美亜　133 ／臨地実習で看護学生に求められる役割　小林美亜　136 ／「認知」の歪みは変えられる　小林美亜　139 ／コーチング　小林美亜　147 ／接遇と患者満足度　小林美亜　149 ／職員満足度と患者満足度　小林美亜　159 ／ナッジ（nudge）　小林美亜　162 ／家庭と仕事の両立　小林美亜　169 ／労働環境に関するルール　小林美亜　179 ／ストレスチェック制度　小林美亜　180

本書の特徴と構成

本書は，「概論」「実習」「臨床」と3つのステップによる構成となっており，看護管理について学んだ基礎が実践へと結びつくような構成となっている．

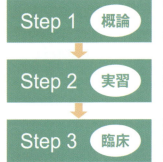

Step 1　概論：看護管理の概念や組織，看護・人材のマネジメントやリーダーシップ，医療制度や医療経済・経営，情報活用など，看護管理の基礎知識についてポイントを絞ってわかりやすく解説．

Step 2　実習：実習においても，さまざまな「看護管理」が関係している．実習に行く前に看護管理の視点を知ることによって，組織やチームの一員として患者のケアにあたる，という姿勢を身につける．

Step 3　臨床：臨床ではどんなところで，看護管理の考え方が用いられているのか．身近な事例をもとに，看護管理の視点で問題を提起し，一言アドバイスとともに対応方法を解説．

看護管理についての基礎知識を学ぶ

Step **1** ▪▪▪

1 看護管理とは

2 看護組織論

3 看護マネジメント論

4 看護人材マネジメント論

5 看護経営論

6 看護情報活用論

7 医療制度と医療・看護経済

8 医療・看護の質保証

9 リーダーシップとマネジメント

10 看護管理と多職種連携

Step 1

1 看護管理とは

Step 1-1 学習目標

- わが国において看護管理の概念が体系化されてきた歴史的背景を理解する.
- 看護組織の役割と特徴ならびに看護管理の機能を理解する.
- 看護管理に求められる視点を理解する.

わが国における看護管理の歴史

1 看護部組織の変遷

医師の「家」から発生し，拡大してきた日本の医療は，診療が主体で，患者の看護は，ほとんど欠けていたと言わざるを得ない時代があった．このような時代は，戦後の病院改革によって終わりを告げ，看護の独立と，部門としての位置づけが行われることで，新たな看護管理の時代を迎えた．

第二次世界大戦後の病院改革によって，国の管轄する病院は，文部省（当時）所管の国立大学附属病院などと厚生省（当時）所管の国立病院・国立療養所との2系列に分けられることになった．この改革はGHQ（General Headquarters：連合国最高司令官総司令部）の指示・指導により行われたものである．GHQの指導は看護にも向けられた．当時，国立病院の組織構成において，看護師（当時は看護婦）は診療科に所属しており，看護部門は存在していなかった．GHQは看護部門を病院長直属の部門とするよう強力な指導を厚生省に行い，1948（昭和23）年から国立病院・国立療養所の院長研修が開始された．その研修は，「看護部門は病院長直属で看護の責任を担う独立した部とするべきである．看護婦は医師の小間使いではない」という意識改革を求めるものであった．

しかし，実際に国立大学附属病院に看護部門が設置されたのは，30年近くの時を経た1976（昭和51）年の文部省の国立学校設置法の一部改正後のことだった．その改正において「国立大学の附属病院，学部の附属病院（中略）に看護部を置く」「看護部に看護部長を置き，技術職員をもって充てる」と，看護部門の設置が法的に定められたのである[1)2)].

今日では，看護職の集団と活動の体制を示す看護組織は，病院・診療所のみならず保健福祉領域にも拡大し，さらに国の制度や国際組織にまで及んでいる．

こうした歴史的な経緯から，わが国の看護部の役割，その管理者の権限・責任は，「いまだ明確ではない」[3)]と言われた時代から，1995（平成7）年7月27日に設立された公益

財団法人日本医療機能評価機構（以下，医療機能評価機構）の評価項目において，看護部の組織化と役割が明確に位置づけられる時代となった．そして医療機能評価機構の認定を受ける病院が増加するにしたがって，看護部の役割，また看護管理者の権限や責任が明確になってきた．

2 看護管理者の育成

a 認定看護管理者教育課程

看護管理を担う者は，看護管理を系統立てて学んだ看護職が望ましいとされる．公益社団法人日本看護協会（以下，日本看護協会）は，1998（平成10）年5月，看護管理者の認定制度を発足させ，看護管理者教育を推進してきた．認定看護管理者制度は，多様なヘルスケアニーズをもつ個人，家族および地域住民に対して，質の高い組織的看護サービスを提供することを目指し，看護管理者の資質と看護の水準の維持および向上に寄与することにより，保健医療福祉に貢献する看護管理者を養成することを目的としている[4]．

このために，看護管理を系統立てて学ぶことのできる教育課程を確立し，制度の見直しやカリキュラムを改善しながら，看護管理者教育を展開してきた．現在は，認定看護管理者教育課程において47都道府県の看護協会などで研修が行われており，この課程を修了し，日本看護協会による認定看護管理者認定審査に合格すると「認定看護管理者」を名乗ることができる．認定看護管理者とは，管理者としてすぐれた資質をもち，創造的に組織を発展させることができる能力を有すると認められた者として，全国で5,000名以上（2023年12月）が認定されている[5]．

b 看護管理者育成のためのマネジメントラダー

近年，地域包括ケアシステムの構築など，医療・看護を取り巻く状況は大きく変化し，それに伴い看護管理者に求められる役割も拡大している．このような状況を受け，日本看護協会は，2019（平成31）年「病院看護管理者のマネジメントラダー 日本看護協会版」を公表した[6]．

マネジメントラダーは，病院看護管理者が地域まで視野を拡げた看護管理を実践するために必要とされる能力を目標として可視化したものであり，病院看護管理者の計画的かつ段階的な育成のための指標を示している．地域の特徴や病院の理念などをふまえ，各病院で必要とされる看護管理者の能力や看護管理者育成の指標として，このマネジメントラダーの活用が期待される．

c 看護師等確保基本指針の改定

30年ぶりに改定された「看護師等の確保を促進するための措置に関する基本的な指針」（看護師等確保基本指針）[7]には，新たに「看護管理者の資質の向上」という項目が加わり，以下の指針が示されている．

・看護業務を魅力ある働きがいのある業務としていくとともに，ジェネラリストである看護師等や専門性の高い看護師等の育成を推進するためには，看護師等の指導を行う看護管理者の役割が重要である．また，看護管理者には，自らの病院等のみならず，地域のさまざまな病院等やその他の施設・事業所，看護師等学校養成所等と緊密に連携していく能力が求められる．

・良きリーダーシップを発揮でき，地域と緊密に連携できる看護管理者を養成してい

くため，病院等とともに，看護師等自ら，あるいは職能団体の積極的な取組が望まれる．

・病院等において，本指針の内容を理解し，具体的な運用に向けた取組を推進できる看護管理者を配置するとともに，職能団体等においても，こうした病院等の取組を支援することが望ましい．

この改定を受けて日本看護協会は，本指針告示に関して，「看護管理者の資質の向上とリーダーシップの発揮の重要性が示されたことは特筆すべき」こととして見解を述べている[8]．

＊

以上のように，看護管理者の育成が重視されている．看護管理を学ぶことのできる大学院の数も増加しており，看護管理者の育成が系統立てて行われていることから，看護部門の役割や，看護管理者の権限や責任，経営への貢献などが明確化されてきた．看護管理について体系化され，確立されつつある段階に入ってきたともいえよう．

その1つの例として，看護師の副院長職が増加していることがあげられる．なお，日本看護協会の「2021年病院看護・外来看護実態調査」によると，看護部長が病院の経営層である副院長として登用されている割合は，大規模な病院ほど高く，500床以上は51.2％，400〜499床は38.0％となっている[9]．

看護管理の機能

第一に看護管理は，病院に求められる役割や機能をふまえた理念に基づいて行われる．理念は，医療機関を利用する人々にとってどうあるべきかについて表現される．その理念

に基づいて，さらに，社会環境の変化や，医療提供体制の変化をふまえて，あるいは先取りして，看護部門のマネジメントは行われる．

1 病院組織における看護組織

多くの看護職が就業する病院を例に，看護管理者と看護部という組織運営についてみてみると，病院という組織に看護部門が独立しておかれ，部門の長としてマネジメントする存在が看護部長である．

病院の組織図を見ると，どのような組織なのか，理解することができる．現在は見ることが少なくなったが，病院長，診療部，事務部，看護部と縦に位置づけられた組織図がある．このような組織図は，指揮命令系統でみると，診療部は，病院長の指示を受け，看護部は，事務部の指示を受けるということになる．このような組織では，看護部が独立して部門運営を行うことはできない．歴史的概観で述べたように，病院長から直接指示を受けるラインの確立がまず必要である．

2 看護組織の役割と機能

組織図に表されているものは組織構造である．看護組織は，組織構造のなかにあって，一定の役割と機能を担う．看護組織の役割と機能とは，以下のようなものである．

a 質の高い看護を提供するための看護集団の形成

まず，看護管理者（看護部長）は，所属する医療機関の役割や機能をふまえ，理念と目標を明確にして，目標を達成するために，看護組織を構築（組織化）する．すなわち，看護を提供する人々の配置と労務管理を行い，

よりよい看護の提供を行う．

人材育成の視点で看護職のキャリア開発支援を行いながら，質の高い看護を提供することができる看護集団を形成する．

b 看護を提供する場の形成

看護を提供する場となる施設・設備・環境を整え，物品管理を行って，効率よく看護が提供できる場を形成する．物品管理は，物流システムを活用することなどによって，院内の業務改善や効率化を図り，無駄のない場を提供する．

c 看護サービスの質の管理

ケアの需要と供給のバランスを含めた，看護サービスの質の管理を行う．具体的には人事・物品・財源・労務・時間・情報に関するデータを収集し，データに基づいた管理を行うことによって，看護サービスの質を改善する．これらを通して，医療組織において関係する人々，協働する人々とともに，病院経営への貢献を図る．

これらは看護部長が一人で行うのではなく，目標達成のための組織化と配置によって機能を分担する．たとえば，看護部長を補佐する副看護部長のほか，教育担当師長，データ管理担当師長などである．

このように，ムダ・ムリ・ムラのないマネジメントを実践することによって，患者満足度を高め，看護職の定着を図り，看護の質を向上させることで，経営へ貢献することができる．これらを実現するために，関係部門とともに，調整し改善活動を行う．

なお，看護組織内における各職員の活動内容は，職務規定（各職位の業務の範囲，責任，権限をまとめたもの）に定められている．

3 受動的看護管理から能動的看護管理へ

一般的に看護管理とは，「与えられたヒト・モノ・カネ・時間を使って最大の成果をあげること」といわれている．看護管理の対象は，ヒトやモノ，カネや時間であり，現在では「情報」もその1つとされている．

筆者は，「与えられたヒト・モノ・カネ・時間」あるいは「情報」を使って「最大の成果」をあげることを否定するものではないが，その「与えられた」という考え方は，受身的な看護管理のあり方ではないかと考えている．看護管理によって何を目指すのかを明らかにし，看護管理によって実現すべき姿，あるべき姿に近づけていくために，必要なヒト・モノ・時間・情報を能動的に「獲得」して看護管理を行っていくことが，重要であると考える．

つまり，必要なヒト・モノ・カネ・時間・情報を能動的に獲得して，医療や看護を必要とする人々へ良質なケアを提供することが現代に求められる看護管理であり，実際的には，このような管理の対象となるものを「獲得する過程」が，看護部門で行われる看護管理であるといっても過言ではない．

4 看護管理の過程

看護管理は，他職種とともに，人々の疾病からの回復や健康のさらなる増進という目的を達成するための，看護サービス活動である．

目的を達成するためには，その目的がどのような理念（あるべき姿）に向かっているのかを関係者が一致して認識し，そのうえで目的に向かって組織化されることが重要である．すなわち，目的を実現するための計画の立案・実施，成果の評価，評価に基づきさら

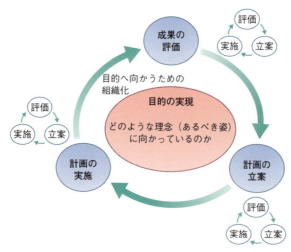

図1　看護管理の過程

に計画を立案・実施していくという一連の過程が，看護管理の過程である（**図1**）．

看護職が病院経営をも考えて看護部を運営しているということ，そして，今日では看護管理を知らずしては，看護そのものすら語ることはできないという状況になっていることを，十分に認識する必要がある．

なぜなら，看護管理の過程が看護の実践に影響し，ひいては社会全体にも影響を及ぼすことになるからである．看護職の副院長としての活躍によって経営に貢献した例や，人材確保に貢献した例などを思い出そう．社会の変化や制度の変化を先取りして対応していくことは，経営への貢献以外のなにものでもない．

5　看護管理の概念

一般的には，看護に「管理」という概念があること，しかもそれはただチームをつくり（組織化），指揮し統制することのみならず，経営的なことを考え，ほかの専門職との関係を考え，さらには，専門職として社会に向けてどのように行動するべきか，ということまでも含んだ概念であるということは，理解されていないという現状がある．

看護を学ぶ4年制大学では，看護管理学が必修科目として位置づけられ，看護管理実習が行われているところもある．このことは，学生のときから看護管理を考え，看護を必要とする人に対する最善のケアを，幅広い視野に基づいて実践できる看護者を育成しようという動きがあるからにほかならない．

患者や家族にとって必要な看護を効果的に提供するために，さまざまな看護活動や，看護に関する資源の特性を生かし，効率的に機能させる．系統的・組織的・継続的に看護活動を展開する過程について理解し，看護の概念を広げていくことが，看護管理ともいえる．これらを機能させる役割を担うのが，看護管理者である．

看護管理者とは一般的に，看護部長から師長までの職位にある看護職のことを指すが，看護管理とはそれら以外にも，看護において管理（マネジメント）という役割を担うすべてのスタッフに関係していることを理解しよう．

族に直接的なケアを提供して看護を行うことと同じくらい重要なことなのである.

看護管理の展開

1 看護組織の特徴を活かした看護管理の展開

　看護組織は, 看護部門という大きな集団があり, そのなかに病棟や外来・手術室などの提供単位ごとの小さな集団がある. このように, 公式・非公式にかかわらず, 看護職の集団と活動の体制が組織化されているのは, 24時間継続的に一貫したケアを提供しなければならないという, ほかの医療職にはない特徴があるためである.

　看護組織は1人の看護職では成り立たない. 組織という概念は, 2人以上の人々によって成り立つ.

　看護組織は, 病棟であれば数十人の患者を対象とすることに, ほかの組織や専門職と異なる特徴がある. 看護の諸機能を対象者のニーズに応じて適切に駆使するには, 対象者を全体的に理解することが不可欠となる. 保健・医療・福祉は多くの職種から成るチームで担われており, ほかの職種もそれぞれの立場から支援を行っているが, 看護の特質は, 看護職が対象となる個人, 家族らの最も身近にあって支援できるというかかわり方にある.

　このような強みをふまえた看護管理を展開する必要がある. たとえば, チーム医療を推進していくうえでも, 24時間患者の身近で支援を行う看護職の役割は大きい.

　看護が経営・経済・社会・法律・医療制度など, 社会保障全般にとどまらない幅広い分野と深く関係し, ゆえに大きな可能性をもっているということを, 看護管理を学ぶことによって知ってほしい. 看護管理は, 患者や家

2 看護管理と看護業務

a 看護業務とは

　看護管理を展開するうえで, 「看護業務」について, 議論されることがある. 似た言葉に「看護ケア」や「看護実践」があるが, それらと比較すると看護業務は看護を管理的な視点でとらえたものだといえる. たとえば, 時間内に看護職に課せられた"業務"を終えるというように, 管理側からみたタスクである. 看護業務とは看護職が「何のケア」を「どのように」提供すべきかを提示する, いわば看護の様式や方法を示すものであって, 看護管理と同じ意味ではない[10].

　一般的には看護業務は, 療養上の世話または診療の補助にとどまらず, 記録, 伝達, 報告, 物品管理, 人事管理などの間接業務も含めたものとして用いられることが多い.

b 看護業務のなかの看護ケアの位置づけ

　実際の現場では, 「業務」という言葉と「看護」や「ケア」という言葉が, ともすると, 対立的な意味で用いられることがある. たとえば, 「業務に追われて, 十分なケアができない」「業務中心で患者さん中心のケアができない」などである.

　しかし, 本来は看護業務のなかに看護ケアが位置づけられているのである. このような乖離が生じてしまっているのは, 看護業務となると患者に行うケアが画一化されてしまい, 患者を中心とした視点や, 患者の個別性とともに全体像をとらえる視点が欠けたままケアを提供してしまっているように感じられ

ステップ1

ステップ2

ステップ3

るからではないだろうか．このため，仕事において看護の本質を見出すことができなくなってしまうのではないかと考えられる．

看護業務では，それぞれの患者に最善の看護ケアを提供するという視点をもち，人的・物的資源を全体的に考慮しつつ看護実践を行うことが必要である．そして，一人ひとりの看護職が看護業務のなかに看護ケアを適切に位置づけ，仕事において看護の本質を見出すことができるようにすべきだと考える．

しかしながら，現状では，看護基礎教育や新人教育のなかで看護業務を系統的・包括的に学ぶ機会は少ない．よって，今後は看護業務を学術的に体系化していくことが求められる．また，医療現場では看護管理者および熟練した看護師が新人の看護職に対し，看護業務についての正しい理解を促す必要性もあるだろう．そうすれば，看護職全体が看護業務における個々の患者への看護ケアの意味を認識し，管理的な視点をもつことができるようになるのではないだろうか[11]．

看護ケアの意味を伝えていけるように環境整備を行っていくことも，看護管理の機能として重要である．また，これらのことからも，学生のときから看護業務や，看護管理について学ぶことが重要なのである．

*

学生は，臨地実習で患者を受け持ち，看護過程の展開を行っていても，集団で看護を提供するという実体験をすることは少ないのが現実かもしれない．臨地実習では，学生が受け持っている患者は，どのような場で，どのような人々との関係性のなかで，治療を受け，どのような反応を示しているのかを，あわせて学ぶ必要がある．

臨地実習を通して，どのような状況で看護業務が行われ，そのなかで看護管理はどのような機能を果たしているのかを学んでほしい．

3 病棟における看護管理

病棟の看護管理者である看護師長は，複数の入院患者に対して，①複数の看護職で看護を提供すること，②病院の役割や機能，③看護部門の理念や目標をふまえて，病棟全体でどのような看護を提供する集団になっていくのかについて，看護職間の合意形成を行う．

勤務を割り当て，ケアの質を向上できるように，日々の業務やケアを見直し，事例検討を行う．そして，年間計画に基づいて，病棟管理の中間評価や期末評価を行い，改善を図る．看護職員のそれぞれの目標についても，個々の目標が達成できるように，参加型のマネジメントを行う．患者に提供されるケアが安全に行われるようにシステムを整え，モニタリングを行う．

4 看護サービス

病棟の看護管理を展開するうえで欠かせない概念に，「看護サービス」がある．看護サービスとは，看護職の行為を市場または経営学の観点からとらえたものである．よって，この「看護サービス」という言葉の主体は，サービスを受ける側にある．サービスの受け手である顧客，つまり患者やその家族が，提供された看護行為に対して満足しているかということに重点がおかれる．看護サービスとは看護の対象者側の視点に立ち，顧客満足に焦点を当てた看護職の行為だといえる．

このように看護の受け手側が主体である「看護サービス」に対し，看護業務は看護の提供者側を主体とした言葉である．よって，

看護業務と看護サービスは似ているようで異なる意味をもつ[11].

a 看護サービスの成り立ち

「看護サービス」という言葉が市民権を得たのは，1995（平成7）年の厚生白書において，「医療 ―『質』『情報』『選択』そして『納得』」をテーマに，医療サービス提供のあり方が示されてからである[12].

しかし，看護サービスという言葉がつくり出された背景には，看護の役割の変化がある．そのきっかけとなった出来事として，1950（昭和25）年の完全看護制度，および1958（昭和33）年の基準看護制度の施行がある．

これによって，それまで家族らの付き添いによって行われた入院患者の療養生活の世話が，看護業務の1つとなった．1986（昭和61）年には，健康保険に看護料が認められた．これは「看護職によるサービス」として，患者の療養生活の支援が行われるべきだという考えに基づくものである[11].

b 看護サービスの特徴

医療もサービス業の1つであり，社会の産業構造のなかに組み込まれている．しかしながら，これまで医療者にはサービス業に従事する者であるという認識は乏しかったといわざるを得ない．

サービスには，商品とは異なる以下のような特徴がある．①サービスには形がないこと（無形性），②サービスは生産される場所で消費されること（生産と消費の同時性），③サービスではプロセスも大切であること（結果と過程の等価的重要性），④サービス活動は顧客との相互作用であり，顧客がより積極的な役割を担わなければならないこと（顧客との共同生産），などである[13].

c 看護サービスの実施

サービスには「生産」と「消費」があるが，看護サービスにおける生産と消費とは何だろうか．生産は「看護職による看護の提供」であり，消費は「患者や家族による看護の体験」だといえる．看護サービスの生産と消費は，状況や環境の変化によって影響を受けながら，同時に発生している．また，患者らの看護による体験には，サービス提供のプロセスとその結果が含まれている．看護の目的を考えると，サービスの提供によりもたらされる結果は，患者の回復に貢献するものでなければならない．よって，サービスのプロセスも重要となる．

これら看護サービスにおける活動では，顧客つまり患者の役割が大きい．まさに相互作用が大切で，患者の積極的な協力なくして病気の回復は見込めないのである．患者が看護に主体的にかかわることを意味するセルフケアの確立や，ケア計画の立案に患者が参加する患者参加型看護計画は，このことを象徴している．

看護管理を展開する過程では，提供できるサービスの質を向上させるための取り組みが重要である．また病院全体，看護部全体，さらに，病棟単位で，サービスの量や質をモニタリングする必要がある．その手段として，患者満足度調査や患者経験調査を活用することができる．「患者数」や「患者の重症度」など，需要の変動に対応しながら，どのような看護サービスを提供する必要があるのか，状況にあったサービスをつねに考えながら実行することが求められる．

このように，看護サービスを提供するうえでの需要と供給のバランスを保つための方策の検討と実施が，看護管理の重要な機能である（**表1**）.

表1　看護サービスの考え方

サービスの特徴	看護サービスの実施
❶ 形がない（無形性）	看護師による看護の提供（サービスの生産）
❷ 生産される場所で消費される（生産と消費の同時性）	患者や家族による看護の体験（サービスの消費）
❸ プロセスも大切である（結果と過程の等価的重要性）	看護は病気の回復過程に貢献する（サービスの提供過程は結果に影響する）
❹ サービス活動は顧客との相互作用であり，顧客がより積極的な役割を担わなければならない	「セルフケアの確立」のように患者参加型の看護計画の用語は，患者が主体的に看護にかかわることを示している（サービス活動への顧客の積極的な参加）

看護管理の視点からみた教育

1　看護管理の目的

　すでに述べたように，看護管理の目的は，看護の対象となる人々へ適時に適切なケアを実践できるよう，マンパワー，必要な資源（物品や場所など），経済的支援，時間，情報などを獲得し，整備することである．

　看護管理は，病院という医療機関のなかでのみ行われるのではなく，医療や看護を必要としている人々がいて，その必要性に応えようとする看護職が存在するすべての場所で行われる．病院，診療所，訪問看護ステーション，介護施設，介護老人保健施設など，さまざまな場所で行われる．どのような場であれ，看護を必要としている人々へ最善のケアを行い，国民全体の健康向上を系統的に図るという看護管理の目的は，同じである．

2　看護の実践に必要な学び

　一人の看護師が，一人の患者の看護を行え

るようになるために，看護師は，患者のおかれている状況，すなわち，患者の身体的，心理・社会的，経済的側面をふまえて，それらが疾病の回復や健康の増進にどのような影響を与えているかについて基礎看護学で学び，その学びを臨床における看護の実践へとつなげる必要がある．

　疾病を理解し，治療方針や治療の成果などもふまえた，確実な看護の実践が求められる．さらに，患者の身体的，心理・社会的，経済的な状況は，患者の日常生活機能の回復にどのような影響を与えるのかについて，学ぶ必要がある．

　人には，役割がある．幼児，学生，社会人，主婦，高齢者など，どのようなライフステージであっても，それぞれの段階に応じた役割がある．患者が治療や療養を必要としている状態は，患者が自身の役割を担う状況に対してどのような影響を及ぼしているのか，このこともふまえた看護の実践が求められる．こうした影響についても，人，健康，社会，環境をキーワードに学ぶ必要がある．

　これらの学習を通して看護職は，どのような支援やケアを行うことが，患者やその家族にとって最善の結果を導くことができるのかを習得する．患者や家族に寄り添い，看護技

術，心理的な支援，患者を取り巻く家族への支援などを行いながら，よりよい方向へ向かうよう患者や家族の状態を事前に評価し，あるべき姿を明確にして，患者や家族と協同しながら，看護計画を立案する．看護計画は，患者の同意と納得を得ながら実践し，患者とともに評価を行い，あるべき姿に近づけたかどうか，その差を明らかにして，またその差を改善するよう，看護活動を続ける．

看護学生は，患者の状況を把握するための方法や，その患者に適切な看護を行う方法について，その考え方や具体的な実践方法を学習する．一方で，患者にとって最善の結果をもたらすためには，看護職のみのケア実践や療養支援では不足が生じるということも理解しておく必要がある．

看護とは，多くの看護職やさまざまな他職種が多数の患者に対して行う社会的機能である．

看護師による直接的な看護をよりよいものにするためには，それを支える周囲の環境など，さまざまな条件を整える必要がある．すべての患者に質のよいサービスを提供するためには，個々の看護師が看護についての十分な知識・技術・態度をもっていることに加え，そのほかにもさまざまな条件が必要なのである．この条件を整えるプロセスが，看護管理の機能である．

看護管理の評価

1 評価の指標

看護管理の評価は，医療機関の役割や求められる機能が，看護管理によってどのように達成されたかをみるために行われる．評価は，①ストラクチャー（構造）（看護組織，看護体制，看護職の人数，労働環境など），②プロセス（ガイドラインの使用率，看護職のケアの質，患者に提供できるケア時間など），③アウトカム（結果・成果），などによって行われる．これらの視点から「あるべき姿にどれくらい近づけることができたか」という点が評価される．

看護管理の機能は，看護管理の目的を達成するために，看護管理の対象である看護職を質の高い看護職に育成し，看護を提供する場を整備し，看護職員の能力を活かして，所属する医療機関の看護の質の向上を，さらには国民全体の健康向上を，系統的に図ることである．

国民全体の健康向上というヘルスプロモーションのビジョンを実現していくためには，適切な管理が基盤となる．具体的には，医療機関内の管理計画・実施・評価の管理のPDCAサイクルを確実にまわす必要がある．

すなわち，医療に対して適切な評価が行われ，活動の改善につながっていくことが大切である．しかし，評価は単なる健康指標や検査データの量的変化の確認だけでなく，地域の質的な変化を測定し，評価することまでを意図して活動することが望ましい．

2 時代に応じた評価

看護管理の対象は，時代の変化や社会的要請によっても変化する．すなわち，人口構造の変化，疾病構造の変化，日本の財政の変化による医療費抑制策の必要性から，医療機関のみならず，医療機関が所在する地域を巻き込んだ在宅療養支援に関しても，看護管理が展開されることが求められている．

具体的には，入院期間の短縮に伴って，医療依存度が高くても在宅で療養できるような退院支援が必要とされ，患者の退院後の療養生活に支障のないように調整することが求められる．

医療機関の看護部門は，病院内の人的資源管理のみならず，地域や在宅に向けて院内の人的資源を有効に活用し，地域の関係機関や他職種とネットワークをつくり，地域や在宅での療養支援に貢献できることが求められる．このような分野への貢献度は評価の対象となりつつある．

看護管理と多様な働き方の推進

1 看護職の退職理由

わが国では，働く女性の17人に1人が看護職であるといわれている．看護職の退職理由は，結婚，妊娠・出産，子育て，親族の健康・介護と，ライフステージと密接に関連する傾向にあり，退職すると復帰することが少ないという特徴がある．

現在わが国には，170万人以上の看護職が働いている[14]．令和5年度時点では，看護師の数は5万5,557人，准看護師の数は1万2,499人である．一方，看護職員の2022年度の離職率は，正規雇用看護職員11.8%，新卒採用者10.2%，既卒採用者16.6%であり[15]，10年前と比較し，新型コロナウイルス感染症の影響を受け，離職率が上がったが，高止まりとなっている．

日本は超高齢化社会となり，2025年以降，団塊の世代が75歳以上の後期高齢者となることから，188万〜202万人の看護師が必要

となることが推計されている．医療需要に対応するためには，看護職として働き続けることのできる環境を構築することが重要である．

看護職が働き続けることを困難にしている理由の1つに，交代制勤務がある．現在，国をあげて交代制勤務が続けられるような環境づくり，短時間でも勤務が継続できるような環境づくりが行われている．

2013（平成25）年2月，医療分野の「雇用の質」向上プロジェクトチームの報告が公表された[16]．このプロジェクトは，厚生労働省が，医師・看護師・薬剤師などの医療スタッフが健康で安心して働ける環境を整備するため，医療分野の「雇用の質」の向上につながる対応案などについて，2012（平成24）年10月から検討を進めてきたものである．

看護職は24時間365日，夜勤・交代制勤務を行って，患者の健康と生命を守っている．一方で，夜勤・交代制勤務と生活の両立の難しさは離職の原因ともなり，過度な負担は心身への悪影響や医療事故のリスクを高めるという報告もある．

2 労働環境整備のための取り組み

2013（平成25）年，日本看護協会は，医療関係の職能団体として初めての画期的な取り組みとなる「看護職の夜勤・交代制勤務に関するガイドライン」をまとめた[17]．

このガイドラインは，「看護職の安全と健康が，患者の安全と健康を守る」という基本認識に立って，看護職が安全で健康に働きつづけられる職場づくりを進めるため，現場の実態と労働科学の最新の知見をふまえて，夜勤・交代制勤務の負担を軽減しリスクマネジメントに役立てるためのものである．

ガイドラインでは，夜勤・交代制勤務の現

表 2　勤務編成の基準

項目	基準
勤務間隔	勤務と勤務の間隔は 11 時間以上あける.
勤務の拘束時間	勤務の拘束時間は 13 時間以内とする.
夜勤回数	夜勤回数は，3 交代制勤務は月 8 回以内を基本とし，それ以外の交代制勤務は労働時間などに応じた回数とする.
夜勤の連続回数	夜勤の連続回数は，2 連続（2 回）までとする.
連続勤務日数	連続勤務日数は 5 日以内とする.
休憩時間	休憩時間は，夜勤の途中で 1 時間以上，日勤時は労働時間の長さと労働負荷に応じた時間数を確保する.
夜勤時の仮眠	夜勤の途中で連続した仮眠時間を設定する.
夜勤後の休息（休日を含む）	夜勤後の休息について，2 回連続夜勤後にはおおむね 48 時間以上を確保する．1 回の夜勤後についてもおおむね 24 時間以上を確保することが望ましい.
週末の連続休日	少なくとも 1 か月に 1 回は土曜・日曜ともに前後に夜勤のない休日をつくる.
交代の方向	交代の方向は正循環の交代周期とする.
早出の始業時刻	夜勤・交代制勤務者の早出の始業時刻は 7 時より前を避ける.

文献 17）より一部抜粋

状と課題を整理したうえで，「組織で取り組む対策の提案」として，勤務編成の基準（**表2**）やマネジメントのポイント，人事労務管理の着眼点などを解説している．また，一人ひとりの看護職が生活していくなかで「個人で取り組む対策の提案」なども紹介している．

なお，2018 年 7 月に「働き方改革を推進するための関係法律の整備に関する法律」が公布され，医療の場でも働き方改革を推進するために，診療報酬の「看護職員夜間配置加算」の算定要件として，このガイドラインで示された項目を行うことが求められている．

看護管理者は，このようなガイドラインを活用し，看護職の働く環境を整備するためにさまざまな取り組みを行う必要がある．

学生時代は，学習と生活があり，なかでも学習に力を注ぐ．就職して間もないころも，仕事と学習に力を入れなければならない時期があるが，職業人生のさまざまなステージでは，仕事と生活の調和，仕事と学習と生活の調和，仕事と学習と生活と社会活動の調和など，その時々のライフステージにおいて，適切な調和を図る必要がある．どのステージでも基本は，「生活」「学習」「仕事」「社会活動」であることを，理解してほしい．

*

本項では，看護管理がどのような歴史的変遷をたどって今日に至ったのかを述べ，看護管理の目的や機能について述べた．看護管理は，管理者になってから学習するものではなく，看護職を目指すすべての者にとって必要な素養であることを強調しておきたい．

引用文献

1) 井部俊子：看護管理学．看護と情報 25：3〜8，2018．
2) 草刈淳子：看護管理 50 年の歩みとこれからの方向．日本看護研究学会雑誌 24（1）：19〜33，2001．
3) 一条勝夫：看護管理 ―病院管理者の立場から（看護 MOOK，No.29）．金原出版，1988．
4) 日本看護協会：認定看護管理者．
https://www.nurse.or.jp/nursing/qualification/vision/cna.html より 2024 年 12 月 6 日検索
5) 日本看護協会：認定看護管理者 都道府県別登録者数一覧（2023 年 12 月）．
https://www.nurse.or.jp/nursing/assets/cna1_2023.xlsx より 2024 年 12 月 6 日検索
6) 日本看護協会：病院看護管理者のマネジメントラダー 日本看護協会版，2019．
7) 厚生労働省：看護師等の確保を促進するための措置に関する基本的な指針（2023 年 10 月 26 日）．
https://www.mhlw.go.jp/content/001160932.pdfより 2024 年 12 月 6 日検索
8) 日本看護協会：「看護師等の確保を促進するための措置に関する基本的な指針」告示に関する日本看護協会の見解（2023 年 10 月 26 日）．
https://www.nurse.or.jp/home/20231026_nl01.pdf より 2024 年 12 月 6 日検索
9) 日本看護協会：2021 年病院看護・外来看護実態調査」結果（2022 年 4 月 1 日）
https://www.nurse.or.jp/home/up_pdf/20220401121744_f.pdf より 2024 年 12 月 6 日検索
10) 日本看護協会：看護業務基準，2021 年改訂版．
11) 日本看護協会：看護にかかわる主要な用語の解説．改訂版，2023．
12) 厚生労働省：厚生白書（平成 7 年版）．
https://www.mhlw.go.jp/toukei_hakusho/hakusho/kousei/1995/ より 2024 年 12 月 6 日検索
13) 近藤隆雄：サービス・マネジメント入門：物づくりから価値づくりへの移行．日本生産性本部，p.20〜24，1995．
14) 厚生労働省 第 2 回看護師等確保基本指針検討部会：看護師等（看護職員）の確保を巡る状況．参考資料 2（2023 年 7 月 7 日）．
https://www.mhlw.go.jp/content/10800000/001118192.pdf より 2024 年 12 月 6 日検索
15) 日本看護協会：「2023 年病院看護実態調査」結果．

https://www.nurse.or.jp/home/assets/20240329_nl04.pdf より 2024 年 12 月 6 日検索
16) 厚生労働省：報道発表資料 医療分野の「雇用の質」向上プロジェクトチーム報告を公表（平成 25 年 2 月 8 日）．
http://www.mhlw.go.jp/stf/houdou/2r9852000002uzu7.html より 2024 年 12 月 6 日検索
17) 日本看護協会：看護職の夜勤・交代制勤務に関するガイドライン，2013．

参考文献

1) 横山利枝ほか：アメリカにおける看護管理者教育の現状 ―ハワイ州立大学 MSN ／ MBA 研修プログラム研修からの考察．アドミニストレーション 18（1・2）：73〜97，2011．
2) 真下綾子：看護管理者に必要な能力とは ―ハワイ・クアキニ病院を訪問して．医学界新聞2741 号：2007 年 7 月 23 日．
3) 福井トシ子：多様な働き方で，看護職を楽しく続けてほしい．私が多様な働き方を進める理由（わけ），看護部長の立場から．看護白書（平成 20 年版），日本看護協会出版会，2008．
4) 福井トシ子ほか：「看護必要度得点」からみた患者特性の実態と人員配置への課題．EB NURSING 10（3）：538〜542，2010．
5) 福井トシ子：―質を改善する― 改善の結果が数字になって表れることにワクワクする！ 看護管理 19（8）：630〜636，2009．
6) 福井トシ子：看護基礎教育と新卒看護師初期の教育を連動させるための試み ―私立医科大学協会病院部会看護部長会議研究班の調査結果から．看護展望 34（6）：564〜570，2009．
7) 福井トシ子：新卒看護師の基本的看護技術習得状況に関する実態調査（日本私立医科大学協会病院部会看護部長会議研究班）．看護管理 19（4）：254〜261，2009．
8) 福井トシ子：安全確保と臨床看護実践強化を実現するための看護師増員と配置．看護 58（12）：50〜53，2006．
9) 福井トシ子：重症度・看護必要度データをマネジメントにどう活かすか．看護管理 16（10）：829〜833，2006．
10) 福井トシ子：在院日数の短縮・病床数の増加に対する看護師の増員．看護実践の科学 31（8）：16〜22，2006．
11) 厚生労働省：医療従事者の需給に関する検討会 看護職員需給分科会 中間とりまとめ（2019 年 11 月 18 日）．
https://www.mhlw.go.jp/content/10805000/000567572.pdf より 2024 年 12 月 6 日検索

Step 1-1
学習の振り返り

- 看護管理という概念が生まれてきた，歴史的な背景について，説明してみよう．

- 患者のケアにおいて，看護管理の概念がどのように反映されているのか，説明してみよう．

- 看護職員の職場環境において，看護管理の概念がどのように反映されているのか，説明してみよう．

2 看護組織論

Step 1

Step 1-2 学習目標
- 集団と組織の違いを理解する．
- 会社や病院などの集団において，組織をつくることの重要性について理解する．
- 看護組織の構造について理解する．
- 看護提供システムとその特徴について理解する．

組織とは

1 組織をつくる目的

　組織というと，あなたは何を思い浮かべるだろうか．一般的に組織というと，「特定の役割・機能をもつ人々が集まって1つの秩序ある集団を構成すること」，あるいは「その集団そのもの」を指している．

　学校，会社，役所など，私たちの周りにはたくさんの「組織」が存在している．そもそも人は生物として生理的，認知的制約をもっており，一人でできることには限界がある．分業によって一人で生産するよりはるかに大量のものを生み出すことができることを，アダム・スミスはピン製造の事例を挙げて述べた[1]．多くの人間が協力して作業を行えば，一人の人間では到底成し遂げられないことを達成できる．たくさんの物を生産したい，遠くへ物を送りたい，広く教えを広めたい，などのさまざまな理由から人間は組織をつくった．

2 組織としての病院の役割

　図1は1944（昭和19）年の陸軍病院の組織図である．この図の中には，現代の病院にあるさまざまな部門・部署の形はない．この当時はまだ，現代のように多くの分業が生じるほど医療が複雑化していなかったからである．

　図2は現在の国立病院機構の施設の病院組織図の例である．両者をくらべると，直接診療に係る部門だけでなく，組織内で共同利用される部門や利用者サービス，安全管理に係る部門が増え，構成が複雑になっているこ

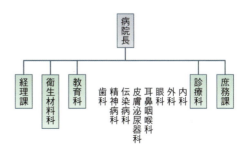

図1　昭和19年の陸軍病院の組織図

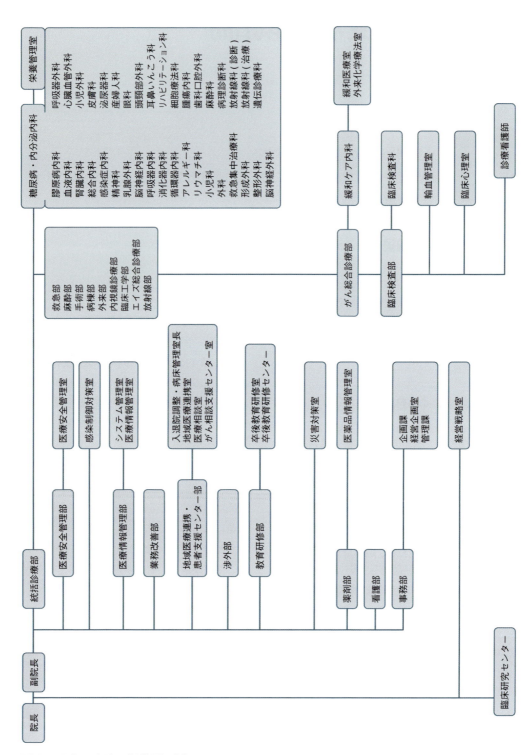

図2 現在の病院の組織図の例
独立行政法人国立病院機構名古屋医療センター 組織図（2023年8月1日現在）．

とがわかる．

宇沢は「豊かな経済生活を営み，すぐれた文化を展開し，人間的に魅力ある社会を持続的，安定的に維持することを可能にするような自然環境や社会的装置」を社会的共通資本とよび，教育や医療を制度資本に位置づけている[2]．病院は，人々が豊かに人生を生きるためにつくられた，社会の重要な下位システムの1つである．したがって，社会からの期待や要請が変化すれば，病院のあり方も変化することになる．

3 病院組織を取り巻く制度上の背景

国民に医療，福祉のような社会保障を提供するのは，憲法第25条に基づく国家の責任である．国民の権利を守り安全な医療を提供するために，医療は市場原理だけでなく政府の介入によってコントロールされている．人を雇い，資材を購入し，医療サービスに変換して利用者に提供し，対価を得るという一連の経済活動はほかのサービス産業と何ら変わらないが，医療の公共的な性格から，医療提供を行う機関や医療従事者はその設置・運営や資格・免許などに関してさまざまな法的規制を受けている．

また，病院と利用者，従業員，取引業者，地域社会などは，法や慣習などによる契約行為によって結びついている．制度としての側面からみると，病院はさまざまな契約によって支えられる「契約の束」である．

組織図とは，そうした組織がどのように構成されているのかを，指揮命令の関係を中心に図に表したものである．

組織＝協働のシステム

1 組織存続の仕組み

米国の経営学者バーナードは，公式組織を「意識的に統括された2人あるいはそれ以上の個人の諸活動ないし諸力のシステム」と定義した[3]．

個人は，パーソナリティ，信念や価値感，さまざまな個性をもつきわめて複雑な存在であるが，組織を構成するのはそうした生身の個人ではない．相互に連関する，目的に向けて調整された活動が，組織というシステムを形成する．

私たちは病院や学校が継続的に存在していることを疑うことはないが，バーナードの定義では，「協働を成立させる条件が整っていない瞬間」には，組織は存在していないことになる．にもかかわらず私たちがその存在を疑わないのは，そこに反復して生み出されつづける相互作用パターンが存在しているからなのである．

したがって，組織を維持しつづけるためには，この相互作用パターンが間断なく生み出されつづけるための仕組みをつくり，組織にとって意味のある活動を確保していくという努力が必要になる．言い換えれば，そのための努力が組織の経営管理である．

2 組織成立の条件

組織成立のための必要かつ十分な条件は3つある．1つは，「コミュニケーション・システム」である．お互いの意思・考えを伝え

合い，情報を共有するための方法がなければ，何事も始まらない．次に，「協働の意欲」である．何事かを一緒にやろうと思う意思がなければならない．最後に，「共通の目的」である．協働を意図的に調整するためには，そのための方向づけが必要である．

「共通の目的」と「協働の意欲」の存在によって，組織の内部と外部を隔てる境界が生まれる．そしてそこにその組織独自の規範，秩序が生まれ，風土や文化が育まれる．境界がどのくらい明瞭であるか，組織への参入にどのくらいの制限があるかは，組織ごとに大きく異なる．

境界の内部でその組織に特有の相互作用パターンがくり返し生み出されつづけることで，持続的で安定した組織が成立する．成立した組織は，外部と交流し必要な資源を取り入れ，それを消費することを通じて，再び外部に対して何らかの資源を提供する．そして組織の存続には，目的達成に向けた組織内外からの協働が必要である．

病院という組織では，外部から組織の成員（従業員）や医療提供に必要な機器，資材，情報などを取り込み，内部の業務プロセスで医療サービスを生み出し，提供している．

組織の構造

1 階層化と分化

目的を達成するためには，適切な組織編成が必要である．また，組織の効率的な運営を持続させるためには，効果的に分業を行う必要がある．

分業の1つの方向は，組織の階層化である．

管理職能が分化し，指揮命令系統が明確化され，組織が階層化されるとともに権限が集約化，あるいは分散化される．

分業のもう1つの形は，同じような業務，専門的知識に基づく分化である．組織は段階的な管理の構造（縦のつながり）と業務の分類（横の広がり）によって構成される．

そもそも経営管理では，マネジャーが1人で監督できる部下の数や業務の領域には限界があると考えられている．一般的な事務職では，1人の上司が直接管理できる人数は5〜7人程度である．したがって，部下の数が多ければ多いほど上司の数が増え，さらにその上司を管理する上司が生まれる．

ピラミッド型のライン組織では一般に，職員の数が増えればそれだけ階層が生まれ，縦に長いピラミッドが形づくられる．こうした組織では，重要な意思決定は上位管理者層に集権化されているため，まずコミュニケーションの階段を情報が上がり，意思決定が下に伝えられる上意下達のコミュニケーションとなる．当然，コミュニケーションには時間がかかり，対応は遅くなる．この問題は，いわゆる組織の硬直化と呼ばれるものである．

病院組織は一般に横に広く，階層の少ないフラットな構造をとっており，部門長までの階層は3〜4層で，下位集団の数が多く，非常に裾野の広いピラミッド構造になっている．このような構造になっていることには，いくつかの理由がある．詳細は後述する．

2 縦のつながりからみた組織形態

縦のつながりからみた基本的な組織形態には，①ライン組織，②ファンクショナル組織，③ライン・アンド・スタッフ組織がある（**図3**）．実際の組織では，これらの組織形態を

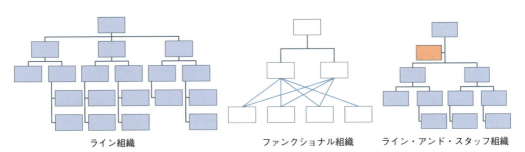

図3　組織形態の種類

組み合わせて組織を編成している．

a　ライン組織

ライン組織には，同一階層では基本的に同じ職務を遂行する「純粋ライン組織」と，水平的分業が進み，それぞれの部門では同一階層でも異なった職務を遂行する「部門ライン組織」がある．

いずれも指揮命令系統が明確で規律・秩序を保ちやすいが，階層が増えると意思疎通が困難になる，上位者に権限が集中するため負担も大きくなる，という特徴がある．

病院組織の構造は，基本的には病院長を頂点として，各部門の長がその下に置かれるライン組織である．

b　ファンクショナル組織

ファンクショナル組織は，米国の経営学者テイラーが考案した職能別職長制を原型とする組織であり，各管理者が特定の管理職能を担当し，「専門化」する．

この組織では下位者は複数の上司から指揮命令を受けることになる．このため，1人の上位者に権限が集中しないというメリットはあるが，指揮命令系統は混乱しやすく，管理者同士の意見の調整にも時間がかかる．

病院のなかでも手術部門や検査部門などでは，看護師は，直属の長である看護師長と，医行為に関する指示を行う医師の双方から指示命令を受ける場面が多いため，時に指揮命令系統が混乱することがある．

c　ライン・アンド・スタッフ組織

ライン・アンド・スタッフ組織は直系参謀組織とも呼ばれ，上述の2つの組織の特徴をあわせもつ組織である．ラインが組織の基幹業務を担当し，スタッフがラインに対して助言・勧告を行う．スタッフには部門への直接的な指揮命令権限はない．

ライン・アンド・スタッフ組織は，指揮命令系統の一元化を保ちつつ専門化のメリットを享受することができるが，スタッフ部門が肥大化すると弊害が生じることもある．

病院組織では，副院長，病院長補佐などが組織図上スタッフとして位置づけられることがある．**図2**では臨床研究センターと経営戦略室がスタッフとして病院長直轄の位置づけになっている．看護部門では，副看護部長がスタッフとして位置づけられる場合もある．

3　横のつながりからみた組織形態

a　職能部門制組織

職能部門制組織とは，同じ種類の専門的な知識を必要とする仕事ごとに職能を分化した

ものをそれぞれ部門化して編成する組織形態である.

図2をみてみよう. 先にも述べたように, 病院組織は基本的には業務に応じた部門からなるライン組織になっている. トップマネジメントの下に「専門職の束」が置かれているわけである. したがって, 横の広がりは組織のなかの専門職能が増えればそれだけ広がることになる.

この組織の長所は, ①特定の職能が専門化されるため, 担当者の専門的知識や技術を高め, 有効活用できる, ②機能がおのおのの部門で一括してなされるので, 資源の効率的利用が可能で, 「規模の経済」(生産規模の拡大に伴う利益率の向上)が実施できる, ことである.

病院の場合, 仕事を担う人材の専門性や業務の制限がすでに明確なので, 資格・職業に基づいた部門を設置することは合理的である.

また, 効率化のためには業務を特定部門に集約させる必要がある. たとえば使用機材の洗浄・消毒をそれぞれの部署ではなく中央材料部門に一元化する, 各診療科診察室に分散していた処置や検査を中央検査部門に集約する, 各部署で行っていた退院調整や入院予約を入院管理部門に集約する, 医療機器の管理を臨床工学部門に集中するなどがこれにあたる. こうした業務の集約化によって, それぞれの部門部署は専門的な業務に集中できるようになる.

一方, この組織の短所は, ①過度の専門化が進展すると部門間の対立が生じ, 組織の業績に対する責任の所在があいまいになる, ②各部門の調整が困難になり, 調整コストが増大する, ③組織全体を見渡せるトップマネジメントだけしか部門間の調整を行えないため, トップマネジメントの負担が大きい, などが挙げられる.

病院組織は専門職能の分化によるライン組織が基本であるが, 最近は特定の機能のための組織横断的な部門が設置されるようになっている. **図2**では, 医療安全管理部, 地域医療連携・患者支援センター部, 教育研修部がそれにあたる. こうした部門では, 複数の職能がそれぞれの専門性を活かしながら協働

---

column ライン部門, スタッフ部門

組織内には, 組織本来の目的達成のための基本機能を担うライン部門と, ライン部門が円滑に機能するように補佐するスタッフ部門が置かれている.

スタッフ部門の例として, 企画調査・技術・人事などがある. スタッフ部門の役割は, ①専門的・専門化した援助と共通サービスの提供, ②ライン部門に対する適切な牽制とバランスの維持, である.

たとえば病院では, 医療の質管理を行うために医療安全管理部門が院長直轄で置かれ, 病院全体の医療安全対策の実施や, 医療安全に資する院内報告制度の運営にあたっている. こうした部門を設置することで, ライン部門が本来の機能に専念できるようになるだけでなく, ライン部門の行動や業績に対するモニタリングが可能になる.

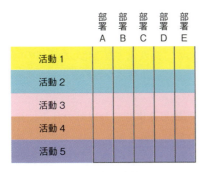

図4 マトリックス組織の構造

して活動している．

b 事業部別組織

事業によって区別された部門を事業部とし，これらを管理部門が全般的に管理する形態である．

一般の医療機関は経営規模が小さく，あまりメリットがないため，この組織構造をとることはまれである．ただし，大規模な医療法人などでは性格の異なる事業を事業部として独立運営させ，法人本部で統括している場合がある．この場合は1つひとつの病院が一事業部となっている．

c マトリックス組織

マトリックス組織は，職能部門と事業部門の設定という2つの基準を同時に満たし，統合しようとする組織である（**図4**）．この組織は二重の権限構造をもつことが特徴で，職能部門つまり機能面のマネジャーと事業部門つまりプログラム面のマネジャーが存在し，それぞれが共通の上司に業務状況を報告し，共通の部下に対しては権限を行使する．

マトリックス組織は，研究開発型の高度に専門性を有する組織に適しており，それぞれの専門家が交流することによりその能力を引き出すことができる仕組みである．マトリックス組織の短所は，二重の権限構造（ツー・ボス・システム）により，2人の上司をもつ部下が判断に迷うことがあること，また，2人のマネジャーとの打ち合わせに時間と費用を消費すること，などがある．

マトリックス組織の運用はかなり複雑であるため，わが国ではあまりみることがないが，一部導入している施設もある．

病院でみるマトリックス組織のもう1つの類型は委員会組織である．上述のように，病院組織は異なる背景をもつ専門職集団の集積であり，組織運営上，組織間調整が非常に重要である．しかし，病院におけるライン組織は部門ライン組織であり，組織運営上の大きなパワーにはならない．このため，組織運営に必要なさまざまな事項を，組織横断的な委員会組織を用いて調整している．

現在のわが国においては多くの病院で，職能部門制組織と，委員会組織によるマトリックス組織の二重構造が採用されているといえる．

病院組織の構造

1 医療サービスの特徴

病院はヒューマン・サービス[*1]を目的とした組織である．対人援助は一般に，
①サービスの提供者と受益者のあいだに高密度の社会的相互作用を有している
②サービスの生産と消費が同時に行われる
③専門性の高いサービスであるため提供者と受益者とのあいだに大きな情報格差がある
④健康，健康障害という目にみえにくいものを扱うため，客観的な評価指標を得にくい

---

*1 ヒューマン・サービス：教育，保健医療，福祉のように対人援助を提供するサービスの総称．

という特徴をもっている.

　ヒューマン・サービス組織では，もともとその成果や利用者の満足度に人的要素がきわめて重要な影響を及ぼすが，とくに医療サービスにおいてはその比重が大きい．製造業のようなモノに対する技術と異なり，生体を扱う医療では個別性が大きく，必ずしも何が起こるのかを正確に予見できないし，適用される技術が必ずしも期待する結果をもたらすかどうかは一定ではない．さらに，患者を治すために行う処置・手術や用いる薬剤は，有害事象を引き起こす可能性さえある．

　このために，医療サービスの提供プロセスは，機械的に一定の方向に流れつづけるのではなく，時には逆戻りしたり分岐したりしながら，絶えず修正や追加を行い進んでいく．各段階のつながりは緊密で，相互に影響し合う複雑なプロセスである．したがって，多様な職種が協働する現代の医療では，それぞれが役割を果たすだけでなく，お互いが十分に機能を発揮できるよう，作業や提供プロセスを調整するための仕組みが必要である．

　組織の構造は，こうした医療サービスの特殊性を反映したものであることが望ましい．

2 「専門職の束」としての病院

　広く社会全体を見渡して，病院ほど多様かつ多数の専門職で構成されている組織はほかにはないだろう．現在，厚生労働省で所管する医療関連の国家資格は21種である．病院で働く専門職はこのほかに社会福祉士・精神保健福祉士のような他領域の国家資格や，臨床心理士などの資格職がいる．わが国の標準的な病院では病床規模にもよるが，職員の約半数を看護職が占めており，事務職や施設の保守にあたる技能労務職などの医療等の資格

を有しない職員は1割程度にとどまっている．分化が進めば進むほど，その統合も大変になるが，高度化・複雑化した現代の医療に対応するには，多様な専門職の力が必要になる．

　専門職の仕事はそれ以外の仕事に比較して，知的な活動を含み，自己裁量権と個人の責任（説明責任）が大きいという特徴をもっている．また，監督されて働くというよりは自律的である．医師をはじめとする専門職は，準拠集団を職業共同体（同じ仕事や職業に従事し「同類意識」を強くもっている人々の集まり）としている場合が多く，組織に対するコミットメントは一般にあまり強くない．また，それぞれの職種は成立の経緯や教育背景の違いなどが大きく，同じ医療に携わっていても文化や規範にはかなりの隔たりがある．ゆえに，それぞれの業務を遂行するうえで利害が対立し，コンフリクトが生じる場面も少なくない．

　病院組織は，お互いに異なる性格を有する多様な専門職が形成する「専門職の束」であり，第一線の直接的な医療サービスはこれらの「専門職の束」の活動によって生み出されている．このため，職種間の利害を調整し円滑に連携できるかどうかが，病院組織が提供するサービスの質に直接影響する．

　IOM[*2]は21世紀の医療システムの6つの目標として，①安全，②有効性，③患者中心，④適時性，⑤効率性，⑥公正性，を挙げている．これを達成するためには，専門職が独立してそれぞれの役割を果たすだけでは不十分で，お互いの専門性を前提として協働したり，専門分野の共有部分を広げたりするための試みが必要になる．専門職連携実践の実現に向けて，「専門職の束」は，職種別縦割りから，機能や働く場によって束ね直されなければな

＊2　IOM（Institute of Medicine）：米国において，中立的な立場から国民の医療や健康にかかわる問題に関して，政府や公的機関に対して助言などを行っている非営利団体．現在はNational Academy of Medicine（NAM）という．

らない時期を迎えている.

3 不安定な環境への対応

専門職は自らの専門性に依拠するので,官僚制的な組織機構や上司の介入を好まない.それぞれの「束」のなかでは指揮命令系統が堅牢に形作られ,階層の多い官僚型組織はとられにくく,横に広く階層の少ないフラットな構造を形成することが多い.

一方,状況の変化に合わせ臨機応変な対応が求められる医療現場では,指揮命令を待っていては間に合わないこともある.病院のコアの技術,つまり人々の健康を守るという技術を発揮するためには,権限を現場に委譲し,必要に応じて判断や行動ができるような組織が望ましい.

医療従事者は専門職であり,個々人のもつ権限は資格免許制度によって裏づけられているため,個々人の能力はさておき,一定の教育訓練や経験を積めば行う業務に大きな相違がない.看護師が日常的に行うケアを考えてみよう.個々人の能力を考慮するにせよ,ひとたび割り当てが決まってしまえば,要求される業務内容や責任に大きな違いがあるわけではない.

また,看護組織に関していえば,24時間365日にわたり一定の密度で看護ケアを提供するためには,実務レベルに大量の人員を抱えることになる.管理監督者層がつねに直接的な指揮監督を行うためには,管理監督者層の数も増やさざるを得ないが,これは現実的ではない.日常的なケアのレベルにおける意思決定は実施者レベルに分散して処理させることが,組織としては合理的である.このため,部署管理者が行う意思決定と日常ケアにおける意思決定の分離が図られることになる.

つまり,病院組織のフラットな組織構造は,自律性を重視し他者からの干渉を好まないという専門職のもつ特徴と,医療現場のもつ不確実性に対処するための技術的合理性によって生み出されたものだと考えられる.ただし看護組織に関しては,他職種に比較して組織の規模が大きいため,ほかの部門よりは階層が多く,指揮命令系統が明確になっている.

病院における看護組織

1 看護組織の成立と変遷

看護組織とは,24時間を通して一貫した看護を提供するために,公式・非公式に組織化された看護職の集団と活動の体制をいう.看護部門は,機能や役割によって分化した看護単位と呼ばれるシステムによって構成される,医療機関の下位システムの1つである.

わが国において看護組織が成立したのは1886(明治19)年で,日本赤十字社病院(博愛社病院)が始まりとされている.しかしそれ以降も長らく,多くの医療機関では看護組織は独立した位置づけをもたず,診療科の下に置かれていた.看護組織が組織上独立することの最大の意義は,病院組織における看護部門の理念の実現や看護の専門性の発揮が,公式組織において認められることにある.すなわち,診療科に従属していた立場から,「専門職の束」の独立した要素として,組織内に明確に位置づけられることである.

看護が病院の機能のなかに明確に位置づけられたのは,第二次世界大戦後である.当時の記録には,食事介助は患者の家族の役割で

あり，看護職は診療の介助だけでなく掃除，お茶汲みのような仕事もしていたことが記されている．

病院における看護を看護師（当時は看護婦）によって行わせるため，1950（昭和25）年に完全看護制度が制定された．この完全看護の中核的サービスは「病褥にある患者の検温，検脈，身体清拭，摂食介助，病衣交換，投薬，診療処置など，患者の病状に直接影響のあるもの」を指しており，室内清潔保持や患者の身辺の整頓などは含まれないとしていた．

1958（昭和33）年には，基準寝具，基準給食と並んで，完全看護に代わって基準看護制度が創設され，入院加療施設としての病院の形が整ってきた．この後，入院患者に対する看護要員数と看護要員構成比率により基準看護加算が決められる時代がつづく．

1994（平成6）年に付添看護の解消と基準看護の見直しのため，新看護体系が創設された．そして，2000（平成12）年には入院時医学管理料，看護料，室料・入院環境料として別々に徴収されていたものが，入院の際に行われる基本的な医学管理，看護，療養環境の提供を含む一連の費用を評価した「入院基本料」として一本化された．

入院基本料においては，入院診療計画書の作成や医療安全体制や感染制御対策が行われているかなどと並び，平均在院日数，看護職員配置，看護師・准看護師比率，患者の看護必要度が評価対象になっている．

2006（平成18）年に入院基本料看護体制7対1が創設され，一段と手厚い看護に対する評価が行われるようになった．また，2012（平成24）年の急性期看護補助体制加算の新設を皮切りに，看護補助者の配置に対する評価も行われるようになった．

一方，2017（平成29）年に出された地域医療構想策定ガイドラインに基づき，各都道府県では病床機能分化・再編が進められた．これに伴い，2018（平成30）年に急性期一般病棟入院基本料（7対1，10対1）の再編・統合が行われ，2022（令和4）年には急性期一般入院基本料が6段階に再編され，7対1配置の引き締めが図られている．一方，日本看護協会による2023（令和5）年急性期看護実態調査[4]では，急性期一般入院料1（7対1配置）病棟の看護職員配置の中央値は，日中5.9対1，夜間9.9対1であり，病床機能分化によって進む急性期病床の重症化に対してマンパワーを手厚く配置する必要性が明らかになっている．

2 看護単位と構造

看護部門もほかの部門同様に，フラットなピラミッド構造をとっている．現代の標準的な病院の看護部門は，トップの管理者までの階層は4〜5層程度で，1人の部署責任者が監督する看護師数は30人前後とかなり多い．病院内で最も多くの職員数をもつ部門である看護部門は，ライン・アンド・スタッフ組織をとることが多い．看護部長などと呼ばれる部門管理者が置かれ，その下に部署管理者をトップとした階層組織をもつ看護単位が置かれる．部署管理者の下に1〜2人の第一線監督者が配置されるのが一般的である．第一線監督者は主任，係長，副師長などと呼ばれ，ラインとして配置されていることが多い．

補佐的業務を行う上級看護管理者や専門性の高い職員はスタッフ部門として位置づけられる．近年はリソースナース，看護支援部門などとして独立させる病院も増えている．

看護単位は場所的概念ではなく，責任体制にかかわる概念である．たとえば，ある診療

科の外来部門と入院部門を一元的に管理している場合は，統合化された業務範囲が一看護単位となり，看護管理者はこの単位を管理することになる．

管理する職員の増加や管理する範囲の拡大は，管理者の負担を増大させ効果的な管理ができなくなるため，病棟の編成と並び，看護単位の範囲や管理する職員の数，第一線監督者の職務や配置数を検討する必要がある．

3 看護提供システム

対象者にどのような形で看護を提供するかは，医療機関の規模，提供する医療の性質，人的資源の量や質によって異なってくる．

急性期の患者の状態変化が激しく，処置や検査が切れ目なく行われるような，24時間にわたって医療提供の密度が変わらないような場所と，患者の状態変化が激しくなく，予定にしたがって診療計画を進めることができる場所では，リーダーシップのあり方もコミュニケーションの頻度も異なるからである．

看護提供システムの変遷は，不足する看護労働をいかに効果的にデザインして患者中心の看護を実現するかという試みであり，別の側面からみると，看護師の職務拡大と職務充実を進めるための活動であったと考えられる．

a 機能別看護

複数の看護師が業務を縦割りに分担して行う方式である．患者の看護を「検温」「注射」「投薬」などに分類して業務を割り振り，実施する．看護師の能力に応じて割り振ることができる，業務範囲が明快であるなどのメリットがあるが，複数の看護師で対応するた

め，患者に対する責任の所在が不明確になりやすく，流れ作業的になりがちであるため，看護師も患者も満足を得にくい．

しかし，時間面からも労力面からも最も効率的な方法であり，現在も「注射係」などの形でシステムのなかに部分的に取り入れられている．

b チーム・ナーシング

リーダーの下に看護師・准看護師・看護助手などでチームをつくり看護にあたる方式である．能力差のある人間が一緒に働いている場合にいかに一定水準の看護を提供するか，ということから考え出されたシステムである．

固定シフト制をとる米国と異なり，わが国では交代制勤務をとるため，チームメンバーが固定せず看護が継続されにくい，チームリーダーに高い能力と責任が求められる，という問題から，現在はほとんど行われていない．

c 固定チーム・ナーシング

一定期間リーダーを固定し，チームのメンバーも固定し，チームでケアにあたる方式である．通常は各チームに2〜3人のリーダーが固定されており，夜勤におけるケアもチームで提供される．チーム編成期間中に小集団で活動を行うことも特徴の1つで，活動を通してリーダーとチームの育成を行う．

チームや個人の課題が達成されやすいというメリットがあるが，チームの協働がうまくいかないと思うような効果が得られない，メンバーの離職やローテーションで欠員が出ると実施が困難になる，などの問題がある．

d モジュラー・ナーシング

病棟内に2つ以上のチームを編成し，その
なかでさらに数名ずつのグループをつくる方
式である．病棟のある区画，またはある一定
数の患者をモジュールとしてグループに割り
当て，ケアを行う．

看護師はモジュールのなかでそれぞれの担
当患者の入院から退院までを受け持ち，一貫
した看護を提供する．また，グループ内でお
互いのアソシエイトナースとしてサポートす
る機能をもつ．

モジュールは小さい単位なので，個々の看
護師の能力をカバーしやすい，患者からみて
担当看護師がわかりやすい，などのメリット
があるが，患者の状態などでチームの業務量
や業務内容に差がつきやすく，調整が必要と
なる．

e 受け持ち看護方式

勤務者がある一定の数の患者を受け持ち，
勤務時間内の看護業務のすべてを担当する方
式である．看護師は患者の全体を把握するこ
とができるので看護計画を立案しやすいが，
次の日に受け持つとはかぎらないため，継続
性が保ちにくい．また，受け持ちの看護師の
能力に影響される．

f プライマリー・ナーシング

1人の看護師が1人の患者の入院から退院
までの全期間を受け持ち，患者のニードに応
じて看護を提供する方式である．看護の継続
性ではすぐれており，患者との直接的な相互
作用も実感しやすいので看護師の満足度も高
い．しかし，プライマリー・ナースの能力が
看護の質を決定する，プライマリー・ナース
が交替制勤務に入ってしまうと十分な看護提

供を行えない，という問題がある．

プライマリー・ナーシングでは，看護組織
は自律分散型の組織で，必要な交渉のほとん
どはプライマリー・ナース自身で行うため，
ほかの提供システムと異なり，その日の看護
提供を総括するリーダーの役割は小さい．

g パートナーシップ・ナーシング・システム（PNS）

副看護師長を核（コア）としたグループの
なかで，パートナーを選定しペアを組み，お
互いが受け持つ患者を共同で担当する方式で
ある．パートナーが不在の場合はグループ内
の看護師とペアになり，お互いが受け持つ患
者と不在であるパートナーが受け持つ患者を
担当する．担当患者数は倍になるが，看護師
の経験や力量によって生じる観察や判断の差
を埋めることができる，ダブルチェックなど
の確認行為が容易になる，経験の浅い看護師
でも重症な患者を受け持つことが可能にな
る，患者の体位変換や移動介助の負担が軽減
される，などのメリットがある．

2009（平成21）年に福井大学医学部附属病
院が独自に開発した看護方式で，その後全国
に広がった．このシステムの亜型として，固
定チーム・ナーシングを基本に日勤のみペア
で看護提供を行うデイ・パートナーシップ・
ナーシング・システム（DPNS）があり，導
入する医療施設が増えている．

4 看護提供システムの課題

a 患者の全体像の把握と看護の継続性の確保

これまで検討された看護提供システムの課
題は，おおむね患者の全体像の把握と看護の

継続性をいかにして確保するか，という点に集約される．背景には，欧米に比較して看護師の配置数が圧倒的に少ないわが国の病院の現状と，1人の看護師が日勤と夜勤を交互に行うというスタイルの交替制勤務の問題がある．

対象者と高密度の社会的相互作用が行われる，というヒューマン・サービスの特徴から考えると，機能別看護やチーム・ナーシングでは対象者のニーズは十分に満たせない．その点からは，プライマリー・ナーシングは理想的であるが，人的資源の確保と費用対効果を考えれば，すべての医療機関に適用できるほど万能な看護方式というわけではない．一方，新たに広がりつつあるPNSやDPNSは，重症化する患者に対して経験の浅い看護師を抱えながら安全・確実に看護を提供するための方法を模索するなかで生まれた提供方式である．

看護提供システムもほかのシステムと同様に，置かれた環境の特徴や自らの目的，保有している資源などから自組織に最も適合した形を考え，刷新していく必要がある．

b 労働力の確保

看護提供システムのもう1つの課題は，増えつづける看護ニーズに対して，どのように労働力を確保するかである．そのための解決策を2点挙げる．

1つは，看護チーム内における他職種との協働である．看護補助者や周辺業務を担う無資格者とどのように協働するか，そのために必要な教育訓練をどのように行うか，についての検討はまだ十分ではないし，標準化も進んでいない．

もう1つは，看護チーム内の働き方を見直すことである．看護必要度による看護師配置の見直しや，重症度に応じて病棟にリリーフナースを派遣するシステム，機器やITの導入などによる看護の効率化に積極的に取り組む必要がある．

c 看護師に求められる役割

一方，看護師に求められる役割も変化している．2015（平成27）年に創設された特定行為看護師研修制度によって，一定の診療の補助に対する職域の拡大が行われた．

高齢者人口がピークアウトする2040年の社会に向けて，ケアの管理や意思決定支援，患者教育など，看護師が担う直接的ケア以外の役割の比重は，今後ますます大きくなると考えられる[5]．しかしそうなったとしても，患者に提供されるあらゆる看護ケアの一義的責任は看護師の手にある．そして，その責任を果たすためには，現在の課題と向き合い，柔軟な発想で持続可能な解決策を生み出すことが求められている．

引用文献
1）アダム・スミス：国富論Ⅰ．大河内一男監訳，p.15〜16，中央公論新社，1978.
2）宇沢弘文：社会的共通資本．p.4〜5，岩波書店，2000.
3）C・I・バーナード：新訳 経営者の役割．山本安次郎ほか訳，p.72〜74，ダイヤモンド社，1968.
4）日本看護協会編：急性期看護実態調査 報告書，2023年3月．
5）全日本病院協会：2021年版 病院のあり方に関する報告書 https://www.ajha.or.jp/voice/arikata/2021/ より2024年12月6日検索

参考文献
1）米国医療の質委員会ほか著，医学ジャーナリスト協会訳：医療の質：谷間を越えて21世紀システムへ．日本評論社，2002.

Step 1-2	■ 組織をつくることでどのようなことが可能になるのか，病院組織の例で考えてみよう．
学習の振り返り	■ 看護部の組織にはどのような特徴があるのかについて，構造の側面から考えてみよう．また，その特徴は組織のメンバーにどのような影響を及ぼすだろうか． ■ 看護提供システムとその特徴について説明してみよう．

column　看護師等の確保を促進するための措置に関する基本的な指針

　看護が提供される場所（病院や在宅など）に，高度な専門知識と技能を有する看護師等を確保することにより，国民の保健医療の向上に資することを目標として制定された「看護師等の人材確保の促進に関する法律」（以下，人確法）が，1992（平成4）年11月1日より施行となった．

　この人確法が改正され，2023（令和5）年10月26日に「看護師等の確保を促進するための措置に関する基本的な指針」（以下，基本指針）が告示された．基本指針は，"看護に対する国民の理解と関心を深めることに配慮しつつ，看護師等の養成，処遇の改善，資質の向上，就業の促進等の措置を講じ，病院，看護を受ける者の居宅等看護が提供される場所に，資質の高い看護師等を確保する"ことを目的としている．また，基本的な方向性は，"出生率の低下に伴う若年労働力人口の減少をふまえ，離職防止，潜在看護師の再就業の促進に重点をおいて取り組む"こととしている．

　人確法は，1980年代の深刻な看護職不足に対応するために制定された法律であるが，基本指針には，看護職の養成から人生100年時代において看護職としてのキャリアを歩むうえでの，処遇の改善，資質の向上，就業継続などが含まれ，看護実践の

現場や看護界の取り組みが明文化され，それを後押しするような内容となっている[1]．また，この改正で，新たに新興感染症や災害などに備えた看護職の確保対策についても項目が設定されている．

〈基本指針の構成〉[2]
第一　看護師等の就業の動向に関する事項
第二　看護師等の養成に関する事項
第三　病院等に勤務する看護師等の処遇の改善に関する事項
第四　研修等による看護師等の資質の向上に関する事項
第五　看護師等の就業の促進に関する事項
第六　新興感染症や災害等への対応に係る看護師等の確保
第七　その他看護師等の確保の促進に関する重要事項

引用文献
1) 日本看護協会：新たな指針を活用しよう〜基本指針30年ぶりの改定．協会ニュース2023年11月号
https://www.nurse.or.jp/home/about/kyokainews/2023_11_1.html より2024年12月6日検索
2) 厚生労働省・文部科学省：看護師等の確保を促進するための措置に関する基本的な指針，令和5年10月26日．

3 看護マネジメント論

Step 1

3

Step 1-3
学習目標

- 看護職員の労働安全衛生に関する考え方について理解する.
- 看護業務管理に必要とされる看護基準, 看護手順について理解する.
- 組織の視点からみた安全管理 (セーフティマネジメント) について理解する.

マネジメントとは

　マネジメント (Management) は「管理」と訳され, 日常的に使われている言葉である. たとえば, 病気になった時は, 「健康管理が悪いせい」と思ったり, 経済的なことでは, お財布の中が底をついたり, ローン返済が滞ったりしたら, 「金銭管理をしっかりしなさい」などと言われるように, マネジメントは「管理」という言葉とさまざまな言葉を組み合わせて用いられている.

　経営哲学マネジメントの父とも呼ばれるピーター・ドラッカーは著書『明日を支配するもの』のなかで, マネジメントとは, 「組織に成果を上げさせるためのものであり, (略) 成果を明らかにし, (略) 自らの外部において成果を上げるための機関である」[1] としている. すなわち, 今日の社会, 経済, コミュニティの中心は, 技術でも, 情報でも, 生産性でもないということである. それは, 成果を上げるための社会的機関としての組織である. そして, 「この組織をして成果を上げさせるための道具, 機能, 機関がマネジメントである」[1] と述べている. また, 組織に成果をあげさせるもの, それがマネジメントだ, とも言いきっている[1].

　本項ではこれにならい, マネジメントを「組織に成果をあげさせるもの」と定義する. 看護における「組織」とは, 看護師としての専門職能組織や病院全体としての組織, 看護部や看護チームなどである (Step 2-2 参照). 看護における「成果」とは, 一番は患者に質の良いケアを提供することであるが, ここに経済的な視点をもつことも大切である.

　成果をあげ, 人を活かし, 社会に及ぼす影響に配慮するとともに, 社会に貢献するためにマネジメントが必要なのである. そのためには, 組織の使命を掲げることや, 組織の使命を知ることが必要になり, 言い換えると, 組織の使命を達成させることが成果である.

病院の成果とは何か

　組織としての病院の成果とは何かをここでもう少し考えてみよう. 病院には使命があり,

その使命は「病院理念」として掲げられている。その理念に謳われている内容こそが社会的機関としての病院が目指している成果である。病院理念は，病院の玄関やパンフレット，ホームページなどで確認することができるので，どのようなことを掲げているのか一度見てみると良い。

看護職員の労働安全衛生

労働安全衛生法は，1972（昭和47）年に労働基準法の一部である第5章「安全および衛生」に関する規定を制定された法律である。労働者の安全と健康を確保するために，労働災害防止に関して事業主の責務と管理体制を明確にすることが法律で定められている。

日本看護協会のホームページには，看護職の健康と安全を守るためのガイドライン（2018年）[2]が公表されている。このガイドラインには，看護職が直面するさまざまなリスクと，それに対する対策が含まれており，以下に，一部を抜粋要約する。

看護職が働く場は，従来の病院やクリニックなどの医療施設から，地域の介護施設や訪問看護の場へと広がっており，看護職の働く環境は多様化している。それに伴い新しい問題が生じている。たとえば，夜勤や交代制勤務による体調不良，腰痛，感染症のリスク，薬品や化学物質への曝露といった従来からの問題に加え，職場内での暴力やハラスメントも深刻化している。とくに，患者やその家族からのハラスメントは，看護職の心理的な安全を脅かし，メンタルヘルスの悪化や，さらには離職の原因となることが，現場の声として報告されている。また，訪問看護などでは，看護職が単独で利用者の家を訪れることが多

く，そこでの暴力やハラスメントが大きな問題となっている。このような状況は密室で発生することが多いため，防止策をとるのが難しいという課題がある。さらには，SNSの普及に伴い，直接的な暴力や暴言だけでなく，SNSを通じた攻撃が増加している。看護職や医療施設がSNS上で攻撃されるケースもある。技術革新によるこうした新たな問題への対策も求められており，さまざまな労働環境に関する新たな課題が挙げられている。

日常の業務のなかで，とくに看護職の健康をおびやかす深刻な問題として，暴力対策とメンタルヘルスケアに関する問題があり，看護職個人および組織的な対策を講じることが重要である。

雇用の質

2011（平成23）年，厚生労働省は，看護師等の「雇用の質」の向上に関する通知を発出した[3]。そのなかで，看護職の健康と安全が，患者や国民の健康と安全を守るという認識に立ち，看護師の労働時間や看護業務の効率化，多様な勤務体制，継続的なキャリア形成と資質の向上[*1]，就業の促進などが盛り込まれ，労働安全衛生は，看護職員だけではなく，患者や国民にとっての労働安全衛生になりつつある。

このような取り組みを継続することで，病院や医療者に対する思い込みや偏見を少なくすることにつながる。また，医療者側からの情報提供不足から生じる患者側の不安や思い違いの問題も少なくすることができる。その結果，雇用の質向上へとつながるのではないか。患者満足度（p.31 コラム参照）を病院の評判や質の評価の指標としていた時代から，

---

*1　2023（令和5）年，30年ぶりに「看護師等の人材確保の促進に関する法律」（平成4年法律第86号）基本指針が改正された。詳細は「看護師等の確保を促進するための措置に関する基本的な指針」[4]を参照。

職員の満足や国民の満足へとシフトする時代になってきていると思われる．

以下に，労働管理の代表的なものを紹介する．

1 雇用とは

「働く」ことに関するさまざまなルールが，労働基準法に定められている．労働基準法は全13章で構成され，労働契約や賃金，労働時間などが決められている．

雇用とは，仕事をするための人を有償で雇うことをいう．雇用する側は使用者[*2]と呼ばれ，労働基準法上の義務についての責任を負う．使用者には理事長，院長などが該当する．しかし，誰を使用者とみなすかについては，人事労務管理などにおいて一定の権限が与えられているかなどによって判断される．

2 解雇について

退職（離職）は大きく分けて，「組織都合による退職」と「自己都合による退職」がある．解雇は「組織都合による退職」である．解雇は，客観的に合理的な理由を欠き，社会通念上相当であると認められない場合は，その権利を濫用したものとして，無効とするものである[5]．

また，労働基準法第20条に「使用者は，労働者を解雇しようとする場合において，少なくとも30日前には予告をしなければならい」と定められている．30日前に予告をしない使用者は，30日分以上の平均賃金を支払わなければならない．しかし，天変地異ややむを得ない理由のために，事業継続が不可能となった場合は適用されない[6]．

3 超過勤務（時間外労働）とは

超過勤務とは，法定労働時間を超えて働くことを指し，残業手当として割増賃金を支払う必要がある[7]．

労働基準法では，原則として1週40時間，1日8時間を超えて働かせてはならないと定められている．労働時間が6時間を超える場合には45分以上，8時間を超える場合には1時間以上の休憩を与えることも求められている．この労働基準法で定められている労働

---

column Patient Experience（PX）

近年，「患者満足」の概念以外に，医療サービスに関する患者の具体的な経験をもとに医療の質をとらえなおそうという動きから，Patient Experience（PX）が注目されている．PXとは，「患者経験」や「患者経験価値」と訳され，「一連のケアを通じ，患者に単発的あるいは集合的に起きる事象」と定義[1)2)]されている．PXは今後の医療サービスを評価する1つの指標として参考になる．

引用文献
1) Wolf JA et al：Defining Patient Experience. Patient Experience Journal 1（1）：7-19, 2014.
2) 青木拓也：Patient Experience（PX）評価の意義と展望. 医療の質・安全学会誌 17（4）：393〜398, 2022.

---

*2 使用者とは，事業主または事業の経営担当者その他その事業の労働者に関する事項について，事業主のために行為をするすべての者を指す．

時間のことを「法定労働時間」と呼ぶ．労働時間内で仕事を終えられる業務ばかりではないが，労働者の健康を守る重要な法律である．

医療現場は，24時間途切れることなく働き続けなければならない．このような組織では「変形労働時間制」と呼ばれる仕組みを採用している．通常は，1週間に48時間勤務した時は，法定労働時間を超えた8時間分の残業手当が必要になる．ただし，変形労働時間制を採用した場合には，1か月を平均して週40時間以内なら，その期間内に48時間勤務した週があっても残業手当を支払わなくても良いことになる．たとえば，**表1**のような勤務をしていれば，平均して1週40時間となる．

その他にも，1か月単位，1年単位などの変形労働時間制がある．また，フレックスタイム制[*3]も変形労働時間制に含まれる．

変形労働時間制を採用しながらも，時間外労働が生じた場合に，初めて時間外手当が生じる．

時間外手当の計算は，通常は所定労働時間1週間を平均40時間として，月160時間の所定労働時間を超えた時間に対して，時間外手当を支払うケースが多い．ただし，組織によって1日7.5時間勤務などの制度を採用している場合もある．

4 年次有給休暇

年次有給休暇は，労働基準法第39条に定められており，労働者の疲労回復，健康の維持・増進，その他労働者の福祉向上を図る目的で利用される制度である．使用者は，雇用する労働者に対し，所定休日以外に年間一定

表1 変形労働時間制の例

第1週	32時間
第2週	40時間
第3週	40時間
第4週	48時間
平均	40時間

日数以上の「休暇」を与えなければならず，その休暇となった日について一定の賃金を支払うことが義務づけられている[9]．6か月間継続勤務し，その6か月間の全労働日の8割以上を出勤した場合は，10日（継続または分割）の有給休暇を与えなければならない．また，2019年4月より，年5日の年次有給休暇の取得が，法的に義務づけられている．年次有給休暇は，年度ごとに発生する権利である．

5 産前産後休暇

妊娠中の女性および産後1年を経過しない女性については，母体保護の観点から雇用に関してさまざまな制約があり，産前産後の休業は労働基準法第65条に定められている．6週間以内に出産する予定の女性が休業を請求した時は，働かせてはいけないことが定められている．

また，産後8週間を経過しない女性を働かせてはいけない．ただし，産後6週間が経過し，女性が要望した場合で，医師が身体に支障がないと認めた業務に就かせることは認められている．産前の休業は本人の請求により与えるものであるが，産後の休業は本人の請求に関係なく強制的に与えなければならない[10]．

[*3] 働き方改革の一環として，フレックスタイム制に関する法改正が行われた（2019年4月施行）．フレックスタイム制とは，労働者が自身で出退勤時間を選べる制度である．つまり，労働者が日々の始業・終業時刻，労働時間を自ら決めることによって，生活と業務との調和を図りながら効率的に働くことができる制度であり，通常1か月に定められた総労働時間を満たしていれば，働く時間帯を自分で調整することができる．会社が指定する「コアタイム」（必ず出勤する時間帯）がある場合もあるが，それ以外の時間帯は柔軟に設定可能である[8]．

6 割増賃金

　以下の場合には割増賃金が発生することが，労働基準法第37条に規定されている．
・法定労働時間を超える労働（残業割増）
・法定休日の労働（休日割増）
・深夜労働（深夜割増）
それぞれの割増率は労働基準法により定められており，一律ではない．たとえば，時間外，深夜（原則として午後10時～午前5時）に労働させた場合には2割5分（25％）以上とされている．また，法定休日に労働させた場合には3割5分（35％）以上の割増賃金を支払わなければならない．さらに，その業務が深夜になった場合（午後10時～12時）は，6割（60％）以上とされている．

　その他に，事業場外労働のみなし労働時間制（第38条の2）では，①労働者が事業場外で労働し，労働時間の算定が困難な場合には，所定労働時間労働したものとみなされる，②事業場外労働の時間外労働については，「当該業務の遂行に通常必要とされる時間」または労使協定で定めた時間労働したものとみなされる，ということも知っておくべきことである．組織によっては，みなし規程があるので，確認することも必要である．

　割増賃金の計算式は，
割増賃金＝1時間あたりの基礎賃金×割増率×時間外労働（休日労働，深夜労働）時間
である．また，算出する際には，以下の手当〔家族手当，通勤手当，別居手当，子女教育手当，住宅手当，臨時で支払われた賃金，1か月を超える期間ごとに支払われる賃金（賞与など）〕は，所定賃金から控除できる．これらは労働とは直接の関係がない手当であるという理由で控除が認められている．

看護業務管理（看護業務基準，看護手順）

1 看護業務基準

　看護実践のための行動指針および実践評価のための枠組みを提示し，また看護の価値観と優先事項を反映させ，看護職の責務を記述したものが看護業務基準である．この基準には，保健師助産師看護師法で規定されたすべての看護職に，共通して要求される看護実践のレベルが示されている．

　看護業務基準は，日本看護協会が作成している．1995年に作成された看護業務基準は「旧基準」と呼ばれ，2006年にこれを改訂して作成された看護業務基準は「本基準」と呼ばれている＊4．旧基準と同様に，本基準には，「看護実践の基準」と「看護実践の組織化の基準」が示されている．

　看護管理の視点においては，「看護実践の組織化の基準」（**表2**）をよく理解する必要がある[11]．看護実践の組織化とは，看護職が看護実践を提供し，保証するためのシステムを構築することを指す．看護組織とは，24時間を通して一貫した看護を提供するために，公式・非公式に組織化された看護職の集団と活動の体制のことをいう．看護職の能力を有効に発揮しながら，円滑に業務を遂行し，いつでも最良の看護を提供するためには，看護実践の組織化が必要不可欠となっている．とくに近年，対象者のQOL向上および経営管理の視点から，効果性の高い看護実践の組織化，チーム医療の推進などが求められるようになったことから，看護の質向上に寄与する看護実践の組織化が重要とされている．

＊4　看護業務基準は2016年，2021年にも改訂されている．

表2　看護実践の組織化の基準

2-1	看護実践は，理念に基づいた組織によって提供される．
2-2	看護実践の組織化並びに運営は，看護職の管理者によって行われる．
2-3	看護管理者は，良質な看護を提供するための環境を整える．
2-4	看護管理者は，看護実践に必要な資源管理を行う．
2-5	看護管理者は，看護実践を評価し，質の保証に努める．
2-6	看護管理者は，看護実践の向上のために教育的環境を提供する．

文献11)をもとに作成

2　看護手順

　看護手順[12)13)]とは，ケアをどのように行うのかを示したものであり，ケアの質の水準を維持するために，成文化したものである．食事，排泄，休息・睡眠，清潔，体温調節，安全・安楽，情報提供（教育指導）など看護が提供する療養生活に関する援助，診察，検査，与薬・注射，手術，リハビリテーション，その他治療に関する診療介助，記録，物品管理を含む看護管理などの看護を実践する場合，何をどのように行うのか手順を定め，安全を確保するために標準化され，成文化されている．

　手順書は，新しい技術や道具の開発などにより随時更新されていくので，その都度，新しい知識・技術を身につけていくことがプロフェッショナルとして重要である．

組織の安全管理—組織の視点からみた「セーフティマネジメント」

1　医療安全推進室（部）

　わが国でのセーフティマネジメントへの取

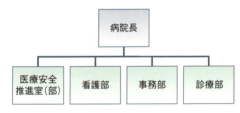

図1　医療安全組織図

り組みは，1999（平成11）年に横浜市立大学附属病院で発生した手術患者の取り違え事故を発端に，国をあげて動き出した．患者だけではなく，医療従事者の安全も守るよう日常の業務として取り組まれている．

　組織の安全管理は医療安全推進室（部）によって行われ，一般的には，**図1**のようにほかの部局とは独立して，病院長直下の組織体制になっているのが特徴的である．

　医療安全推進室（部）に，クレーム対応や患者相談などの機能をもたせている施設もある．その他には，院内感染に関する感染対策を推進する部門やセンターなどが病院長直属の組織として位置づけられている．

　組織の設置主体により，若干の名称や組織体制の違いはあるものの，組織として専任の医療安全管理者（リスクマネジャー／セーフティマネジャー）を配置することや，患者からの相談窓口や医療安全推進室（部）の設置

が医療法施行規則の一部改正により義務づけられた．すなわち，医療の安全は，組織長の下ですべての職員に対して行われている．

2016（平成28）年6月に医療法施行規則が改正され，特定機能病院の承認要件に，専従の医師，薬剤師，看護師を医療安全管理部門へ配置することが必要になった．なお，適切な研修（国および医療団体が主催する研修で40時間以上または5日程度）を受けた医療有資格者が医療安全管理者になることができる．特定機能病院以外でも，医師，薬剤師，看護師のほかに，その他の医療有資格者が医療安全管理者として従事する機関もある．

さらに，国家公務員の定年年齢の段階的な引き上げ（60歳から65歳）が2031年度に終了する[14]．すなわち，昭和42（1967）年4月2日以降に生まれた人の定年が65歳となる．よって，今後の政策や制度の見直しによっては，60歳以上の管理職の在り方に変更が加わる可能性もある．たとえば，特定の専門性や経験を必要とするポジションにおいて，60歳以上でも役職を続けるケースもありうることが考えられる．

2 患者相談窓口

病院の玄関を入ると，「患者相談窓口」や「総合医療相談」などと表示された掲示板を見ることがある．対応した職員の言動に腹を立てて，患者相談窓口に来る患者や家族が近年増加している．理不尽なクレームに対して医療従事者が時間を奪われるのは，ほかの業務や患者に支障をきたす恐れがあるため，状況を判断しながら，患者相談窓口担当者に連絡するようマニュアルに定めている施設が多い．しかし，クレームや改善の要望のなかには，病院の質やサービスの改善につながる貴重な意見もあり，誠実な態度で対応することが重要である．

病院組織は，常に清潔・快適な環境づくりに努め，組織の一員である看護師は，患者や家族に対して「ご不自由なことはありませんか」との言葉かけや，親切な対応ができることも身につけておきたいスキルの1つである．

引用文献

1) P・F・ドラッカー：明日を支配するもの─21世紀のマネジメント革命．上田惇生訳，p.45，ダイヤモンド社，1999.
2) 日本看護協会：看護職の健康と安全に配慮した労働安全衛生ガイドライン．2018.
  https://www.nurse.or.jp/assets/pdf/safety_hwp_guideline/rodoanzeneisei.pdf より2024年12月6日検索
3) 厚生労働省：看護師等の「雇用の質」の向上のための取組を推進します！（2011年6月17日報道発表資料）．
  https://www.mhlw.go.jp/stf/houdou/2r9852000001fog4.html より2024年12月6日検索
4) 厚生労働省および文部科学省：看護師等の確保を促進するための措置に関する基本的な指針（2023年10月26日）．
  https://www.mhlw.go.jp/content/001160932.pdfより2024年12月6日検索
5) 労働契約法第16条（解雇）
6) 労働基準法第19条（解雇制限），第20条（解雇の予告）
7) 労働基準法第36条（時間外及び休日の労働），第37条（時間外，休日及び深夜の割増賃金）
8) 厚生労働省ほか：フレックスタイム制のわかりやすい解説＆導入の手引き．2023.
  https://www.mhlw.go.jp/content/001140964.pdf より2024年12月6日検索
9) 労働基準法第39条（年次有給休暇）
10) 労働基準法第65条（産前産後）
11) 日本看護協会：看護業務基準，2021年改訂版．
12) 日本看護管理学会：看護管理関連用語集．
  https://janap.jp/committee/terminology/ より2024年12月6日検索
13) 日本医療・病院管理学会学術情報委員会編：医療・病院管理用語事典．新版，p.63，市ヶ谷出版社，2011.
14) 人事院給与局ほか：国家公務員の60歳以降の働き方について（概要）（令和6年1月）．
  https://www.cas.go.jp/jp/gaiyou/jimu/jinjikyoku/pdf/20240109_over60_hatarakikata_gaiyou.pdf より2024年12月6日検索

参考文献

1) 西宮輝明：人事・労務管理用語辞典．日本経済新聞社，1982.
2) 森五郎：人事・労務管理の知識．新版，日本経済新聞出版，1987.

Step 1-3 学習の 振り返り	■ 看護職の労働安全衛生に関する現在の考え方について，説明してみよう． ■ 看護業務基準とは何か，説明してみよう． ■ 看護手順とは何か，説明してみよう． ■ 医療安全推進室（部）とは何を行っている部門か，どのような役割があるのか，説明してみよう．

column　時間管理（タイムマネジメント）について

　「時間管理」と聞いて，どんなことを考えるだろうか．なぜ時間管理が必要なのだろうか．

　個人の管理として，目的や時間に間に合うように行動し，試験勉強のためや提出物を期限内に提出することは，社会人としても学生としても大切で必要なことである．

　ドラッカーは『経営者の条件』[1]で，「情報化時代の経営資源とは，"ヒト・モノ・カネ・情報・時間"である．そのなかでも，時間は最も稀少な資源である．しかも，時間を管理できなければ，何も管理できない」とまで述べている．

　佐藤は『時間管理術』[2]で，「仕事ができる人は5段階のレベルで，タイムマネジメントができている」と述べている．また，"忘れ物をしたり，頼まれたことを忘れたりする人"とくらべて，"出張報告やミーティング・メモをその日のうちに作成していたり，数か月前に訪問した相手先の名前や日付をすぐに言える人"は，手帳やメモの使い方が上手であるという．

　時間管理術として，コヴィーが提唱した時間管理のマトリックス[3]を紹介する（図）．コヴィーは，時間管理の本質を一言で言うなら「優先順位をつけ，それを実行する」ことであると述べている．

　どの仕事を優先すべきかを決定しなくてはならない時に，優先順位の判断基準となるものが，「緊急度」と「重要度」である．それぞれが高いか低いかにより，仕事の処理方法は図のようになる．

　1日の限られた時間のなかで多くの仕事を抱えていると，どれから片づけていくかを決める必要がある．この優先順位をつけることこそが，最初に集中して行うべきことである．ドラッカーは，「集中とは，"真に意味あることは何か，最も重要なことは何か"という観点から時間と仕事について，自ら意思決定していく勇気のこと」[4]だと述べている．時間を管理するためには，勇気が必要である．

引用文献
1) P・F・ドラッカー：経営者の条件．上田惇生訳，p.54，ダイヤモンド社，2006.
2) 佐藤知一：時間管理術，日本経済新聞出版，2006.
3) スティーブン・R・コヴィー：完訳 7つの習慣 人格主義の回復．フランクリン・コヴィー・ジャパン訳，p.200，キングベアー出版，2013.
4) P・F・ドラッカー：（新訳）経営者の条件．上田惇生編訳，p.152，ダイヤモンド社，1995.

3 看護マネジメント論

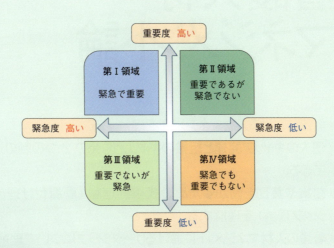

第Ⅰ領域 緊急で重要な仕事	・自らすぐに処理をしなければならない仕事である．医療事故や人命救助など即座に対応しなければならない．
第Ⅱ領域 重要であるが 緊急でない仕事	・組織にとっては，この領域の仕事が将来の成果につながる<u>大事な時間</u>である． ・戦略を練ったり，計画を立てたりしながら継続する仕事である． ・患者の退院計画を立案することは，入院した時点から始まる．どのように治療やケアがなされれば，スムーズな退院へとつながり，退院後の生活へと結びつけられるか，などを早い段階から立案する．つまり，<u>急がないが今後のことを予測しながら，意識づけておくことになる</u>． ・この領域の仕事ができている人は，第Ⅲ領域の仕事を早めに片づけながら時間のゆとりを見出して考えている人といえる．
第Ⅲ領域 重要でないが 緊急の仕事	・自分が処理しなければ，他者やほかの決定事項に影響する仕事である． ・回覧文やメール，出欠席の通知や予算などの書類の捺印などがこれにあたる． ・期限が決まっている事柄，自分でなくてもできる内容ならば，ほかの人に任すことも必要である． ・この領域の仕事を早く片づけておくことが，時間を上手く管理することにつながる．
第Ⅳ領域 緊急でも重要でも ない仕事	・この領域の仕事は，とにかく排除することである．すなわち，時間を割いてはいけない内容である．

図　時間管理のマトリックス
文献 3) を参考に作成

ステップ 1 看護管理についての基礎知識を学ぶ

Step 1

4 看護人材
マネジメント論

Step 1-4
学習目標

- 看護における人材マネジメントを理解する.
- 個人のキャリア発達と組織のキャリア開発の2つの軸の違いを説明できる.
- 組織や集団を動かすための代表的理論(動機付け理論,リーダーシップ理論)を理解する.
- 看護の人材マネジメントにおけるリーダシップについて理解する.

看護における人材マネジメント

1 看護における人材マネジメントとは

　看護における人材マネジメントとは,「人という材料(資源)を育み,組織として質の高い看護を実践できるようマネジメントすること」である.

　では,何のために人材育成は行わなければならないのか? どんな人材を育てればよいのか? また,そのためには何に注目してどのような方法をとればよいのか? 加えて,どのように育ったかを確認し,その人材を効果的に動かすためにはどのようにしたらよいか? 本項では,これらの疑問を念頭におきつつ,「看護における人材マネジメント」について解説する.

2 人的資源管理

a 看護の組織にとって「人」がもつ意味

　「人」は,「資源」の1つである. 看護は,人と人とのあいだでなされるものであり,個々の看護スタッフの手を通して実践される. すなわち看護には,人と人とのあいだで提供される「サービス」という要素がある. この視点からみた場合,人を資源として重視する「人的資源管理(human resource management)」という考え方が重要になる.

　看護における「サービス」という要素については Step 1-1 を参照してほしい(p.8). 一般に「サービス」とは,特定の人々が利用者に対して提供できる,満足や便宜を与える諸活動を意味しており,本質的には無形で何の所有権ももたない,といわれている. 医療のサービスは,これと共通する部分もあるが,患者と医療者では「情報の非対称性」「不確実性」「ある人の消費行動が,ほかの人の消費行動に影響する,という外部性をもつこと」

「公平性に対する社会的要請である価値財であること」など，通常のサービスとは異なる点がある．

このように，看護がサービスの定義と必ずしも一致するわけではないにしても，看護は，患者との関係のなかで提供されるので共通する部分がある．通常のサービスと異なるのは，患者は看護を選んで購入することができない点である．ゆえに，患者が受ける看護の質を保証しなければならず，そのためには看護を提供する個々の看護師の技，およびその専門性が問われる．

したがって看護管理者は，病院組織としての看護の質を保証するため，看護師を成長させるためのしくみを整えることが必要になる．

b 専門職としての学習の意味

人はどのようにして成長するのだろうか？看護師自身が学習することはもちろんだが，同時に看護師としてどのように専門性を高めていきたいと思うか，自分自身のキャリアに対して目標を掲げ，自分自身で発達させていくことが求められる．なぜなら看護師は，専門職であるからだ．

しかし，自分自身でできる努力は限られている．そこで，病院などの組織は，看護師が成長，発達するためのしくみを整える必要性が生じる．すなわち，継続教育のしくみや，実践現場で指導をしてくれる先輩看護師による教育，プリセプターシップやメンターシップによるOJT（on the job training），看護師のキャリアを視野に入れた組織開発・能力評価・コーチング，継続教育の体制，教育担当者の教育などが必要になる．

看護管理者は，組織としてどのような人材が必要であるかを考え，育成し，関連する組織体制を整え，組織の文化を考慮し，患者に対し提供される看護の質を保証する責任があり，そのためにリーダーシップを発揮していく必要がある．

c 専門職の定義

リーバーマン[1]は専門職の条件として，①明確で，かつ不可欠な社会的サービスを提供する，②長期にわたる専門的訓練を必要とする，③個々の職業人およびその職業集団全体にとって広範囲な自律性が認められている，④職業的自律性の範囲内で行われる判断や行為について広く責任を負うことが受け入れられている，⑤倫理綱領をもつ，などを挙げている．

ミラーソン[2]は，専門職を特徴づける要素として，①理論的な知識に基づいた技能の使用，②それらの技能と教育訓練の必要性，③試験によって保障された専門職の能力，④専門的一貫性を保証する（倫理）行動基準の作成，⑤利他（愛他）的なサービス，⑥不可避的な公共的サービスへの義務，⑦資格化（制度化）された専門的知識と技能，⑧同僚への忠誠，⑨メンバーを組織化する専門職集団の存在，⑩専門職集団の自律性と社会的な権限，などを挙げている．

このように，専門職であるならば，資格を有すること，理論的な知識に基づいた技能を獲得すること，専門的で継続的な教育訓練による学習を行うこと，倫理綱領をもつこと，専門職としての自律性をもって行動していくこと，などが求められる．

専門職と生涯学習

1 看護師は学び続ける必要があるか

医療は，日々進歩しており，高度で複雑になっている．一方で，疾病構造の変化に伴う慢性疾患の増加は，病気を完全に治すのではなく，病気とともに生活をする人を支援し，超高齢社会の到来は，認知症の高齢者に対する看護や福祉機関との連携を必要とする．

このような状況のなか，看護師は専門職として，役割を発揮するために学び続けなければならない．なぜならば，対象となる人々に適切な看護を提供するという「責任」を果たさなければならないからである．

2 看護師が学び続ける責務

看護師の専門職としての要件を明示した「看護職の倫理綱領」[3]の条文に「看護職は，研究や実践を通して，専門的知識・技術の創造と開発に努め，看護学の発展に寄与する」とあり，継続的に学習をしていく責務が明記されている．

また，2023（令和5）年10月に「看護師等の確保を促進するための措置に関する基本的な指針」が改正され，「看護師等が専門職業人として成長するためには，看護師等がたゆまぬ努力を重ねる必要があることは当然であるが，国，都道府県，職能団体，病院等の関係者が協力して，その専門性が適切に評価されつつ，生涯にわたって継続的に自己研鑽を積むことができるような研修システムの構築や有給研修制度の積極的導入など，環境の整備に努める必要がある」[4]との記載が追加された．

看護師自身の「専門職ゆえ自律的に学習する」という責務に加えて，看護管理者はこの指針に即して組織として看護師の学習環境を整える必要性や，看護師自身の人生のキャリアも含めた生涯学習とその体制整備の重要性が明記された．

3 看護職の生涯学習

専門職である看護職は，生涯にわたって自律して学び続ける必要があるとともに，「看護師等の人材確保の促進に関する法律」の第二章に「病院等の開設者等の責務」として，看護師等に対する臨床研修の実施や，看護師等が自ら研修を受ける機会の確保を義務づけた（第五条）．同時に「看護師等の責務」として，多様化する国民の保健医療サービスへの需要に対応し，研修を受けるなど自らその能力の開発及び向上に努めることが義務づけられた（第六条）．

また，改正された「看護師等の確保を促進するための措置に関する基本的な指針」に明記されたように，ライフイベントによるキャリア中断があっても学びを継続できるようなポートフォリオが必要である．

日本看護協会は「看護職の生涯学習ガイドライン」で，看護職が生涯にわたり主体的に学んでいくための考え方を示すとともに，さまざまな組織が看護職の学びを支援する際の重要なポイントを明記した．生涯学習とは「人々の健康に寄与することを目的に，看護職個人が主体となって，看護職としての行動や知識・技術等の能力の開発・維持・向上を図るために行う多様な学習活動」[5]と定義される．看護職の成長のためには，「生涯にわ

たって継続的に自己研鑽を積めるような研修システムの構築や有給研修制度の積極的導入など，環境整備に努めることが必要とされている．とくに看護職はライフイベントによるキャリア中断が多いため，新人時代から高齢世代までを通じたキャリアの継続支援が重要」[4]とされる．これには看護職自身の日々の努力とともに，関係者の協力や看護職の専門性の適切な評価が必要である．

昨今のコロナ禍で課題となったが，どのような能力をもった潜在看護師がどこにいるのか明確にするために，マイナンバーカードとの連携も検討されている．

キャリア発達とキャリア開発

1 キャリアとは

「キャリア (career)」[6]とは，中世ラテン語の「車道」を起源とし，英語で競馬場や競技場におけるコースやそのトラック（行路，足跡）を意味するものであり，転じて人がたどる行路やその足跡，経歴，遍歴なども意味するようになった．さらに，医師・看護師・弁護士など特別な訓練を要する職業や，「キャリア官僚」などが示すように職業上の出世や成功も表すようになった．

人の一生における経歴・履歴の部分を「人生のキャリア」と呼び，そのうち職業を切り口としてとらえた場合に「職業としてのキャリア」と呼ぶ．

ホール[7]はキャリアについて，「ある人が人生のコースを通じて演じる役割の連続や組み合わせであって，役割を演じたライフサイクル・長さ・範囲としての時間，演じた役割

の数である幅・視界の広さ，その役割に関与する程度の深さを3次元で考え，仕事，すべての生活をカバーするもの」と定義している．さらにこれをみる4つの視点として，①昇進・昇格，②ある種の専門職，③生涯にわたる職業経歴，④役割に関連した諸経験の生涯にわたる連続，を掲げている．

キャリアとは，「人生のキャリア」と「職業のキャリア」を合わせたものである．すなわち，1人の人間としての人生のキャリアと，看護師としての成長に関連した仕事上のキャリアの双方を合わせて「キャリア」と呼ぶのである．

キャリアに関する用語として，「キャリア発達」と「キャリア開発」がある．

「キャリア発達」とは，「あくまでも個人の側からとらえようとする概念」であり，「キャリア開発」は，「個人の成長発達の理論と組織の拡充，発展を重視する理論がうまく調和する相互作用の構造をとる」と定義される[8]．

すなわち「キャリア発達」は，本人が自分自身の人生や職業のキャリアをどのように発達させたいかに焦点をあてたものであり，「キャリア開発」は，組織が職員のキャリア発達を視野に入れ，組織の目標との相互作用のなかで，組織がどのようにキャリアを開発するか，開発させるための体制を整えるかに焦点をあてたものである．

2 キャリア理論

キャリア理論の代表的な研究者としてスーパーやシャインがいる．

スーパーは，「どのようにして職業選択をし，就職し，次第に成人し，そしてそれぞれの職業世界に適応していくか」という過程を

対象として, 職業発達段階論を提唱した. スーパーは職業における「発達」という概念を主張したのだが, これは, 生涯を通じて個人が, 自分の職業と自分自身の関係を深めていくことを考えるきっかけになったといわれている[9].

シャインはキャリアを, 「生涯をとおしての人間の生き方, 表現である」とし, 「キャリアはさまざまな要因が複雑に絡み合って形成される」とした. また, 人は「生涯にわたる職業生活において拠り所にする自己概念 (キャリア・アンカー, キャリアの碇(いかり)) をもつ」と述べた. このキャリア・アンカーには「専門・職能別コンピタンス (専門性をより高く極めたい)」「自律・独立 (人から指示されるのではなく自分の意思で自身のキャリアを決めていきたい)」「ライフスタイル (生活のバランスを重視したい)」など, 8つのカテゴリーがあり, キャリアの「内なる声」といわれる.

また, シャインはキャリアのもう1つの概念として「キャリア・サバイバル」[10]を提唱した. これは, キャリアを組織における役割という観点からとらえるもので, キャリアの「外なる声」といわれる. たとえば, 病棟の教育委員の役割を担った看護師が, スタッフの成長を考えて教育計画を立案し, 実施するというプロセスを通して, 教育を行う人材としてのキャリアを成長させていくというとらえ方である. キャリア発達・キャリア開発には, キャリア・アンカー (内なる声) とキャリア・サバイバル (外なる声) の双方が必要だという.

3 キャリア開発

先に述べたように「キャリア開発」とは,「個人の成長発達の理論と組織の拡充, 発展を重視する理論がうまく調和する相互作用の構造をとる」と定義される[8]. すなわち「キャリア開発」とは, 組織が職員のキャリア発達を視野に入れ, 組織の目標との相互作用のなかで, 組織がどのようにキャリアを開発するか, 開発させるための体制を整えるかに焦点を当てたものである.

具体的には, 組織側が人材育成の目標に基づき, クリニカル・ラダー (キャリア・ラダー), 継続教育, プリセプターシップ, メンターシップなどの体制を整えることである.

4 クリニカル・ラダー

a クリニカル・ラダーの発展

クリニカル・ラダーとは, 臨床実践能力の段階 (はしご) という意味であり, 看護においては, 能力評価や能力に応じた教育システムの開発に利用されている. クリニカル・ラダーとほぼ同じ意味の用語として, キャリア・ラダーなども用いられる.

クリニカル・ラダーという指標は, 1970年代に米国のカリフォルニア大学保健関連施設 (The University of California Health Care Facilities) で開発された[11]. これは, 臨床看護師の業務をⅠ～Ⅳの段階に分類したものであった.

また同時期に, 米国看護師協会 (American Nurses Association : ANA) が, 「Career Ladders: An Approach to Professional Productivity and Job Satisfaction」[12]を発表した. このラダーで示されている段階は臨床実践能力ではなく, ポジションや専門性の開発である.

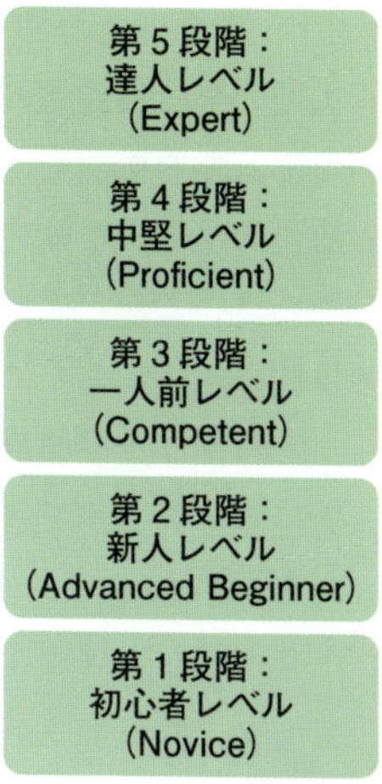

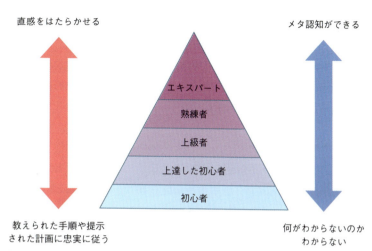

図1 ベナーの臨床実践能力の5段階のモデル

図2 ドレイファスの技能習得の5段階モデル

　1980年代には，ベナーの臨床実践能力の5段階のモデルが発表された（**図1**）[13]．このモデルで用いられているのは，臨床実践能力（クリニカル・コンピテンス，clinical competence）であり，これをもとにしたクリニカル・ラダーが各国で用いられるようになった．

　ベナーは，優秀な看護師のもつすぐれた実践能力とはどのようなものであるかを，ドレイファスの「技能習得の5段階モデル（**図2**）」をもとに分析した．ドレイファスはまず，飛行機の操縦やチェスのゲームをモデルに，技能習得に関する5つの段階，すなわち，①初心者，②上達した初心者，③上級者，④熟練者，⑤エキスパート，の各段階を設定した．ドレイファスはこのモデルがほかの実践的な人間活動にも該当するかを確かめるため，ベナーに看護での適用に関して調査を依頼したのだという．

　わが国では，日本看護協会が2002年度に「ジェネラリストのための標準クリニカル・ラダー」を公表した．その後，2016年5月に「看護師のクリニカル・ラダー」[14]を公表した．

　これは，看護実践能力の4つの力（ニーズをとらえる力・ケアする力・協働する力・意思決定を支える力）と5つの習熟段階で構成されている．また，病院のほかに介護施設，訪問看護ステーションなどでも活用されることをねらいの1つとしている．

　標準化されたクリニカル・ラダーは自身がもつ能力を測る「ものさし」になるだけではなく，組織側がそれぞれの段階の教育体制を整えたり，スタッフのコンピテンスを評価したりするのに活用されている．また，多くの病院はこれを基準とした自院のクリニカル・ラダーを作成しており，子育てなどのライフイベントで大規模な急性期病院を離職し中小規模の病院やクリニックに転職した際にも，新たな病院で自身のコンピテンスに合わせた段階の教育や支援を受けることに活用できると期待される．

　現在は，「助産実践能力習熟段階（クリニカルラダー）」[15]「自治体保健師の標準的なキャ

リアラダー」[16]など，看護師以外のラダーも整備されている．自身のキャリアをマネジメントするためのワークブックも国際看護師協会（International Council of Nurses：ICN）[17]や日本看護協会[18]から提供されている．

b コンピテンシーとは

米国の医療機関の質を評価している機構にJC（Joint Commission，医療施設認定合同機構）がある．JCが質の高い医療機関として認証する評価基準のなかに「職員の資格と教育」の項目があり，ここに病院職員のキャリアパス（キャリアの道筋）を明確に示すこと，能力に応じた教育を提供することが記載されている．

この能力評価の基準として「コンピテンシー」が用いられる．コンピテンシーとは，「高業績を上げることのできる特徴的な行動特性」のことであり，この基準を明確にすることでスタッフは自身の進むべき方向性や目標が明確となり，どの教育プログラムを受講し，どのような能力を高めていくのか，または高めていけるのかが明確になる．管理者は病棟の看護師のコンピテンスを評価することを通して，臨床実践における人員配置やマネジメントに活用できる．また，より質の高い看護を実践するために必要な要件を検討することもできるのである．

c クリニカル・ラダーの目的

なぜ看護にクリニカル・ラダーを導入し，能力を評価する必要があるのだろうか？　能力評価は，被評価者に対して，①自分の能力を自覚することができる，②目標とする人の能力に近づくために，どんな努力をしたら良いのかが明確になる，③どの教育プログラム，研修を受けたら良いのかが明確になる，④動機づけが高まる，などのメリットをもたらす．

評価者に対しては，①実践の場で実現されている看護が適切なものであるかを確認できる，②組織として実現するためにどんな能力のあるスタッフを配置したら良いのかが明確になる，③組織としての目標を達成するための方向性を明確にできる，④スタッフや組織が必要とするシステムを構築することができる，などのメリットをもたらす．

単にクリニカル・ラダーを作成し，評価するだけでは無駄である．スタッフは，クリニカル・ラダーを自分のキャリア発達のためにどのように活用するか，その意味を考えなければならない．組織は，なぜクリニカル・ラダーを作成して評価するのか，その意味を明確にしなければならない．クリニカル・ラダーを自身の能力を測定する評価尺度のみで終わらせず，自身のコンピテンス・マネジメントに活用することが重要である．

組織や集団を動かすための代表的理論

1 能力の発揮を促進する要素

人の行動は何によって影響を受け，どんな時に能力を発揮するのだろうか？　米国ハーバード大学のジェームスは動機づけの研究において[19]，時給労働者が「クビ」にならない程度に働く場合，本来の能力の20～30％程度を発揮するだけにとどまるが，仕事に対して高度に動機づけられている時には，本来の能力の80～90％まで発揮すると述べている．すなわち，人が本来の能力をより多く発揮するためには，「動機づけ」を高める工夫が必要なのである．

一方，人はどんな時に，「動機づけ」が低下し，仕事を辞めたいと考えるのだろうか？厚生労働省の2022年病院看護・助産実態調査[20]によると，2021年度の離職率は正規雇用看護職員11.6%，新卒採用者10.3%で，前年度よりも増加している．退職理由として，出産・育児，結婚などに次いで，人間関係，責任の重さ・医療事故への不安がある，夜勤の負担が大きい，休暇がとれない，超過勤務が多いなどが挙げられている[20]．近年は新型コロナウイルス感染症に関連する理由での退職も増加した．

人間関係や過労などストレスが蓄積し，身体的・心理的不調を訴える人もいる．健康に影響を与えるような精神的・心理的な負担を一般に「ストレス」と呼ぶ．ストレスをもたらす心理・社会的ストレッサー（ストレスの要因）は，精神的（イライラなど）・身体的（血圧の上昇など）なストレス反応として健康上の問題を引き起こす．

これらを予防的もしくは管理的に対応することで健康の維持・増進を図ることを，ストレスマネジメントという．多くのストレッサーにさらされても対処できる人がおり，ストレスへの耐性には「個人差」がある．ストレスマネジメントは，ストレッサーに対する認知（どのようにストレッサーを受け止めるか），コーピング行動（出来事にどう対処するか）に焦点を当てたものである．ストレッサー自体をなくすことはできない．そのため，ストレッサーの受け止め方を変化させ，その際のコーピングの方法を変更させるなど，ストレスに対する耐性を高める必要がある．ストレスが長期に続くと健康に影響を及ぼすため，ストレスマネジメントは看護の職場においても重要視されている．

2 動機づけ理論

組織や集団をどのように動かすか？ それは，人をどのように動機づけ，動かすかにかかっている．

「動機づけ（モチベーション）」とは，「何かをしようとする意志であり，その行動ができることが条件づけとなって，なんらかの欲求を満たそうとすること」[21]である．「動機づけ」の語源はラテン語のmovereとされ，move，つまり動かす，それも何かを求めて動かすということであり，何か，目標とするものがあって，それに向けて行動を立ち上げ，方向づけ，支える力である[22]．

以下に代表的な動機づけ理論を解説する．

a マズローの基本的欲求

人はどのような欲求をもつのだろうか？マズローは，人間は本能的な5つの基本的欲求，すなわち①生理的欲求，②安全の欲求，③所属と愛の欲求，④承認の欲求，⑤自己実現欲求，によって動機づけられている，と述べている（図3，表1）[23]．

マズローのいう5つの欲求は，人間の基本的な欲求の分類である．管理者やリーダーはまず，スタッフの満たされていない欲求は何であるのか理解し，体制を整えたり，スタッフの話に耳を傾けたりして解決することが必要である．さらに高次の成長欲求である，看護師としての「自己実現の欲求」が高まるよう支援をしていくことが大切である．

b マグレガーのX理論，Y理論

マグレガーは1960年に出版した『企業の人間的側面』でX理論，Y理論を提唱した[24]．この理論は，人間には2つの側面があるとい

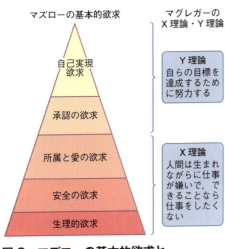

図3 マズローの基本的欲求と
マグレガーのX理論, Y理論

表1 マズローの基本的欲求

区分	概要
生理的欲求	・食べること, 睡眠, 性への欲求など, 生命維持に関する欲求 ・人間のすべての欲求のなかで最も基礎的な欲求
安全の欲求	・身の安全を求める欲求 ・一般に健康な正常人においては満たされているが, この要素がなくなると安定感を失う
所属と愛の欲求	・自分のいる集団のなかで自分の居場所をつくりたいという欲求 ・愛とは性的な欲求だけではなく, 深く理解され受け入れられたいという人間関係に関する欲求
承認の欲求	・他者から自己に対して高い評価を得たい, 尊敬されたい, 自尊心を満たしたいという欲求
自己実現欲求	・他者との関係ではなく, あくまで自分自身が納得し, 自分自身が成長し, 心理的に満足を得たいという欲求

うことを述べたものである(図3).

「X理論」における「人間」とは,「人間は生まれながらに仕事が嫌いで, できることなら仕事をしたくない」と思っているととらえられ, この「人間」を管理する方法は「アメとムチ」だとされる.「アメとして, 金銭や良い労働条件など」を与えるか,「ムチとして, 強制, 命令, 処罰など」を与えるかによって, 効果的な管理が可能だという.

「Y理論」における「人間」とは,「自分を自らの目標を達成するために努力する存在」ととらえられる. Y理論では,「人が自らの目標をとらえられるような課題や, 条件を提示することで, 自分で努力できるようにする」という管理方法が効果的であるとされる.

誰もがもつ人間の二側面を理解することで, より効果的な管理を実践することができるといわれている.

c ハーズバーグの2要因論
(動機づけ要因 — 衛生要因)

ハーズバーグは1966年, 組織において人間は, どのような要因を動機づけの要因とするのかについて検討している[25].

まず, 仕事への動機づけとなるものは, 仕事そのものの面白さやそれに関連する要因である. すなわち, ①仕事の達成, ②承認, ③仕事そのもの, ④責任, ⑤昇進の5つの要因が満たされると満足が高まると定義した(表2左).

一方, 仕事の環境にかかわる要因で, 直接満足にはたらきかけるわけではないが, 環境を調整することが不満を減らすことにつながるとするものを, 衛生要因(環境要因)と名づけている(表2右). 具体的には, 組織の経営方針や指針, 監督技術, 給与, 対人関係,

表2 ハーズバーグの2要因論（動機づけ要因 ― 衛生要因）

動機づけ要因

仕事の達成	・やり甲斐 ・充実感 ・達成感
承認	・上司・同僚からの適正・公正・正当な評価 ・社会的地位 ・患者・家族からの賞賛
仕事 そのもの	・自分の能力に見合っている
責任	・方針や業務の進め方に参加する ・自律性 ・意思決定 ・使命感
昇進	・ポストを得る機会

衛生要因

組織の経営 方針や指針	・患者志向の経営 ・医療の質を重視した経営
監督技術	・看護師長・主任からのサポート体制 ・プリセプター制度 ・上司のコーチングスキル
給与	・年収 ・賞与
対人関係	・人間関係 ・仕事の協働・協力体制 ・職場の風土（自由に意見をいえるなど） ・チームワーク
作業条件	・労働環境 ・看護人員配置 ・超過勤務時間 ・休暇の取得状況 ・福利厚生

作業条件などである.

つまり管理者は，直接的な仕事の動機づけ要因を刺激すると同時に，衛生要因の不満を減らすように配慮することで，スタッフのやる気を高めることができるのである.

d ポーターとローラーの期待理論

この理論は，努力することが何らかの報酬につながると期待する大きさと，そこで得られる報酬に対する当人の価値の大きさによって，その行動が決まるというものである（図4）[26].

すなわち，管理者がある仕事に関して，どんなに仕事そのものの良さをアピールしても，その仕事をする職員が良さを感じられなければ，行動には移らないということである.

これは，その仕事をこなすことによって得られる内的報酬（能力や知識を得られるなど）と外的報酬（給与やインセンティブ報酬，

休暇など）が，職員にとって期待したものでなければ，職員はその仕事をしようと思わないということを意味する.

スタッフの期待するもの（報酬）に注目し，それらを提示することによってスタッフの期待や努力を引き出す.そうすることでスタッフは，報酬の価値を認め，努力するのである.

期待理論の例

私の趣味はオーケストラでヴァイオリンを弾くことである.

看護師長（看護管理者）には，練習の日を準夜勤以外にしてほしいと希望（報酬）し，それさえ満たされれば（価値の大きさ），一生懸命仕事をしていた.

看護師長がもしも，「土日に連休をあげるわね」といったとしても，練習日の金曜日が含まれていないため，私にとっては「土日の連休」は「報酬（期待するもの）」

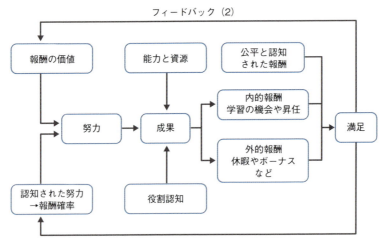

図4　ポーターとローラーの期待理論
文献26)を参考に作成

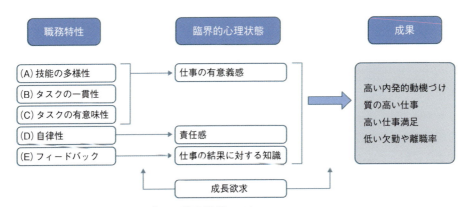

図5　ハックマンとオールダムの職務特性モデル
文献27)をもとに作成

には値しない.
　つまり, 土日の連休は「うれしくない」し,「価値」として認め, 努力することができない.

e　ハックマンとオールダムの職務特性モデル

　最後に, ハックマンとオールダムによる, いくつかの中心的な職務特性が最終的には内発的動機づけを高めるという職務特性モデルを紹介したい(**図5**)[27].

　昨今, 働き方改革などで時間外労働の削減や業務の効率化が行われている. 一方, 職務特性モデルは効率化とは異なる考え方であり, 専門職として自律した看護実践を行う看護職には適した理論である.
　内発的動機づけを高める職務特性は5つあり, (A)技能の多様性, (B)タスクの一貫性, (C)タスクの有意味性, は仕事がほかの人々

に影響を与える程度を示しており，このこと
は個人が感じる仕事の有意義感を高める．ま
た，(D)自律して仕事を進めることができれ
ば責任感が増し，(E)フィードバックにより
仕事の結果を確認することで，成果の向上に
つながる．

　看護実践のためのマニュアルは，標準化の
ためには必要不可欠だが，単純化という過度
のマニュアル化には職務特性である「技能の
多様性」をあいまいにしてしまう逆効果もあ
る．とくに中堅看護師はすぐれた実践能力が
あるため，職務特性を引き出せるような体制
づくりが必要不可欠である．

リーダーシップ

1 リーダーシップとは

　ハーシーとブランチャード[19]は「リーダー
シップ」について，「与えられた状況で，目
標達成のために個人・集団に影響を及ぼすプ
ロセス」と定義している．

　看護において「リーダーシップ」を考える
際，「リーダー業務」をイメージする傾向が
強いため，「ぐいぐいと集団（チーム）を引っ
張っていくこと」ととらえがちである．しか
し，本来リーダーシップとは，「個人・集団
に影響を及ぼす」プロセスであることに注意
してほしい．

　つまり，ぐいぐい引っ張っていけるリー
ダーだけが，リーダーシップを発揮できるわ
けではない．リーダーシップとは，個人や集
団に影響を及ぼすことで集団を動かすことな
のである．

　看護の人材マネジメントにおける「リー

ダーシップ」で焦点となるものは，組織の人
材にどのような影響を与えて，効果的に動か
すか，である．以下では，その具体的な方法
論について解説する．

2 リーダーシップ理論

a 特性理論

　特性理論とは，リーダーのいかなる特性が
リーダーシップを発揮させるのか，スタッフ
と何が異なるかを分析する理論であり，リー
ダーシップ理論の初期の理論である．

　効果的なリーダーが共通してもつ特性とは
何かを解明するために，英雄や偉人といわれ
る人々の特性の研究に焦点が当てられた．そ
の結果，リーダーの資質とは，「知的」「カリ
スマ性」「決断力」「熱意」「強さ」「勇気」「誠
実さ」「自信」などであった．

　しかし，この理論で示されるリーダーだけ
がリーダーシップを発揮できるとすれば，一
握りの人だけしかリーダーシップを発揮でき
ないということになる．

b 「構造づくり」と「配慮」の２機能の組み合わせ理論

　リーダーシップを発揮しようと思った際
に，リーダーの特性に依存するのではなく，
リーダーがどのような行動をとるかによって
決まるのかというところに着目した，米国オ
ハイオ州立大学において行われた研究によっ
て導き出された理論である．

　リーダーシップ行動には，「構造づくり」
と「配慮」の２つの側面があるとしている．
「構造づくり」とは，リーダーが仕事にかか
わることに強い関心を示す機能であり，目標
に向かって集団を組織し，仕事を計画し，や

表 3　伊丹による組織化の定義

分業の体系	①分業関係	組織における仕事の分担をいかに行うか
	②権限関係	役割のあいだの指揮命令関係をどうするか
調整の体系	③部門化	どのような役割同士を結びつけてグループ化するか
	④伝達と協議の関係	役割のあいだの情報伝達と協働のあり方をどうするか
	⑤ルール化	個々人の仕事の進め方をどの程度まで規則や規定として事前に決めておくか

り方を明確に示し，役割を決め，ルールを守らせるなどといったように「しくみ」をつくることである．「配慮」とは，リーダーがいかに従業員に対し人間的配慮を示すかという機能である．組織集団を動かす際には，この2機能に着目することが重要である．

伊丹[28]は組織化を**表 3**のように定義している．組織設計には5つ基本設計変数があり，目標を達成するために必要な人材を集め，効率良く・効果的に成果をあげるために分業や権限関係を決める「分業の体系」と，部門で個々に集めた情報をどのように共有し，活用するのか，ルールをつくる「調整の体系」がある．

c　PM 理論

PM 理論とは，三隅[29]が1978年に提唱したリーダーシップ理論である．この理論は，前述の「構造づくり」と「配慮」の理論によるモデルと基本的には同じである．

リーダーシップ能力は，P（Performance：目標達成能力）と M（Maintenance：集団維持能力）の2つの能力要素で構成される．P は目標設定や計画立案，メンバーへの指示などにより目標を達成する能力で，M はメンバー間の人間関係を良好に保ち，集団のまとまりを維持する能力である．この2つの能力の大小によって4つのリーダーシップタイプ（PM 型，Pm 型，pM 型，pm 型）に分類し，P と M が共に高い状態（PM 型）のリーダーシップが望ましいとする．

人にはそれぞれ得手・不得手があるように，どちらか1つの能力を強く発揮する人も多いであろう．自身のリーダーシップスタイルを知り，どのような時に P 型が良いのか，あるいは M 型が良いのかを知っておくことは重要である．

d　状況理論

状況理論とは，最良のリーダーシップスタイルは，リーダーと組織を構成する人々との相互作用の結果生まれる行動特性であるという理論である．

したがって，望まれるリーダーの特性は，達成目標や組織を構成する人々の状況によって異なるとし，特定の状況に応じたリーダーシップについて明らかにした理論である．

e　SL 理論®
（状況対応リーダーシップ® モデル）[*1]

ハーシーとブランチャードは，メンバーの仕事に対する成熟度の要因を考慮し，それぞれの状況に適応した柔軟なリーダーシップスタイルを提唱している（**図 6**）[19]．すなわち，

＊1　状況対応リーダーシップ® モデル，SL 理論® は，株式会社シーエルエスの登録商標である．

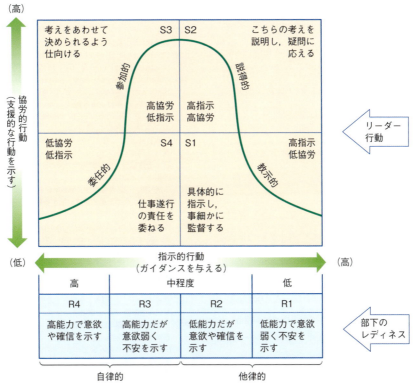

図6 ハーシーとブランチャードの状況対応リーダーシップ® モデル
文献19)より改変

メンバーの成熟度に応じてリーダーシップを変化させる必要性があることを説いた理論である．

メンバーの成熟度が低い組織では，指示型リーダーシップをとると効果的に集団が動く．一方，メンバーの成熟度が高い組織では，指示型リーダーシップであればメンバーは反抗的になるため，協労型リーダーシップをとると，効果的に集団が動く．

f オーセンティック・リーダーシップ

オーセンティック・リーダーシップは「本物のリーダーシップ」と訳され，米国ハーバード・ビジネス・スクールのビル・ジョージが提唱した理論である．

オーセンティック・リーダーは，「自分がどのように考え行動するかについて深く気づき，リーダー自身と他の人々の価値観／モラル的視点，知識と強さに気づいていると他の人々によって知覚される人」[30]である．すなわち，自身の価値をよく理解し，チームメンバーの価値や状況をとらえ，それを理解したうえで，信念をもとに一貫性や自制心，モラルをもち，オープンな方法で集団にかかわり動かすリーダーシップのことである．オーセンティックとは「本物の」「真正の」「確実な」という意味であり，その語源はギリシャ語の「根源となる」である．

これは，人々の価値観の多様化や社会変革の加速化が激しい今日のVUCA[*2]の時代に

---

*2 Volatility（変動性），Uncertainty（不確実性），Complexity（複雑性），Ambiguity（曖昧性）の頭文字をとってVUCAという．

必要なリーダーシップのスタイルであるといえよう．以前はリーダーは組織が進むべき道を知っており，それに向かってフォロアーを導けば良かったが，現代はそううまくはいかない．今求められるのは，自身の信念に従い，自らの目標に情熱的であり，揺らぐことのない価値観をもち，人々を引っ張っていくリーダーである．それこそがオーセンティック・リーダーシップである．

＊

　本項では，人材マネジメントについて解説した．看護組織に責任をもつ「人」という「資源」が生涯を通して自ら成長していくキャリア発達，またそれを組織として支えるキャリア開発という考え方を，さらに，人の能力を組織で発揮するうえで必要な動機づけ理論，人を効果的に動かすためのリーダーシップ理論などを概観した．

引用文献
1) Lieberman M：Education as a Profession. Prentice-Hall, 1956.
2) Millerson G：The Qualifying Associations: A Study in Professionalization. Routledge and Kegan Paul, 1964.
3) 日本看護協会：看護職の倫理綱領，2021．
4) 厚生労働省および文部科学省：看護師等の確保を促進するための措置に関する基本的な指針（2023年10月26日）．https://www.mhlw.go.jp/content/001160932.pdfより2024年12月6日検索
5) 日本看護協会：看護職の生涯学習ガイドライン．p.4, 2023．
6) 厚生労働省職業能力開発局：「キャリア形成を支援する労働市場政策研究会」報告書（2002年7月）．https://www.mhlw.go.jp/houdou/2002/07/h0731-3a.html より2024年12月6日検索
7) Hall DT：Careers In and Out of Organizations. SAGE Publications, 2001.
8) 平井さよ子：看護職のキャリア開発．日本看護協会出版会，p.45～46, 2002．

9) 増田幸一：スーパーにおける職業指導概念の発展．教育心理学研究4（3）：171～194, 1957．
10) エドガー・H・シャイン：キャリア・ダイナミックス．二村敏子ほか訳，白桃書房，1991．
11) Colavecchio R et al：A clinical ladder for nursing practice. J Nurs Adm 4（5）：54-58, 1974.
12) American Nurses' Association Cabineton Nursing Services：Career Ladders: An Approach Professional Productivity And Job Satisfaction. ANA, 1984.
13) Benner P：From novice to expert. Am J Nurs 82（3）：402-407, 1982.
14) 日本看護協会：「看護師のクリニカルラダー（日本看護協会版）」活用ガイド，2019．
15) 日本看護協会：助産実践能力習熟段階（クリニカルラダー）活用ガイド2022．
16) 平成26～27年度厚生労働科学研究費補助金「地域保健に従事する人材の計画的育成に関する研究」（研究代表者：奥田博子），2015．
17) Donner GJ et al：Career Planning and Development；it's your career: take charge Workbook. International Council of Nurses, 2010.
18) 厚生労働省：看護職のキャリアデザインシート．https://www.mhlw.go.jp/stf/seisakunitsuite/bunya/0000079675.html より2024年12月6日検索
19) ポール・ハーシィほか：行動科学の展開〔新版〕．山本成二ほか訳，生産性出版，2000．
20) 日本看護協会編：2022年病院看護・助産実態調査 報告書．日本看護協会調査研究報告 No.99, 2023．https://www.nurse.or.jp/nursing/home/publication/pdf/research/99.pdf より2024年12月6日検索
21) ステファン・P・ロビンス：組織行動のマネジメント．ダイヤモンド社，p.74, 1997．
22) 田尾雅夫：組織行動の社会心理学．シリーズ21世紀の社会心理学2，北大路書房，2001．
23) フランク・ゴーブル：マズローの心理学．小口忠彦監訳，産業能率大学出版部，1972．
24) ダグラス・マグレガー：企業の人間的側面．高橋達男訳，産業能率大学出版部，1970．
25) フレデリック・ハーズバーグ：仕事と人間性 ―動機づけ―衛生理論の新展開．北野利信訳，東洋経済新報社，1968．
26) 柴田悟一ほか編：経営管理の理論と実際 新版．東京経済情報出版，2003．
27) Hackman JR et al：Development of the Job Diagnostic Survey. J Appl Psychol 60（2）：159-170, 1975.
28) 伊丹敬之ほか：ゼミナール経営学入門．日本経済新聞社，2003．
29) 三隅二不二：リーダーシップ行動の科学，改訂版．有斐閣，1984．
30) 小久保みどり：リーダーシップ研究の最新動向．立命館経営学45（5）：23～34, 2007．

Step 1-4
学習の
振り返り

■ 看護において，人材の育成は何を目的として行われているのか説明してみよう．

■ 組織や集団を動かすための代表的な理論を説明してみよう．

■ 効果的なマネジメントを行うために必要とされる，リーダーシップの理論を説明してみよう．

5 看護経営論 53

Step 1

5 看護経営論

Step 1-5
学習目標

- 医業収益や医業費用のしくみについて理解する.
- 診療報酬のしくみについて理解する.
- 医業経営と看護部門のかかわりについて理解する.

ステップ **1**

ステップ **2**

ステップ **3**

医業経営

1 医業経営とは

　医療機関の経営というものは，日々の医療・看護サービスを提供していくうえで看護師は気にならないのかもしれない．しかし，医療機関が組織として永続的に存在していくためには，経営を意識しなければならない時代となっている.

　ところで，医療機関における経営とは，なんであろうか？　医業収益（売上）を上げていくことであろうか？　それとも利益を上げていくことなのであろうか？

　医療機関は，医療サービスの質を上げていくことと，医療機関を継続していくことの2つを目的として存在し，医業経営を行っている．一方，医療機関は非営利組織なので，利益を上げていく必要がないと思っている医療従事者がいるが，それは間違いであり，利益を上げていかなければ医療機関の存続はありえないのである.

2 医業収益や医業費用のしくみ

　医療機関の経営を安定させていくためには，医業収益とそれに関する費用（医業費用）について理解している必要がある.

　医業収益と医業費用は，損益計算書（Profit and Loss Statement：P/L）（**図1**）における①の「医業利益」という本業の利益を把握するために必要となる.

　厚生労働省が定める病院会計準則によると，医療機関における損益計算書とは，病院の運営状況を明らかにするためのものであり，一会計期間に属するすべての収益とこれに対応するすべての費用を記載して，当期純利益を表示しなければならないとしている[1]．つまり，医業を行い病院の組織を運営した結果が定量的にわかるものが，損益計算書である.

　さらに，収益とは，施設としての病院における医業サービスの提供とそれに伴う財貨の引き渡しなどの病院の業務に関連して，資産の増加または負債の減少をもたらす経済的便

	①	医業収益
		医業費用
		医業利益（損失）
	②	医業外収益
		医業外費用
		経常利益（損失）
	③	臨時収益
		臨時費用
		税引前当期純利益（純損失）
		法人税，住民税および事業税
		負担額
		当期純利益（純損失）

図1　損益計算書

益の増加と定義されている[1]．

　費用については，施設としての病院における医業サービスの提供とそれに伴う財貨の引き渡しなどの病院の業務に関連して，資産の減少または負債の増加をもたらす経済的便益の減少と定義されている[1]．

　これらの本業に対する収益が医業収益であり，本業に対する費用が医業費用となる．

　次に，損益計算書（**図1**）をもとに①～③について説明する．

a　医業収益と医業費用，医業利益・損失

●医業収益

　医業収益とは，「入院診療収益」「室料差額収益」「外来診療収益」「保健予防活動収益」「受託検査・施設利用収益」「その他の医業収益」「保険等査定減」から構成される．

　「入院診療収益」は，入院で提供された医療行為による収益となる．「室料差額収益」は，保険外併用療養費の選定療養費である，特別の療養環境（差額ベッド）により得られた収益である．「外来診療収益」は，外来で提供された医療行為による収益である．「保健予防活動収益」は，健康診断や予防接種などによる収益である．「受託検査・施設利用

収益」は，ほかの医療機関から検査の委託を受けた場合の検査収益などである．「その他の医業収益」は，診断書などの文書料などで先に示した医業収益に属さない収益である．「保険等査定減」は，審査支払機関などによる診療報酬請求における審査の減額である．

　医業収益で重要なのは，入院診療収益と外来診療収益であり，診療報酬点数により規定されている．

●医業費用

　医業費用とは，「材料費」「給与費」「委託費」「設備関係費」「研究研修費」「経費」で構成されている．

　「材料費」とは，入院や外来で使用される薬剤などの「医薬品費」，処置などで消費される材料の「診療材料費」，医療用の器械・器具などで固定資産に計上されないものの「医療消耗器具備品費」，患者給食のために使用した食品の「給食用材料費」に分けられる．

　「給与費」とは，病院で直接業務に従事する従業員などに対する給料や手当，賞与，当該会計期間に負担する賞与や退職一時金などに引き当てられる賞与引当金繰入額，退職給付費用，健康保険や厚生年金，雇用保険などの法定福利費の合計である．

　「委託費」とは，検体検査などの委託の対価の検査委託費，患者給食の委託の対価の給食委託費，患者の寝具の委託の対価の寝具委託費，受付などの医事業務の委託の対価の医事委託費，院内の掃除などの委託の対価の清掃委託費，施設設備保守の委託の対価の保守委託費，上記以外の委託の対価のその他の委託費の合計である．

　「設備関係費」とは，固定資産の計画的・規則的な取得原価の配分である減価償却費，固定資産に計上を要しない器機などのリー

ス・レンタル料などの器機賃借料，土地や建物の賃借料である地代家賃，固定資産税や都市計画税などの固定資産税等，器機の保守契約にかかわる費用の器機保守料，施設設備などの火災保険料などの器機設備保険料，救急車など医療機関の業務に使用する車両に関する費用である車両関係費の合計である．

「研究研修費」とは，研究で使う材料費や図書の費用である研究費と研修に参加するための研修参加費や交通費などの研修費の合計である．

「経費」とは，従業員の福利厚生のために要する法定外福利費である福利厚生費，業務のための出張旅費などである旅費交通費，職員に支給する白衣などの費用である職員被服費，電話料金やインターネット料金などの通信費，広報誌などの印刷製本費などの広告宣伝費，文房具や洗剤などの消耗品費，固定資産基準に満たない機器に関する費用である消耗器具備品費，会議などのための費用である会議費，水道代や電気料金などの水道光熱費，病院賠償保険などの保険料，接待や慶弔に関する費用の交際費，医師会などの団体へ支払う費用の諸会費，印紙税や事業所税などの租税公課，医業未収金の徴収不能額で貸倒引当金で補填されない部分の金額である医業貸倒損失，当該会計期間に発生した医業未収金のうち徴収不能と見積もられている金額の貸倒引当金繰入額，払込手数料や院内託児所費などの雑費，病院の負担に属する控除対象外の消費税および地方税などの控除対象外消費税等負担額，本部の費用である本部費配賦額の合計である．

●医業利益・損失

「医業利益（損失）」については，医業収益から医業費用を差し引いてプラスであれば医業利益，マイナスであれば医業損失となる．

b 医業外収益と医業外費用，経常利益・損失

医業外収益は，受取利息および配当金，有価証券売却益，運営費補助金収益，施設設備補助金収益，患者外給食収益，その他の医業外収益の合計である．

医業外費用は，支払利息，患者外給食用材料費，診療費減免額，医業外貸倒損失，貸倒引当金医業外繰入額，その他の医業外費用の合計である．

医業外利益（損失）は，医業利益（損失）と医業外収益の合計から医業外損失を差し引いてプラスであれば医業外利益，マイナスであれば医業外損失となる．

c 臨時収益と臨時費用，税引前当期純利益・純損失

臨時収益は，固定資産売却益とその他の臨時収益である．臨時費用は，固定資産売却損，固定資産除却損，資産に係る控除対象外消費税等負担額，災害損失，その他の臨時費用である．

税引前当期純利益（純損失）は，医業外利益と臨時収益の合計から臨時損失を差し引いてプラスであれば税引前当期純利益，マイナスであれば税引前当期純損失となる．

*

医療現場に従事する看護師が意識すべきことは，①医業収益と医業費用，医業利益・損失の中にある医業収益の部分である．医療現場においては，医業費用の部分は給与費や材料費など管理しにくいものであるが，医業収益についてはより多く入院患者を受け入れるなどの努力により増加することが可能なためである．

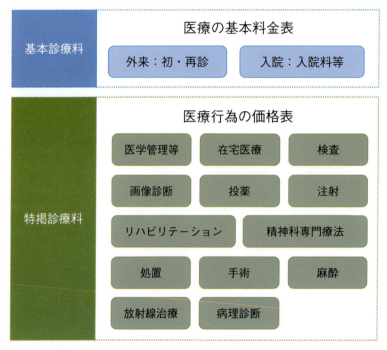

図2　診療報酬点数表の構成

3　診療報酬のしくみ

　診療報酬とは，医療行為を提供したことに対する報酬である．この診療報酬を点数化したものが診療報酬点数表である．

　診療報酬点数表は，**図2**のように，「基本診療料」という基本料金と，「特掲診療料」という医療行為が出来高で算定できるものに分けられる．

　基本診療料は，外来と入院に分けられる．それぞれ基本的に1日1回報酬が算定できるようになっている．夜間0時で基本診療料の計算が変わるため，夜間の23時に入院して，翌日の朝9時に退院した場合は2日分の請求がなされる．

　特掲診療料は，検査や手術などの診療報酬がそれぞれ細かく規定され，算定できるようになっている．また，診療科により違いが出る．

　診療報酬点数表については，医療行為に対する報酬について把握するだけでなく，施設基準について理解することも必要となる．とくに，入院料に関する施設基準については，病棟における看護師の数の計算方法や在宅復帰率など満たさなければならない基準について記載されている．

4　経営における資源

　経営における資源とは，「人材」「もの」「資金」「情報」から構成され，「知（knowledge）」を活用し，医療提供や経営を行っていく．

　「人材」は，医療提供に大きな影響を及ぼすものであり，人材の採用や教育，離職防止の対策を行っていく必要がある．医療提供に

おいて質を左右するのは人材であることは間違いない．人材が流動的になり離職が多い組織では，医療の質が低下する傾向にある．医療の質が向上すると，地域で評価され，患者が集まるようになる．

「もの」は，医療提供において人材の次に重要である．良い器機を使うことで，診断精度が向上したり，手術などのアウトカムが良好になる．また，快適な療養環境に整備していくためには，良好な施設や設備が必要となる．療養環境が快適な医療機関には患者が集まる傾向にある．

「資金」は，病院経営における血液といわれている．資金がなくなると病院経営は破綻するため，資金が枯渇しないように管理していかなければならない．

「情報」については，医療機関において記録されている診療情報などが，新しい経営資源として注目されている．過去の治療過程はエビデンス（evidence）として活用できる．これからは，病院内に蓄積された膨大な診療情報などの整理・分析が行われ，より良い医療の提供に向けて有効活用されていくであろう．

5　代表的な経営指標

経営指標は，損益計算書（**図1**）の①の医業収益から多く作られている．「入院単価」「入院（在院）患者延数」「平均在院日数」などが代表的なものとなっている．

「入院単価」は，「入院収益÷入院患者延数」で求められる．急性期で高度な医療を提供している医療機関ほど入院単価が高くなる傾向にある．入院単価を高くしていくためには，手術件数を増加させたり患者の入院日数を短縮させていく必要がある．

「入院患者延数」は，患者が入院した日数の合計である．毎月入院患者延数は計算される．病院では，24時現在の在院患者数を表す当日末在院患者数と分けて統計表が作られる．「月の入院患者延数＝月の当日末在院患者数の合計＋月の退院患者数の合計」で計算される．

「平均在院日数」は，入院患者の入院日数の平均ではない．「平均在院日数＝入院患者延数÷（［入院患者＋退院患者］÷2）」で計算される．病棟における平均在院日数は，直近3か月を算出期間とする．

医業費用から計算されるのは，給与比率，材料費比率などである．計算式は，「給与比率＝給与費÷医業収益」となっている．材料費比率についても医業収益で割り返した数値となる．

給与比率や材料費比率についても低いほうが，経営にとっては望ましい．しかし，医療機関が提供する医療の内容等によりこれらの比率は大きく変動する．

看護部門と診療報酬

1　医業収益の8割を占める診療報酬

医療機関は，財政状態および運営状況を適正に把握するため財務会計を行っている．開設主体が異なる多くの医療機関が財務会計を行ううえで準拠しているのが「病院会計準則」[1]である．この病院会計準則に基づく損益計算書における医業収益には，「入院診療収益」「室料差額収益」「外来診療収益」「保健予防活動収益」「受託検査・施設利用収益」および「その他の医業収益」「保険等査定減」

などの費目がある.

診療報酬は，提供した医療行為などの対価であり，医業収益の「入院診療収益」「室料差額収益」「外来診療収益」の費目に計上され，医業収益全体の約8割を占める.

医療機関の看護部門には，保健師・助産師・看護師・准看護師・看護補助者・保育士などの，患者ケアの重要な役割を担う職種が所属していることが多い．医業収益は，看護部門のこれらの職種の人材確保や質の向上のための財源となることから，医業収益を増やすことが重要となる．そのためには，診療報酬改定により新設された加算の算定や，算定漏れの防止に取り組んだほうが，収入増加を図るうえで効率的である.

医業収益が増え，十分な利益が得られれば，医療機関の経営が安定する．結果として，職員の賃金を引き上げることができれば，職員の離職防止や新規採用を促進するための一方策にもなり，安定した人材確保に寄与する．さらに，職員満足度や患者満足度，提供するケアの質をさらに高めるために必要な諸費用を生み出すこともできる.

診療報酬は2年ごとに改定されるが，近年の診療報酬改定では，看護職を含めた医療関係職種の賃上げを図る見直しが行われている．なお，令和6年の診療報酬改定では，およそ30年ぶりの高水準となる賃上げ率の状況などといった経済社会情勢が，医療分野におけるサービス提供や人材確保にも大きな影響を与えていることから，医療従事者の人材確保や賃上げに向けた取り組みとして，年齢や勤続年数に関係なく，職員の給与水準そのものを一斉に引き上げるベースアップ評価料が新設されている.

2 入院基本料と特定入院料

入院の際に行われる基本的な医学管理，看護，療養環境の提供を含む一連の費用を評価した診療報酬として，「入院基本料」と「特定入院料」がある.

「入院基本料」は，月平均1日あたり看護配置数，看護職員中の看護師の比率，重症度，医療・看護必要度による重症患者の割合，平均在院日数などの要件を満たすことによって算定ができる．入院患者に対する医療サービスに係る費用の基本部分に対して支払われる対価である．この入院基本料に，看護師のケアに関する費用が含まれる．入院基本料は，病院の種類や機能に応じて異なり，たとえば，急性期の医療を提供する病院に対しては「急性期一般入院基本料」，急性期治療後の患者や，在宅や介護施設などで療養中で肺炎などの治療が必要な患者を対象とした「地域包括ケア病棟入院料」，リハビリテーションプログラムを提供することにより在宅復帰を目指す患者を対象とした「回復期リハビリテーション病棟入院料」などがある．さらに，入院基本料を算定した病棟・部署の機能を適切に評価するため，「急性期看護補助体制加算」「看護職員夜間配置加算」などの入院基本料等加算を上乗せすることができる.

「特定入院料」では，患者の状態や治療の目的に応じ，たとえば，"高度な専門的医療を提供する病棟"，"重症患者や集中治療を要する患者を管理する集中治療室"など，"精神疾患患者や緩和ケアが必要な患者に特化した病棟"などを対象にする.

3 医学管理等

医療行為の点数の一覧表である医科診療報酬点数表の「医学管理等」は，処置や投薬などの物理的な技術料と異なり，医師による患者指導や医学的管理そのものを評価する診療報酬項目となっている．この「医学管理等」のなかには，「在宅療養指導料」「糖尿病合併症管理料」など，医師の指示に基づき，看護師が指導を個別に行った場合に算定できる項目がある．たとえば，「がん患者指導管理料」「外来緩和ケア管理料」「移植後患者指導管理料」「糖尿病透析予防指導管理料」「乳腺炎重症化予防ケア・指導料」などでは，医師と看護師が共同して計画書を立案し，看護師や助産師らが行った場合に算定できる．

また，認定看護師や専門看護師教育における研修，特定行為研修が算定要件に該当する診療報酬項目があり，これらの項目を算定することで，増収だけでなく，看護の質や看護の専門性の向上を図ることができる．

看護部門と人件費

1 看護部門の人件費

人件費は，組織（医療機関）が従業員などに対して支払う費用の総称である．広義では，基本給，賞与（ボーナス），手当（通勤手当や住宅手当，残業手当など），社会保険料，退職金などの費目が含まれる．人件費は，医療機関の収益性や組織の職員の成長・モチベーションに影響を与えるため，医療機関の継続・存続に重要な要素となる．とくに，医療機関のなかで多くの要員を抱える看護部門の人件費は，医療機関の運営において最も重要かつ大きな要因の1つとなる．

職員全員が給与を得ることだけを目的に働いているわけではないが，低賃金だったり昇給がなかったりすれば，職員のモチベーションの低下をまねき，離職につながる場合もある．また，看護職員を確保できなくなれば，地域から医療の需要があっても，病棟を閉鎖したり，患者の受け入れを制限せざるを得なくなり，医療機関としての信用・信頼・安全を低下させかねない．さらに，職員個々の生活基盤を不安定にさせる要因ともなる．

2 モチベーションを上げる評価・給与制度の構築

医療機関では，職員のなかで看護職員数が最も多くなるため，人件費を上げる要因となる．しかしながら，人件費を抑制するために，ただ単に看護職員数を減らすことで看護職の人件費を削減しようとすると，医療の質や患者の安全に影響を与えることにもなりうる．そのためには，自施設の特性や状況をふまえ，職員のやる気を引き出すことができる「給与制度（適正な育成・評価）」を構築することが必要不可欠である．

医療機関の経営者は，看護職員が最適・最良なパフォーマンスを発揮することのできる，質と効率性を考慮した労働環境を整備する必要がある．たとえば，看護師の総合的なパフォーマンスとして，看護師の職務能力や業務態度，チームワーク，リーダーシップ，患者への対応などを，目標管理を通じて定量的・定性的な評価を行い，昇給や昇進に連動させる人事考課のしくみを整える方法がある．

看護部門と材料費

「病院会計準則」に基づく損益計算書における医業費用のなかの材料費には，医薬品費・診療材料費・医療消耗器具備品費・給食用材料費などの費目が含まれる．とくに，医薬品費と診療材料費の2つは人件費に次いで大きな割合を占める．

1 医薬品費

医薬品費は医師の指示のもとで処方されるため，診療報酬を請求できる医薬品が多い．そのため，医薬品の購入額や購入量を適正なものにするために，医薬品の在庫・消費管理の徹底が必要となる．

たとえば，指定難病の1つである脊髄性筋萎縮症（SMA）の治療薬「ゾルゲンスマ（オナセムノゲンアベパルボベク）」は，投与1回の薬価が約1億6千万円と，世界で最も高額な薬である．高額医薬品は，過剰な在庫を抱えると損失額も大きくなるため，注意が必要である．

2 診療材料費

ケアには診療材料の使用が不可欠である．たとえば，手袋，ガーゼ，注射器，針，カテーテル，ドレッシング材，マスク，手指消毒薬などのディスポーザブル製品は，感染予防や衛生管理のために欠かせない．とくに今般のCOVID-19のパンデミック時にはこれらの消費量が増え，在庫量・供給量が間に合わない状況にも陥り，販売価格の高騰をまねいた．

また，血圧計のカフや体温計のカバー，酸素供給用チューブ，吸引のチューブなどの患者のバイタルサインを測定するための機器や，日常的なケアに必要な物品があるが，これらの物品は，患者状態の正確なモニタリングや適切なケアを提供するために必要であり，定期的な交換や補充が欠かせない．

さらに，輸液ポンプ，モニタリング機器，電子カルテシステム，人工呼吸器などは，患者の治療や生命に直結し，定期的なメンテナンスや更新が必要だが，莫大な費用がかかる．しかし，これらのメンテナンスや保守を怠ると，看護ケアの質を損なうだけではなく，患者の生命を脅かすリスクも高まる．

診療材料費の削減を図るために，単に安価な物品を採用すると，使い勝手や質の悪さから，ケアの効率の低下やインシデントの発生リスクが高まることもある．このため，単に安価な材料を選ぶだけではなく，使い勝手や品質・安全性を十分に考慮する必要がある．そして，費用と品質のバランスを慎重に見極めたり，エビデンスがあるものについては費用対効果を考慮した診療材料を選択したり，無駄を発生させないように診療材料の使用量の適正化を図る取り組みが必要である．

3 在庫管理

材料費の効率的な管理には在庫管理の視点も重要である．近年では，カード管理，RFID管理[*1]，バーコード／二次元コード管理，SPD[*2]など，さまざまな管理手法を活用した在庫・消費・発注管理システムが取り入れられている．これらのシステムは，使用・消費する診療材料の消耗品の情報を一元管理化することで，医療現場での適切な在庫管理を行い，期限切れや過剰在庫の抑制を目的としている．これにより，無駄を削減し，材料費

＊1　RFID（radio frequency identification）：ICタグにより製品を識別管理するシステム．
＊2　SPD：Supply（供給），Processing（加工），Distribution（流通）の略称．医薬品などの医療消耗品の供給・在庫・加工などの物流を一元管理する方法．

の最適化を図ることができる.

4 看護職員の教育

5S などの看護職員のトレーニングや教育を通じ，材料を適切に使用するスキルを向上させることも，材料費の削減につながる．5S とは，職場環境の維持・改善のために徹底されるべき事項を「整理」「整頓」「清掃」「清潔」「しつけ」の 5 つにまとめたもので，ローマ字で表記したとき，すべて頭文字が S で始まるので「5S」と呼ばれる．とくに「整理・整頓・清掃」を「3S」と呼ぶ．

職場環境を改善して無駄をなくすことで，作業効率を上げるだけでなく，物品の紛失や過剰使用による不必要なコストの削減に取り組むことも重要である．

引用文献
1) 厚生労働省医政局：病院会計準則 [改正版]（平成 16 年 8 月）. https://www.mhlw.go.jp/topics/bukyoku/isei/igyou/igyoukeiei/tuchi/jyunsoku/jyunsoku01.pdf より 2024 年 12 月 6 日検索

Step 1-5
学習の振り返り

■ 医業収益を増加させるにはどの費用項目を見直したらよいか，考えてみよう．
■ 看護部門で診療報酬加算できる項目は何があるか，説明してみよう．
■ 材料費を抑えるためにはどのような方法があるか，説明してみよう．

---

column　看護職員の人員配置

入院基本料や特定入院料では，患者数に対する看護師の配置数が算定要件として規定されている．たとえば，7 対 1 入院基本料の場合，1 日の平均で患者 7 人に対して看護師 1 人が配置されていることを示す．なお，特定入院料の「特定集中治療室管理料」などでは，常時配置が求められるため，たとえば，2 対 1 の配置の場合には，24 時間にわたって，この体制を維持する必要がある．

【計算例】
・一般病棟の病床が 50 床の場合
　　50 床÷7 人≒7.14 人

・看護師は勤務時間しか病棟にいないため，看護師 1 人の 1 日あたりの勤務時間を 8 時間とした場合
　　24 時間÷8 時間＝3 人
　　　→最低 3 人の看護師が必要
つまり，その病棟における 1 日に必要な看護師数は，
　　3×7.14 人＝21.42 人
となる．この病棟では，1 日に最低でも 22 人の看護師が必要となる．なお，この 22 人を日勤帯・準夜勤帯・深夜勤帯に，どのように振り分けるかの傾斜配置は，各病院が決めることができる．

ステップ 1 看護管理についての基礎知識を学ぶ

6 看護情報活用論

Step 1-6 学習目標
- 看護管理の立場で看護情報を利用する意義を理解する．
- 看護情報の種類を理解する．
- わが国における病院情報システムと看護情報の現状を理解する．

看護情報を活用する意義

1 情報利用目的の多義性

看護管理の立場で看護情報を利用する意義は，きわめて多義的なものである．まずは，マクロな視点とミクロな視点に分けることができる．さらに，データを通じ5W1Hを明らかにするなかで，場面と時間と2つの軸が存在する．それぞれについて考えてみたい．

a 場面（Where）

まずは，場面について考えてみよう．ミクロな視点としては，看護管理者が受け持っている「自部署」の看護サービスを改善することが第一義になるだろう．たとえば，転倒発生率を把握して，その改善につなげるような使い方である．

もちろん守備範囲は看護管理者によって異なるので，もう少し広げて，看護部や病院全体の改善につなげるという目的も考えられる．

これに対してマクロな視点としては，地域やわが国の保健医療施策に活かすような使い方がある．たとえば，看護師には定期的に従事者届の提出が義務づけられているが，このデータは看護師の需給を議論する際の重要な基礎データとして用いられている．

b 時間（When）

時間については，短期的なものか，長期的なものかに分けることができる．

1つの看護単位を対象に考えてみよう．短期的な情報の典型例は，「空いているけれど入院させられないベッド数」である．これは単に工事や感染症などで使えない病床，入院予定や不穏患者などが関係する病床などである．このような数字は，あまり集計対象にはならないものの，ベッドコントロールを行う看護管理者には重要である．

また，病床管理の観点からは「月ごとの病床稼働率」を把握することは重要だが，このような情報はそもそも短期的に把握することができない．

＊

このように，看護に関する情報の利用目的

は，なかなか単純化できるものではない．しかし，情報は利用目的によって，収集する情報の種類，性質，あるいは量が異なってくる．

さらに，情報を収集して蓄積することには，それ相応の資源投入が必要となる．利用目的が不明確なままで看護に関する情報を蓄積しようとすると，決して潤沢ではない看護職の人的資源を浪費することにもなりかねない．

したがって，看護管理者が看護に関する情報を管理する場合には，その収集，蓄積，および活用によって，何を実現しようとしているのかを熟慮し，明確にしておくことが重要となる．

2 情報の定義からみた看護情報活用の目的

次に，そもそも「情報とは何か？」という問いから看護情報活用の目的を考えてみよう．情報の定義は心理学，経営学（マネジメント），理学，工学などさまざまな学問領域で行われていて，そこに優先順位があるわけではない．

マネジメントの観点から情報を考えると，わかりやすいのはシャノンの定義である．シャノンは，1948年に発表した「通信の数学的理論」という論文において，「情報とは，ある体系が一定量の不確実性をもっている時に，その不確実性の量を減らすもの」と定義した[1]．

これをマネジメントの職務に当てはめてみよう．管理者は，その組織の目的を達成させる過程で，さまざまな意思決定を行う．その意思決定が，管理者の最も重要な職務といっても過言ではないだろう．しかし，その判断をする際に，判断基準となる情報が常にそろっているわけではない．

そこで管理者は，より確実な意思決定を行うために，情報を収集しようと試みる．かつてコンビニエンスストアに，バーコードを利用した販売時点情報管理システム（POSシステム：Point of Sales System）が導入されたのも，勘と経験だけで商品の仕入れを行うことが不確実であり，非効率だったからである．

このような考え方に立つと，看護管理者にとっての情報活用の目的はわかりやすい．すなわち，「正しく意思決定する確率を高めるため」に，情報を活用するということである．

もちろん，経営においても，情報収集すれば常に正しく意思決定できるというわけではない．いくら良質な情報を数多く収集したところで，それは正しく意思決定する確率を高めるだけであって，そこから唯一の正解を求めるようなことは，そもそも不可能である．

情報システムが発展してきた過程において，判断のしくみが明確な定型的な業務（例：駅の改札）では，ほぼ人間の判断を求めないようになっている．しかし，看護管理者を含めたマネジメントの職務では，非定型的な場面での意思決定も多い．

こうした観点から，産業界でも以前から「意思決定支援システム（Decision Support System：DSS）」が構築され，生産や販売などの判断に用いられてきた．昨今ではデータベース技術の発展に伴って，日常業務で発生するデータを定期的に分析してフィードバックし，意思決定に役立てようとする「ビジネス・インテリジェンス（Business Intelligence：BI）」という手法も普及してきた．

もっともDSSやBIといった手法は，あくまでツールに過ぎない．すなわち，何らかの問題意識があって初めて，意思決定に役立つツールとなる．問題意識は看護管理者がもつべきものであって，その機能が情報システムに移ることは今後もないだろう．

このように情報の定義に立ち返ってみる

と，たとえ非管理職層の看護師にとっての情報活用目的が「日常の業務」にあるとしても，そこにとどめてしまうべきでないことは明らかである．意思決定を行うためにいかに情報を活用できるかが，看護管理者にとっては重要である．

3 看護情報学の定義からみた情報活用の目的

看護情報学について確立した定義があるわけではないが，代表的なものを挙げる．

国際医療情報学連盟（International Medical Informatics Association：IMIA）の看護部会では，2009年に行われた国際看護情報学会議の際に，看護情報学の定義を見直している．これによると看護情報学とは，「世界の人々，家族，地域の健康を向上させるため，情報通信技術のマネジメントを通じて，看護と，その情報および知識を統合する科学および実践」と定義されている．

「健康を向上させる」こと自体は，職域や職制にかかわらず看護職全体に共通する役割である．したがってこの定義の焦点は，「情報通信技術」をいかに看護実践に活かすかにある．これは結局，「情報の定義」からみた看護情報活用の切り口と，同じ目的である．

産業界において，POSシステムなどの導入によって，「断片的なデータ」が経営戦略によって有用な「知識」に変えられてきたことは，すでに述べたとおりである．「このような技術を看護の世界に持ち込むことでいかに健康の支援ができるか」というのが，看護情報学の課題である．そして，情報通信技術の進展に伴い，このような実践は以前よりも格段に容易になっている．

実は，IMIAが2009年に看護情報学の定義を見直す前は，看護情報学の定義はもう少し「技術」に偏ったものであった．すなわち，1997年に行った定義では「健康を支援する」という理念こそ変わらないが，「情報処理と通信技術を用いて」という方法論がある一方で，「知識」という言葉はみられなかった．ちなみに1997年の時点で，わが国のインターネット普及率はわずか9.2％であったが，その5年後には一挙に57.8％まで上昇した．この時期は情報通信技術時代の始まりであったため，利用目的が明確でなかったのは時代背景だったともいえよう．実際，それまでの看護管理者に対する看護情報学教育では，そのスキルとして「システム構築」に比重がおかれていたのである[2]．

しかし現在の看護情報学には，「知識」という明確な目的がある．これは，「組織的知識創造*」[3]という概念が育ったわが国とはきわめて親和性がある．データを蓄積して有用な情報を抽出し，そこから知識を得て，最終的により良い実践に還元しようとする考え方は，今日の看護情報学の定義にみられる基本的な考え方であると同時に，わが国における組織マネジメントの基本的な考え方でもある．

これまで看護の業務は，保健医療従事者のなかでとりわけ定量化（数値で表す）しにくいものと考えられてきた．そのような性質があることは否定しないが，昨今ではコードレスの心電図モニターなどの医療機器やユビキタス技術（コンピュータやICタグが生活のなかに溶け込み，意識しなくても，どこでもこれらを活用できる技術）が発展してきたことにより，看護師がその業務において「ヒト」や「モノ」と接すれば，それをデータ化することは少しずつ容易になってきている．

このような時代の変化を受け，看護管理者としては，情報通信技術をいかに道具として使いこなし，それを実践に還元するかが大き

---

*　組織的知識創造とは，組織成員が創り出した知識を，組織全体で製品やサービスあるいは業務システムに具現化することである，と定義されている．

な課題になっている.

看護に関する情報の種類

1 看護情報とは何か

「看護情報」という言葉は, とくに学術的あるいは制度的に定義づけられたものではない(これは「医療情報」あるいは「健康情報」についても同様である).

一般的には看護情報とは, 「看護に関する情報全般」を指すものとして幅広く用いられている. すなわち, 看護職がその業務において取り扱う患者情報はもちろん, 看護師自身に関する情報, 看護師が勤務する医療施設などの施設や物品に関する情報など, 幅広い情報がその範疇に入る.

つまり, 「看護情報」には, 厳密に定義することができないという側面がある. なぜなら, 看護職の業務自体が, 必ずしもほかの職種の業務と明確に線引きできるわけではないからである.

たとえば, 看護師が注射を実施する時に行う「三点認証(①対象者, ②実施者, ③薬剤などの対象物, の3つを確認すること)」の履歴は, 看護業務の記録であるから「看護情報」に含まれる. 他方, これは薬剤が使用された記録という面もあるので, 「医薬品情報」ということもできる.

「医療情報」や「健康情報」と「看護情報」とのあいだに, 明確に線を引くことはできないし, そもそもその必然性もない. したがって, これらの「看護に関する情報」は, きわめて幅広いものである. 本項において使用している「看護情報」という用語も, こうした考え

方に基づいている.

a 患者情報：患者・利用者に関する情報

病院に受診あるいは入院している患者, 特別養護老人ホームなどの利用者にケアが提供された場合, その施設の根拠となっている法令や診療報酬・介護報酬のルールに基づいて, 看護記録などが作成される.

これらの記録は, あくまでその患者・利用者(以下, 施設の種類にかかわらず単に「患者」という)の診療やケアの目的で作成されている. すなわち, これらは「患者情報」と呼ぶことができる.

患者情報の一部は, 「診療情報」を構成する. 診療情報とは, 医師法第24条に基づく「診療録」(すなわち医師カルテ)のほか, 処方せんや検査結果, 手術記録, そして看護記録などを含めた医療上の「診療に関する諸記録」を含めた全体を指す. 紙のカルテを使っているのであれば, 1冊のファイルすべてと考えれば理解しやすい.

こうした診療情報のうち, 看護記録だけを看護情報の情報源と考えるのは早計である. たとえば, 看護師の与薬サインのある処方せん控えや, 直接介助者名が記入された手術記録は「看護に関する情報」を含んでいて, 看護情報の側面をもっているからである.

こうした患者情報は, 従来は「観察」によって収集されてきた. とりわけ, 看護師が取り扱う患者情報には, 「倦怠感」のように定性的な(数値で表せない)ものが多かった. 仮に定量的な(数値で表せる)ものであっても, バイタルサインのように看護師が自ら測定するものが多かった.

しかし, 昨今ではこの状況は変化している. IoT(Internet of Things)の発達によって, 患者情報が直接的に把握できるようになった

ためである．典型例としては，睡眠状況の観察がある．従来，「良眠中」かどうかは観察できないから「入眠中」であるかどうかのみを観察してきたが，昨今ではベッドの周辺機器で睡眠の質の評価ができるようになってきた．

将来的には，このような定性的な観察は，次第に生体デバイスによる定量データの取得に置き換わっていくであろう．こうした情報取得経路の転換は今後さらに進むだろうが，いずれにせよ「患者情報」が看護情報のなかで最も重要な要素であることは，これからも間違いないことである．

昨今，患者情報については体系化，そして標準化が進んでいる．看護に関する用語体系も統一こそなされていないものの，標準化の取り組みのなかで開発された複数の用語やコードが存在し，現場の一助となっている．

b 看護人材に関する情報（ヒト）

看護人材に関する情報は，従来から重点的に管理されてきた．たとえば，看護師がどの患者にどの程度のケアを行ったかを入力する看護度は，のちに後述の「重症度，医療・看護必要度」につながる歴史的意義のあるデータであったし，もちろんクリニカル・ラダーのような情報も医療現場において重視されているものの1つである．

しかしながら，看護人材に関する情報は，患者情報のようにその蓄積方法が体系化されているわけではなく，情報の管理方法は病院などに依存し，互換性もない．このため，たとえば病院を転籍してしまうと，今まで積み上げてきたラダーレベルや研修歴を引き継ぐことはできないし，したがってベナーが「中堅看護師（competent nurse）」と呼ぶ看護師が，現在，わが国にどれだけ存在するかも，

測りようがないのが現状である．

ただ，社会環境の変化に伴い，このような状況も少しずつ変化しつつある．たとえばIT業界における人材をみても，働く分野がマーケティングなのかソフトウェア開発なのかでスキルがまったく異なるため，経済産業省では「ITスキル標準」と称するキャリアマップを作成し，標準化を行っている．

このような考え方は医療でも同様である．たとえば英国の国民保健サービス（National Health Service：NHS）では，職種横断的な「キャリアフレームワーク」という概念を採用し，看護師や助産師を含めた多様な職種のなかで，その熟達度を共有するような仕組みをつくっている．人材のスキルに関する可視化は，時代の流れなのである．

わが国でも，日本看護協会版クリニカル・ラダーや，マイナンバーを用いた免許管理システムが整備されるなど，社会の潮流に沿う形での人材情報管理が，次第に進んでいる．

c 医療施設に関する情報（モノ，カネ）

最後に，「ヒト」以外の経営資源である「モノ」と「カネ」に関する情報について触れておく．

看護管理者が取り扱う情報のなかで，従来，「モノ」に関する情報はそれほど注目されてこなかった．しかし，物流を考えることは，実は業務そのものを考えるということでもある．実際，看護師が注射薬などの物品搬送のために病棟を離れることは珍しくないし，これらの確認などで時間外勤務が発生することも日常的である．

電子カルテシステムの普及，あるいはRFID（Radio Frequency IDentification：電波による個体識別）などを始めとするIoTの普及により，こうした情報を取り扱うことは容易に

なっている．たとえば今では，輸液ポンプを
ほかの病棟に持ち出せばその位置情報を自動
的に取得することができる．こうした「モノ」
を通じていかに「ヒト」の議論につなげられ
るかが，看護管理者にも問われるようになっ
ている．

　もちろん，「カネ」の問題も看護管理者に
は無縁ではない．組織にとって最も重要な経
営資源はもちろん「ヒト」であるが，「カネ」
は「ヒト」を増員したり，研修の機会を設け
たり，体圧分散マットを増やすなど，「モノ」
の充実にもつなげることができる．

　たとえば時間外手当などは，看護管理者が
取り扱う「カネ」に関する情報の典型例であ
る．これらは「とにかく削減すること」と経
営効率だけを重視した経費の削減が重要であ
ると誤解されやすいのだが，それに費やす
「カネ」が「生き金」になるか「死に金」にな
るかを見極めるほうが，より重要である．

　こうした資金の流れを中長期的にみなが
ら，職場としての方向性を考えていくことも，
これからの看護管理者には重要になるだろ
う．

病院情報システムと看護情報

1　医療情報の「一次利用」と「二次利用」

　医療情報を，診療や看護あるいは診療報酬
請求など，その患者に医療を提供するために
用いることを「一次利用」という．これに対
して，複数の患者のデータをもとに，教育や
研究，あるいは病院経営などに役立てていく
ことを「二次利用」という．

　一次利用にかぎれば，紙カルテと電子カル

テの利便性の差はそれほど大きくない．電子
化には，「文字の読み間違えが減る」「伝票を
処理する手間が減る」といった利点もある
が，入力負荷もそれ相応に大きくなる．電子
カルテを導入することで看護師の業務負荷が
著明に減ったというエビデンスは，十分にそ
ろっているとはいえないのが現状である．

　しかし，二次利用になると状況は変わる．
たとえば，紙カルテを用いて看護師がどの程
度の頻度で清拭を行ったかを把握する場合，
これまで入院していたすべての患者の看護記
録を抽出し，そこから手作業で清拭回数を把
握しなければならないが，これはほとんど不
可能である．他方，電子カルテの場合は「清
拭」を行ったという記録が「実施情報」として
データ化されていて，これを集計するだけで
良いので，さほど難しい作業ではない．

　もっとも看護師の行為には，「声かけ」の
ように必ずしも定型的ではなく，それゆえ
「実施情報」が発生しないようなものもある．
それでも，電子カルテに入力された看護記録
を単語単位に分解し（これを「分かち書き」と
いう），量的に把握することは可能である．

　昨今では，電子カルテを含めた病院情報シ
ステムの導入意義は，このような看護情報を
含む医療情報の二次利用におかれるように
なっている．看護の用語体系はまだ標準化が
十分とはいえないため，分析しにくい面もあ
るが，それでも紙カルテを用いていた時代よ
りも，格段に「二次利用」しやすくなってき
ていることは事実である．

2　病院情報システムと看護情報

　このような「二次利用」をしやすくする病院
情報システム（Hospital Information System：
HIS）は，基幹系システムと部門系システム

から構成されている．

　基幹系システムとは，電子カルテシステムやオーダエントリシステム（医療現場では「オーダリングシステム」といわれることが多いが，これは商品名である）のような職種横断的な情報システムをいう．

　これに対して，おもに1つの職種が用いるシステムを，部門系システムという．たとえば分析装置と連動している検体検査部門システムや，患者ごとの細かい献立を管理して食札を発行する栄養部門システムなどである．

　医事会計システムも部門系システムの1つではあるが，医事課は患者が最初に来院する部署であり，そこで患者番号の登録を行うという性質があるため，基幹系システムに準じた存在になっている（**図 1**）．

　このような全体像において，看護部門システムの位置づけはやや複雑である．実際のところ，看護部門システムには，①電子カルテシステムの一部として実装されているもの（一体型），②部門系システムの1つとして独立しているもの（独立型），の2種がある．独立型の場合は，心電図モニターなどの医療機器，あるいはナースコールなどの病院設備と連動するものが多い．

　一体型と独立型では，一次利用と二次利用のいずれにおいても，それぞれ長所と短所がある．独立型の場合，電子カルテシステムと看護部門システムとで画面を切り替えるなど，一次利用において煩雑な一面もあるが，たとえば離床センサーマットの利用履歴を分析しやすいなど，二次利用での利点もある．

　一体型と独立型のどちらを採用するかは個々の病院の状況によって変わる．看護部門システムを導入する際には，導入目的などを明確化したうえで，利用するシステムを決めることが重要とされている．

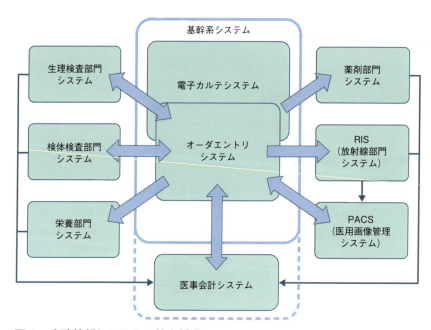

図 1　病院情報システムの基本構成

3 地域に広がる保健医療サービスと看護情報

従来，看護情報を管理する単位は，単一の施設と考えられることが多かった．しかし現在では，地域医療連携を前提にした保健医療サービスが定着し，広域的な視点で看護を提供することが一般的となっている．このため，看護情報も単一の施設での流通を前提としたものから，複数の施設で利用できるものに移行しつつある．

このような地域医療連携のための情報基盤を提供するシステムを，地域医療連携情報システムという．そのモデルの1つになったのは，2001（平成13）年に千葉県山武地区でスタートした「わかしお医療ネットワーク」（当時）である．

わかしお医療ネットワークは，千葉県立東金病院を基幹病院とし，同院のある千葉県の山武長生夷隅保健医療圏にある病院・診療所・調剤薬局・訪問看護ステーションなどをネットワーク化した一大プロジェクトである（図2）．

現在では，わかしお医療ネットワークが技術移転される形で「とねっと（埼玉利根保健医療圏地域医療ネットワークシステム）」が開設されたり，「あじさいネット（長崎地域医療連携ネットワークシステム）」など地域単位で保健医療サービスを提供する事業者が複数存在する．

これらのシステムで共有されるのは，多職種がかかわる保健医療サービスに関する情報であり，もちろん看護情報も含まれる．たとえば，脳卒中の地域連携クリティカルパスを

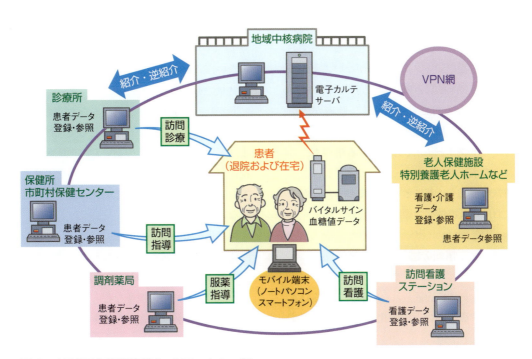

図2　地域医療情報連携ネットワークの一例
わかしお医療ネットワークの例を参考に作成

共有する際に，排泄行為が自立か要介助かは看護情報であり，同時に理学療法士なども用いる情報である．

こうした背景から，病院内では職種別に「部門系システム」が構築される傾向が強いものの，地域医療連携情報システムは職種を問わないという大きな特徴がある．

地域医療連携情報システムは，欧米諸国やカナダのように，全国的に，あるいは道州単位で広域的に構築している国も多い．しかし，これらは日本より人口の少ない国でみられる傾向であり，1億人を超える人口を擁するわが国では，全国レベルのシステム構築は難易度が高かった．

そのようななか，わが国では医療法に基づき二次医療圏単位で医療連携体制が整備されていることもあり，単一あるいは隣接する複数の医療圏でこのようなシステムを構築する傾向がみられる．

しかし現状では，医療提供体制の整備とデータ標準化の議論が必ずしもつながっておらず，情報やデータに互換性がないことが多いため，将来的にみると地域間での情報連携が難しくなる可能性が高い[4]．政府が医療DXの一環として進めている「全国医療情報プラットフォーム」で共有できる情報も，これらのネットワークとくらべるとアレルギー情報などごく一部にとどまっており，わが国における医療情報の標準化は急務である．

4　医療情報の標準化と看護情報

経済産業省に設置された審議会である日本産業標準調査会は，標準化を「自由に放置すれば，多様化・複雑化・無秩序化する事柄を，少数化・単純化・秩序化すること」と定義している．

看護情報についてみると，わが国の保健医療のなかではまだまだ標準化の途上にある．これには，看護師の行うサービスが細分化されていて，その行為を特定しにくいという面が影響している．

たとえば，「ターミナルケアの場において，会話を通じて家族の精神的苦痛を緩和する」といった行為に名称をつけるのは，きわめて難しい課題である．単に「会話」ではそもそも業務として成立しないし，「精神的ケア」というのは行為の目的に過ぎない．強引な名称をつけると，地域医療連携情報システムのなかで複数の職種が共通認識をもつうえで，あるいはそのデータを二次利用するうえで，限界を生じる．

もう1つの背景は，看護師が行う個々の行為は，必ずしも診療報酬と直結していないことである．たとえば「膀胱留置カテーテル設置」という行為は，処置料を算定できるので明確に定義される．しかし，たとえば「見守り」という行為には，診療報酬は設定されていない．これが，厳密な定義づけに至らなかった背景でもある．

しかし，電子カルテシステムなどの普及に伴い，看護情報を二次利用できる可能性は高まっている．ここ数年のあいだに地域医療連携情報システムが拡大していくことをふまえても，やはり看護情報の標準化は避けては通れない課題である．

標準化を進める手順としては，学会や職能団体，あるいは医療情報システムに関する専門組織が中心になって現場の声を取りまとめ，国際的な基準・標準などもふまえて，用語集やコード体系などの規格を整理することが一般的である．

たとえば，医薬品を定義しているHOTコードは，医療情報システム開発センター

（MEDIS-DC）と日本病院薬剤師会が協力して開発したものである．もっともこのような規格を作成する団体が複数存在することもあるため，1つの団体が作成した規格がただちに全国的な標準になることはない．

わが国では，こうした規格を制定する団体として「医療情報標準化推進協議会（HELICS協議会）」が設置されている．この HELICS協議会において，「医療情報標準化指針」として採択された規格は厚生労働省の審査を経て，「厚生労働省標準規格」として認められることになる．

現在，厚生労働省標準規格として認められている規格には，HOT コードのほか，検査項目や電子紹介状のフォーマットなどがある．わが国の看護分野の用語集やコード体系で，2016（平成 28）年に厚生労働省標準規格として認められているものには，「看護実践用語標準マスター」がある．

看護情報には長い間全国的な基準・標準とすべきものが存在しなかったので，全国的な二次利用もまだ困難であるのが現状である．経営学の大家であるドラッカーの「数で測れないものはマネジメントできない」という言葉を持ち出すまでもなく，標準化が進まないことは看護サービスの可視化を妨げる．これは，社会的にみて大きな不利益をもたらす．

5 わが国における看護用語集・コード体系

このように課題はあるものの，わが国の学会，研究会あるいは公的団体によって，それぞれ看護情報の標準化に向けた積極的な取り組みが推進され，その成果として各種の提案が行われている．

a 看護実践用語標準マスター

厚生労働省が 2001（平成 13）年に策定した「保健医療分野の情報化にむけてのグランドデザイン」に基づく標準化推進のための事業として，MEDIS-DC が 2005（平成 17）年に公表した「看護行為用語」と「看護観察用語」の用語・コード集である．

看護行為用語は 4 階層で構成されており，たとえば「入浴介助」を表現するには，「日常生活ケア→清潔ケア→入浴→全介助」のように進む仕組みになっている（**図 3**）．

看護観察用語は結果情報を記載することが可能であり，たとえば「便性状」を表現するには「普通便」や「タール便」など 11 種類の候補が提供されている．

看護行為用語は約 3,000 個，看護観察用語は約 6,000 個から構成されている．これらの用語とコードは MEDIS-DC のホームページ（https://www.medis.or.jp）で無償提供されており，現在もメンテナンス作業班が維持されているため，年に 1 度改訂されている．

また，これらの用語・コードに準拠した表現を用いて，日本クリニカルパス学会がクリニカルパスのアウトカム評価を行うためのBasic Outcome Master（BOM）を開発しており，類似団体が看護計画のセットに組み込むなど二次的に利用している．もっともそのデータフォーマットがあまりにばらばらだと，コード単位では互換性があっても，現実的にはデータ変換を行うことができない．

そこで 2022（令和 4）年には，保健医療福祉情報システム工業会（JAHIS）が「看護データセット適用ガイド」を開発した．これにより，特定の電子カルテベンダーに依存せずにデータを管理することが可能になった．

看護実践用語標準マスター（スタンダードケア）

管理番号	第1階層識別番号	第1階層グループ名称	第1階層の定義	第2階層識別番号	第2階層グループ名称	第2階層の定義	第3階層識別番号	第3階層（記載例）行為名称	第3階層の定義	第4階層識別番号	第4階層（記載例）修飾語	第4階層の定義・説明・解説
12000635	A001	日常生活ケア	患者の人間としての基本的ニーズを満たし，生命・生活・尊厳を維持するためのケア	B001	清潔ケア	洗浄等の物理的・化学的手法を用いて，皮膚および粘膜の清潔を保ち，血行促進・保湿を目的とするケア	C001	入浴	患者の状態に合わせて，頭や身体を洗い，さらに身体の清潔を保ち血行促進するために，湯船につかることを介助するケア	D000		
12000001	A001			B001			C001			D001	全介助	
12000002	A001			B001			C001			D002	部分介助	
12000003	A001			B001			C001			D003	継続的観察	
12000004	A001			B001			C001			D004	断続的観察	
12001131	A001			B001			C001			D384	全介助（臥浴機器）	
12001132	A001			B001			C001			D385	全介助（坐浴機器）	
12001133	A001			B001			C001			D386	全介助（リフト）	
12001134	A001			B001			C001			D387	全介助（訪問入浴）	
12001135	A001			B001			C001			D388	全介助（簡易浴槽）	

図3　看護実践用語標準マスター（看護行為編）の例

b　看護行為用語分類の定義・電子化対応コード

「看護行為用語分類」とは，日本看護科学学会が2005年に公表した213個の「看護行為用語分類」を基盤に，これらの用語および同義語に対してコードを付与したものである（**表1**）．同学会のホームページ（https://www.jans.or.jp）から無償でダウンロード・利用できるが，粒度が細かいものではないので，そのまま電子カルテで運用することは難しい．

c　看護診断／看護介入分類／看護成果分類

上述したように，わが国独自の看護用語集・コードが病院などに提供されたのは2005年である．看護診断／看護介入分類／看護成果分類（NANDA-NIC-NOC）は，それ以前から存在していたコード体系という面もあり，わが国では現在でも用いている病院が少なくない．

表1　看護行為用語分類の構成

領域1：観察・モニタリング
領域2：基本的生活行動の援助
領域3：身体機能への直接的働きかけ
領域4：情動・認知・行動への働きかけ
領域5：環境への働きかけ
領域6：医療処置の実施・管理

看護診断（NANDA International：NANDA-I），看護介入分類（Nursing Intervention Classification：NIC），看護成果分類（Nursing Outcomes Classification：NOC）が相互関係にあることから，これらの用語集が一括して電子カルテに実装され，看護計画の立案などに利用されている．

なお，NANDA-NIC-NOCのライセンスは非営利団体であるNANDAインターナショナル（2002年に北米看護診断協会から国際団体に改組）が保有しており，日本で電子カルテなどに用語・コードを実装する際には「NANDA-I看護診断　定義と分類　2021-

2023」の翻訳出版権を有している出版社を通じてライセンス料を支払うことになっている.

d 看護実践国際分類

看護実践国際分類（International Classification for Nursing Practice：ICNP）は，国際看護師協会（International Council of Nurses：ICN）の活動の一環として開発されている用語・コードである.

看護現象，看護行為，看護成果の3種類から構成されており，さらに対象や場所など7軸（さらに追加的な2軸がある）で整理されている.

ICNPは，病名を表現する「国際疾病分類（ICD）」などに準じる形で，世界保健機関（World Health Organization：WHO）が認定する用語・コードという位置づけになっている．しかし，わが国では日本看護協会が2006（平成18）年に第1版の訳文を提供していたのを最後に，日本語版の提供が停止している．そして，国がMEDIS-DCに委託して維持管理を行っている看護実践用語標準マスターが2016（平成28）年に厚生労働省標準規格となったことから，ICNPが普及する可能性はほぼなくなった.

e 重症度，医療・看護必要度

最後に，看護用語体系に関連するところで「重症度，医療・看護必要度」について触れておく．重症度，医療・看護必要度は，2006（平成18）年に7対1入院基本料が導入された時期に特定機能病院から段階的に導入され，現在では急性期を担う病院で入院基本料の算定を行う際に義務になっている．また，特定集中治療室管理料やハイケアユニット入院医療管理料を算定する病棟でも，これに類似した項目の評価を行うことになっている.

こうした背景から，重症度，医療・看護必要度は，わが国の看護情報のなかでは医療保険制度という公的な枠組みに支えられた看護用語ということもできる.

重症度，医療・看護必要度は，おもに医療依存度を表す「A得点（モニタリングおよび処置などに係る得点）」「B得点（患者のADLの状況などに係る得点）」「C得点（手術等の医学的状況に係る得点）」で構成されている．項目ごとに，看護記録などで確認できる範囲で看護師が評価を行い，その結果を記録表に記載する．そのうえで所定の点数を満たした患者数を求め，この「基準を満たした患者の割合」を，各病院から毎年，地方厚生局に届け出ることになっている.

重症度，医療・看護必要度にも課題は多い．毎日膨大な時間を投じて看護師が評価を行っているにもかかわらず，前述のように年次の「基準を満たした割合」ばかりが注目され，全国的な二次利用はほとんど行われていないことになる.

また，看護必要度は必ずしも個々の患者に必要な業務量を表現しないことが検証されているほか[5]，一次利用を伴わない情報を二次利用するのは信憑性が乏しいなどの課題も指摘されている[6].

＊

わが国ではさまざまな用語・コード体系が用いられているのが現状である．その背景には，標準的な用語・コード体系が，ある程度整備されてきたとはいえ，まだ十分に浸透していない現状がある.

将来的には看護分野でも同規格が整備され，日常業務の電子カルテのなかからこれらの情報が収集され，重症度の判定や人員配置の検討などにも活用されていくようになるだろう.

引用文献

1) Shannon CE：A mathematical theory of communication. The Bell System Technical Journal 27：379-423, 623-656, 1948.
2) 菖蒲澤幸子：看護管理者教育における看護情報学教育項目のデルファイ法による同定. 日本看護管理学会誌 14（2）：39～48, 2010.
3) 野中郁次郎ほか：知識創造企業. 東洋経済新報社, 1996.
4) 細羽実：最新のIHEソリューションによる広域の連携シス テムの構築可能性について. ePHDS 委員会／日本 PACS 研究会編：「地域医療連携情報システム構築ハンドブック 2011」別冊　IHE-XDS をめぐる最近の動向. 日本IHE協会, p.48～49, 2011.
5) 宇都由美子ほか：施設基準としての看護必要度と患者個々に必要な看護量測定の比較・評価. 日本医療情報学会看護学術大会論文集10：26～29, 2009.
6) 瀬戸僚馬：医療情報の二次利用による看護サービスの定量的評価. 看護管理 21（10）：891～896, 2011.

Step 1-6
学習の振り返り

- 看護情報を活用する目的について説明してみよう.
- 看護情報には, どんなものがあるのか説明してみよう.
- 現在の臨床現場ではどんな手段で看護情報の共有を図っているのか, 説明してみよう.

---

column　インシデントレポート

2002（平成14）年,「医療安全対策のための医療法施行規則一部改正について」が告示され, 病院および有床診療所の管理者に対し,「医療機関内における事故報告等の医療に係る安全の確保を目的とした改善のための方策を講ずること」などが義務づけられた. また, 2004（平成16）年から, 厚生労働省は, 医療事故の分析体制が確立している医療機関を対象とし, 重大な医療事故事例の報告を義務化する医療事故情報収集等事業を導入した.

このような背景のもと, 医療機関では, 当事者・発見者からの自発的なレポートによる院内報告制度を活用して, ヒヤリ・ハットや医療事故の事例を収集し, 分析に基づいた改善策を立案するシステムを整備するようになった. このレポートにはさまざまな呼称があるが（例：出来事報告書）, 一般にインシデントレポートと呼ばれている.

インシデントレポートは, ヒヤリ・ハットや医療事故の正確な事実関係を把握するとともに, これらの事例を分析して, 院内で共有し, 再発防止につなげるために活用される. なお, インシデントレポートの目的は, 事故を起こした犯人を探したり, 事故を起こした個人を責めたりすることではないことに留意する必要がある. このことが保証されないと, インシデントレポートによる院内報告制度は機能しなくなる.

インシデントレポートが提出された時点で, ヒヤリ・ハットや医療事故は, 病院全体の出来事として情報共有される. その後, 施設内の医療安全対策室において分析が行われ, 対策の検討がなされる. また, 患者への影響レベルや事例の内容などによって, 分類・集計も行われる. なお, 院内に設置した医療安全管理委員会が医療安全対策室による分析結果を受け, 対策を検討する場合もある. 医療安全対策室の運営・活動を担う医療安全管理者は, ヒヤリ・ハットや医療事故の事例を院内で共有するために, 病院運営会議, 師長会議や医療安全推進担当者会議などを通じて報告を行い, 職員全員に周知徹底を図る.

7 医療制度と医療・看護経済

Step 1

7 医療制度と医療・看護経済

Step 1-7 学習目標

- フリーアクセスの問題点や解決策について理解する.
- 健康保険制度や介護保険制度について理解する.
- 医療費支払い制度について理解する.
- 医師・看護師の偏在問題について理解を深める.

日本の人口と疾病構造の変化

日本の総人口は 2010 年前後にピークを迎え, その後減少の一途をたどっている. 2025 年には団塊世代がすべて後期高齢者 (75 歳以上) となり, 2040 年には 65 歳以上の高齢者が約 3,900 万人 (全人口の 34.8%) を占め[1], 最大になると推計される. また, 2035 年以降は 75 歳以上の高齢者人口も減少に転じ, 人口減少と急速な高齢化が進むなか, 労働力不足は深刻な問題となり, 地域における医療提供体制の維持が喫緊の課題となっている. 2040 年の日本が直面するであろう, 高齢化社会に起因するさまざまな問題は「2040 年問題」と呼ばれ, 行政のみならず地域住民も含め, 社会全体で取り組むべき緊急性の高い課題である.

また, 疾病構造も大きく変化している. かつては急性疾患の発生とその対応が中心だったが, 現代では慢性疾患の増加が顕著である. 2000 年時点のおもな死因は, がん, 心疾患, 脳血管疾患であったが, 2023 年には, がん,

心疾患, そして老衰が三大死因となり, かつ老衰の割合は年々増加している[2].

このように日本では, 急激な生産年齢人口の減少・働き手確保の難しさや, 患者の中心が急性期から慢性期へ移行するという疾病構造の変化などにより, 従来とは異なる医療提供体制へと大きく変更する必要が生じている. このような背景をふまえ, 今後の日本にふさわしい医療制度の在り方や, 医療・看護経済について考察し, 医療専門職としてのあるべき行動について考えたい.

日本の医療制度の特徴

日本の医療制度の特徴は, ①医師の開業・標榜の自由, ②民間医療機関が中心の医療提供体制, ③国民皆保険・フリーアクセス, の 3 点が挙げられる. ここでは「国民皆保険・フリーアクセス」について詳述する.

1 国民皆保険制度

国民皆保険制度では, 原則的に国により全

国一律の「公定価格（＝医科点数表による診療報酬）」が定められ，全国民は健康保険に強制的に加入することで，被保険者証（マイナンバーカード）を付与される．これにより，窓口での少ない費用負担で医療サービスを受けることができるしくみである．支払いの流れについては後述する．

2 フリーアクセス

a フリーアクセスと過剰診療

　フリーアクセスとは，患者が自分の希望に応じて，好きなときに好きな病院を受診できるという考え方である．このため，医療機関へのアクセスは諸外国と比べ大変良好といえる．患者が希望すれば複数の医療機関を受診して比較検討し，納得のいく治療を受けることすらできる．

　しかし，これらの特長により"軽症患者が高度専門病院に押し寄せてしまう"現象が起こりがちである．専門病院に軽症患者が押し寄せてしまうと，高度な医療機器や専門職の稼働率が低下し，せっかく人材育成や人材配置，高度医療機器を準備しても十分に稼働しないので，結果的に専門医療の提供効率は低下し，病院経営は悪化する．それゆえに病院側も「念のため検査や治療を行おう」と，必要以上に濃厚な医療を患者に提供し，医療の過剰提供が誘発される可能性がある．これは古くから指摘されていることであり，「医師誘発需要（physician induced demand：PID）」として，医療政策・医療経済の分野でしばしば研究テーマとなっている[3]．その存在の程度については研究結果により差があるものの[4]，日本の臨床現場で目にすることはままある．空床を埋めるために"念のための"入

院を勧める，減ってしまった外来診療予約を埋めるために頻回の通院を"一応"勧めるといったことは実際に起こりうる．

　「念のための医療提供」はさまざまな場面で起こるので，やはりフリーアクセス自体が過剰な診療を誘発しやすく，国民医療費が膨れ上がるなどのリスクを生み，社会的なコストを増やし，納税者や被保険者，そして未来世代の金銭的な負担を増やしているとみることができる．さらに，必要性の低い診療を数多く行うことは，医療専門職の勤務時間を増やすことにもつながる．

　こうした過剰診療を防ぐためには，患者の交通整理が欠かせない．たとえば，一定規模以上の対象病院では，紹介状を持たずに受診した患者から「特別の料金（初診時選定療養費）」を徴収している[5]．今後も「かかりつけ医制度」などにより，患者の交通整理は強化されていく見通しである．

b まずは「かかりつけ医」を受診

　今日の日本の医療では，複数の疾患をもつ患者は，それぞれの疾患に対して別々の医療機関を受診することが多く，結果として薬剤管理が一元化されていない．たとえば，目の痛みやかゆみについては眼科，湿疹やその他皮膚に関することは皮膚科といった具合である．その結果，複数の薬を同時に使用するポリファーマシーに陥ることがあり，薬の副作用リスクの増加や，医療費の増加にもつながる．

　一方，英国では「ゲートキーパー方式」が取り入れられている．英国の医療はNHS（National Health Service）といい，国営で自己負担はなく原則無料である[6]．かかりつけ医と専門医が明確に分かれており，患者は自分の意思ですぐに専門医を受診することは

できない．まずは登録しているかかりつけ医（GP：General Practitioner）を受診し，必要に応じて専門の病院に紹介されるしくみである．これは，フリーアクセスの部分制限であり，患者の自己判断による不必要な専門医の受診を防ぐことができ，限られた医療資源がより効果的に配分される．一方で，患者の利便性は下がることとのトレードオフがある．

制度の変更においては，医療の「質」「アクセス」「コスト」の3点をどのようにバランスをとるかが重要であり，医療提供側のみならず患者側にも行動変容を求めることが重要となる．

医療保険・介護保険

1 国民医療費

a 国民医療費とは

医療費とは，病気やけがをしたときに病院や薬局で支払う費用（患者負担額＋保険者からの支払額）の合計金額を指す．「国民医療費」とは，上記に従い日本全体でどれだけの医療費がかかっているかを算出したものである．国民医療費には，保険診療として行う外来や入院の診療費，薬局での調剤費，歯科での治療費，訪問看護の費用などが含まれる．一方で，健康診断や予防接種，通常の妊娠・出産（正常分娩）の費用，美容外科などの自費診療・自由診療分は，国民医療費には含まれない[7]．

b 国民医療費の増加と要因

2021年度の国民医療費は，45兆359億円に達している．これは人口一人あたりに換算すると約35万8,800円に相当し，前年度に比べて5.3%の増加である[8]．**図1**をみてもわかるように，日本の医療費は年間変動があるものの右肩上がりで増加しており，その背景にはおもに2点の要因が存在する．

1点目として，医療費増加の要因として真っ先に「高齢化」を考える人は多いだろう．しかし，実は高齢化だけが医療費を押し上げる主要因ではない．医療費に大きく影響するのは，年齢そのものではなく，病気にかかってから死亡するまでの期間である．このため，高齢化は医療費がかかる時期を先送りする要因に過ぎず，高齢化によって医療費が急激に増加するわけではないとされる．

国民医療費が増え続けるおもな原因は，2点目の「医療技術の進歩」である．日々，新しい治療法や薬剤が開発され，これらは効果をもつ反面，非常に高額となりやすい．加えて新規診断技術（画像診断や抗体の測定など）や医療機器の導入なども医療費の増加に大きく影響している．限られた予算でどこまで保険診療でカバーするべきか，経済成長が鈍化し，税収が減少するなかでどのように考えるかは喫緊の課題であり，費用対効果を含めた診断・治療法の再検討が重要である[4]．

2 健康保険

a 健康保険制度のしくみ

医療機関で診察を受けた際，窓口で支払う金額（自己負担額）は医療費の一部である（**図2**）．このしくみを支えているのが，健康保険法に基づく「健康保険（いわゆる医療保険）制度」である．健康保険に加入している個人は「被保険者」と呼ばれ，企業の健康保

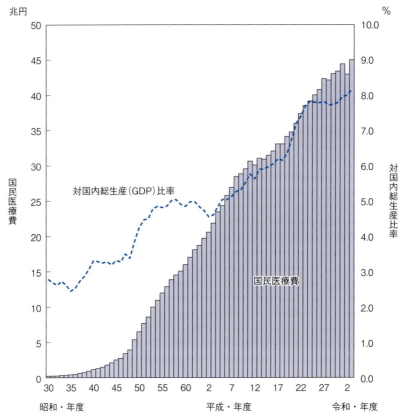

図1 国民医療費・対国内総生産比率の年次推移
文献8)より引用

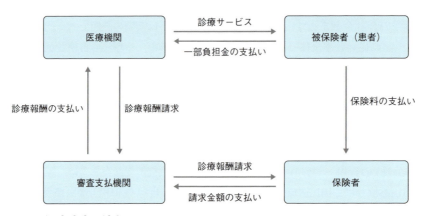

図2 保険診療の流れ
文献9)をもとに作成

険組合や全国健康保険協会（協会けんぽ），自治体や職能団体（国民健康保険），後期高齢者医療広域連合（75歳以上が加入）などの「保険者」に保険料を支払っている．

自己負担額は年齢や所得によって異なる．現役世代は原則として医療費の3割を自己負担するが，70歳以上の高齢者は所得に応じて1割，2割，または3割と設定されている[10]．未就学児は2割負担となっているが，多くの市区町村では自治体による子どもの医療費助成制度があり，居住する地域によって自己負担額がゼロになることもある．

また，「高額療養費制度」があり，医療機関や薬局で支払った金額が一定の上限額を超えた場合，超えた分が支払ったあとで払い戻される．この上限額は年齢や所得によって異なるが，たとえ大きな手術や入院があっても，自分で支払う金額が予想以上に高くなることはないように設計されている．このようなしくみのおかげで，日本では諸外国に比して低負担で医療を受けられる環境が整っているといえる．

b 保険料の支払い

被保険者が保険者に支払う「保険料」は，企業に勤めている人が加入する「被用者保険」では，事業主と被保険者が半分ずつ負担する（労使折半）．一方，自営業やフリーランスなど，社会保険に加入していない場合は，「国民健康保険」に加入することになる．この場合，保険料は全額本人が負担することになるため，自己負担額が大きくなりやすい．

3 介護保険

a 介護保険制度のしくみ

介護保険制度は，介護保険法に基づき，高齢化社会を見据え2000年に新たに導入された社会保障制度である．サービスの利用者は，原則としてかかった費用の1割を負担する（一定以上の所得者は2〜3割）．財源は公費（いわゆる税金）が半分，残りは保険料からで，40歳以上になると被保険者となり保険料を納める．公費の内訳としては，国が25%で都道府県と市町村が12.5%ずつとなっている．介護保険の保険者は市区町村となっている．

介護保険の利用の流れを**図3**に示す．65歳以上は第1号保険者として，疾患にかかわらず要介護認定を受けることでサービスを利用できるが，40〜64歳は第2号保険者として，特定疾病（末期のがん，脳血管疾患など16疾患）に罹患している人のみがサービスを利用できる．医師の意見書などに基づいて審査され，そこで決定した7段階の要介護度により，利用できるサービス内容の上限が決まってくる．ケアマネジャーとともにケアプランが作成され，プランに沿ってサービスを受けられるしくみとなっている．

要介護認定者数は年々増加し，介護保険が導入された2000年と比べると，2022年には約2.7倍となっている[12]．2023年度の介護給付の総額は約11兆5千万円で，前年度から2.9%の増額となっており[13]，医療費と並んで増加が懸念されている．

b 地域包括ケアシステム

団塊世代がすべて75歳以上となる2025

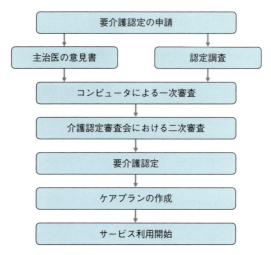

図3　介護保険サービスの利用までの流れ
文献11)をもとに作成

年をめどに,「地域包括ケアシステム」の推進が市町村や都道府県で行われている. これは, 要介護状態となっても, 希望するところで必要なサービスを受け, 自分らしく安心して生活できるようにするためのしくみである.

病院を退院したあと, 医療と介護の切れ目のない連携が必要であり, 訪問看護・訪問介護サービスがスムーズに, かつ計画的に提供される必要がある. このため, 訪問看護や訪問介護の従事者の確保が今後さらに求められることとなる. 一方で, 介護費用や介護人材が限られるなか, どこまでサービスを提供できるのかなど課題も多い.

医療費の支払い方式とその課題

1 医療費の支払い方式

ここからは保険診療の診療報酬の支払い制度についてみていこう.

a 出来高払い制度

出来高払い制度は, 日本の外来診療や慢性期病床などで採用されており, 診察や検査, 処置などの医療サービスを実施した分だけ医療機関が報酬を受け取るしくみである. このしくみでは, 医療行為を実施した分だけ収益が増えるため, 医療機関が必要以上に診察や検査を行う「過剰診療」につながりやすく[14], 結果として医療費の増大をまねくとされる.

たとえば, 日本人の平均年間外来受診回数は12回を超えており, これはOECD加盟国の平均の約2倍にあたる[15]. こうした状況の一因として, 先述のフリーアクセスと出来高払い制度が挙げられる.

b 診断群分類別包括支払い制度（DPC/PDPS；DPC制度）

診断群分類別包括支払い制度（DPC/PDPS；DPC制度）は, 入院患者に対して1日あたりの定額で医療費を支払う制度である. この制

度では，患者の入院期間中に最も多くの医療資源を投入した「主たる傷病名」と，入院中に実施された手術や化学療法といった「診療行為」の組み合わせによって14桁のコードが定められ，これに基づいて1日あたりの診療報酬が決まる．

DPC制度では，入院にかかる費用（入院料や検査費用など）は包括支払いとなるが，手術やリハビリテーション，麻酔などは出来高払いとして別に計算される．そのため，医療機関の診療報酬は包括支払い部分と出来高払い部分を合算して決まるしくみとなっている．入院期間が長くなるほど1日あたりの報酬が減少するため，医療機関にとっては入院日数が長くなると収益が減るという特徴があり，これが各病院の早期退院への動機づけとなる．さらに，検査や薬剤などの医療資源の投入量の減少などもみられ，医療サービスの効率化が促進されている[16]．

なお，DPC制度の導入により，過少医療となる危険性がいわれているが，医療機関全体でみれば，過少診療の事実は確認されていない[3]．

c 人頭払い制度

日本では採用されていないが，英国などで採用されており，患者1人あたりに対して定額の医療費を医療機関に支払うしくみである．たとえ患者が多くの医療サービスを受けたとしても，医療機関に支払われる額は変わらない．そのため，保険者や政府にとっては医療費の予測や管理がしやすくなるが，医療提供者がコストを抑えようとするあまり，必要な医療サービスが十分に提供されないというリスクもある[17]．

患者がどれだけ医療サービスを受けても支払額は変わらないため，効率的な医療提供を目指すが，一方で患者のニーズに十分対応できない可能性も指摘されている（過少提供）．

2 医療費支払い制度が抱える問題

医療費支払い制度にはいくつかの問題点が存在しており，そのなかでも情報の非対称性とモラルハザードが重要な課題として挙げられる．

a 情報の非対称性

情報の非対称性とは，医療提供側（医療専門職や医療機関）と利用者である患者の間で，もっている情報の量や質に大きな差がある状況を指す．とくに医療においては，患者は自身の健康状態や疾患の進行状況について十分な知識をもっていないことが多く，医療提供側からの情報提供や判断に頼らざるを得ない．医療提供側は患者の状態を適切に判断できる立場にあるとされるが，この情報格差によって治療の決定権はおもに医療側に委ねられる．

情報の非対称性を前提とすると，前述の出来高払い制度のような支払い方式では問題が顕著になる．この制度では，医療提供者が患者の実際のニーズにかかわらず，“必要性の低い”検査や治療を実施し，その結果として患者負担が増大するリスクがある．たとえば，重篤でない患者に対しても過剰な検査や治療を勧めることで，医療費の負担が大きくなる可能性をはらんでいる[18]．

b モラルハザード

モラルハザードは，保険制度の存在が利用者の行動に悪影響を及ぼす可能性があることを指す．具体的には，患者は保険に加入しているため，医療や介護サービスの実際のコス

トのすべてを完全に負担するわけではなく，軽減される．このため，患者は自身の健康維持に対する意識が低下しやすく，不健康な生活習慣を続けるなど，病気の予防に積極的に取り組まないことがある．また，患者が窓口で支払う金額は医療費全体の一部であり，保険から多くの補助を受けているため，「せっかく保険でカバーされているなら，もっと診てもらおう」という考えから，必要以上にサービスを利用し，さらには複数の医療機関を必要以上に受診してまわる，いわゆる「ドクターショッピング」を引き起こす可能性がある．このようなモラルハザードの結果，医療費の無駄遣いが生じたり，医療機関の業務負荷が過剰になる可能性もある[19]．

*

このように，いずれの支払い方式もメリット・デメリットが存在する．現在の日本の制度が最適解であるのか検証を重ね，常に改善していくことが重要である．

看護サービスが診療報酬に与える影響

看護サービスの充実度は，医療機関が受け取る診療報酬に大きな影響を与える．看護師の配置基準や看護体制が診療報酬を決定する重要な要素である．

1 看護師配置基準と診療報酬

看護師配置基準とは，勤務している看護師がどのくらいの人数の患者を受け持つかを示すものであり，病院の看護サービスの充実度を測る基準である．たとえば，「7 対 1」とは，1 人の看護師が勤務時間内に 7 人の患者を担当する体制のことであり，2006 年の診療報酬改定で新設された基準である．従来の基準よりも看護師 1 人の受け持つ患者数が少ないため，手厚い看護の提供やケアの質の向上が期待される．その結果，保険者から支払われる診療報酬も高く設定される．さらに，ICU や NICU など，より高度な医療を必要とする病棟では，「2 対 1 看護」や「3 対 1 看護」といった手厚い看護体制が導入されている．

入院時に患者が負担する「入院基本料」も，看護体制によって決まる．この入院基本料には，基本的な医学管理・看護，療養環境の提供が含まれる．入院基本等加算や特定入院料などとともに基本診療の「入院料」を構成し，医療機関の経営の基礎となり[20]，病院は看護体制を充実させることで，経営的な利益を得ることができる．

このように，看護体制を整えることは患者のケアの質を高めるだけでなく，診療報酬の増加にもつながるため，病院経営において非常に重要なポイントとなる．看護サービスと診療報酬は密接な関係にあり，医療の質の向上と病院の経営安定の両方を達成するための鍵である．

2 看護必要度と診療報酬

看護必要度とは，入院患者がどの程度の看護ケアを必要としているかを客観的な指標を用いて数値化したものである．患者の重症度や医療依存度，介助の必要性などを総合的に評価する概念であり，患者がどれだけの看護リソース（人員や時間）を必要とするかを明確にするものである．看護必要度は，医療機関の運営や診療報酬の算定において重要な役割を果たす．

看護必要度が高い患者は，重症度が高く，医療的ケアを多く必要とするため，病院や病

棟により手厚い看護体制の整備が求められる．具体的には，看護師の配置基準や看護体制の充実度が，看護必要度の数値を基準として決定され，病院が適切な人員配置を行っているかどうかを評価する指標となる．また，看護必要度を用いて病床機能の評価を行った研究では，病床機能において特徴的な患者像・利用者像を有していることが示唆され，こうした患者像・利用者像を評価することで，各病床機能の把握が可能となり，診療報酬への反映や地域包括ケアシステムの実現などへの展開に期待することができる[21]とし，看護必要度により病床機能の把握も可能となっている．

看護必要度の考え方は，2008年度の診療報酬改定で初めて導入されたもので，急性期病棟における看護の質や医療サービスの提供状況を評価するための基準として位置づけられた．その後，2014年度の診療報酬改定で「重症度，医療・看護必要度」評価と名称が変更され，看護必要度は単に看護師の人数を基準とするのではなく，患者一人ひとりの状態を詳細に評価し，病棟全体の看護体制を見直す基準として使われるようになった．

看護必要度の導入以前は，看護師の人数が多い病院が急性期病棟とみなされ，診療報酬が設定されることが一般的であった．しかし，看護必要度の導入によって，急性期病棟として認定されるためには，看護師の人数ではなく，実際の患者の重症度や医療依存度を基準に判断されるようになった．これにより，より公平で合理的な診療報酬の算定が可能となり，実際に高度な医療ケアを必要とする患者に対して手厚い看護体制を整えるインセンティブが，医療機関にはたらくようになったのである．

3 診療報酬の改定

診療報酬は，厚生労働省保険局により原則として2年に1度，医療技術の進歩や医療費の適正化，そして経済状況を考慮して内容が改定される．この改定は医療機関の収益や経営に影響を与えるだけでなく，看護職員やその他の医療関係職種の業務内容や処遇にも大きな変化をもたらす．

たとえば，改定によって看護師の配置人数が見直されることがある．これにより，看護師の業務量や負担が変わり，場合によっては看護職の給与や業務内容に影響が及ぶ．そのため，診療報酬の改定は，医療機関の運営だけでなく，看護職員の役割や労働条件にも直接的な影響を与える重要な項目である．

このように，看護体制や看護必要度の評価基準は診療報酬の改定と密接にかかわっており，医療の質や患者へのケアの充実度を左右する大きな要因となるため，看護師や医療機関の管理者にとって注視すべきものである．

医師と看護師の偏在の問題

1 医師偏在問題とオンライン診療を巡る議論

a 医学部地域枠制度の導入

医師の地域偏在問題は長年にわたり議論の対象となってきた．とくに，医師が都市部に集中し，地方での不足が深刻化している状況は，医療提供の格差を生み出している．この問題に対処するため，医学部定員の増員が行われ，さらなる医師確保のためにさまざまな

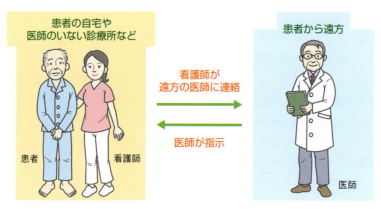

図4 看護師と医師の連携によるオンライン診療のアプローチ（D to N with P）

施策が導入されている．

その1つが医学部地域枠制度である．これは，医師が不足する地域での医師を確保するため，医学部の入試に別枠を設け，地域での勤務を条件とした修学資金貸与の制度である．この制度の利用者は，医師が不足する地域で一定期間勤務することや特定の診療科で勤務することで，修学資金返還が免除される[22]．一方で，制度を利用する医師自身のキャリア形成とどう両立させるかが大きな課題となっている．

b オンライン診療の活用

医学部地域枠制度以外の医師偏在問題へのアプローチとして，オンライン診療も挙げられる．オンライン診療は，2018年より保険診療として提供可能となり，結果として医師不足の解消や医療アクセス向上にも資する診療行為である．オンライン診療は，医師の少ない地域において医療アクセスの向上や，通院が困難な患者に対して自宅での診療を提供する手段として期待されている．しかし，全体の診療件数に占める割合はまだ少ない[23]．

今後，オンライン診療がさらに普及し，患者がより良い診療を受けるためには，医師と患者のオンライン診療だけでなく，医師と看護師・患者が連携する形態のオンライン診療も検討されている（図4）．たとえば，在宅医療を受けている患者が看護師を通じて医師とオンラインでつながることで，症状の変化に応じた適切な診療や，医師による緊急時の指示が得やすくなることが期待され，一部は診療報酬の算定が可能である．対面診療と比較して有効性・安全性ともに十分なエビデンスが全世界から報告されており，欧米や中国でも広く実施されている．それにもかかわらず，わが国の患者がこの技術による恩恵を享受できないのは適正といえない[24]．

c オンライン診療の課題と解決策

一方で，オンライン診療の普及にはいくつかの課題がある．まず，患者のデジタルリテラシー（機器やアプリの使用スキル）や，オンライン診療に対する"なじみのなさ"も普及を妨げる要因となっている．次に，医師側の不安や心理的な抵抗感も課題である．オンライン診療では対面診療と異なり直接患者の状態を観察することができないため，診断の

精度や安全性に不安を感じる医療専門職も多い．さらに，オンライン診療に対する診療報酬が対面診療と比較して低いことから，労力と見合わないと感じる医師も少なくない．このため，オンライン診療の活用に慎重な医師も多く，結果として普及が進まない現状がある．

これらの課題を解決するためには，いくつかの制度整備や啓発活動の強化が求められる．まずは診療報酬の見直しである．オンライン診療に対する報酬を適正に設定し，医療機関がオンライン診療を実施しやすい環境を整えることである．次に，患者や医療従事者に対する教育も必要である．オンライン診療のメリットや通信機器の使用方法について，患者や医師・看護師向けの研修プログラムなどを実施し，診療の質を担保する．さらに，オンライン・遠隔診療を活用した多職種連携を推進し，患者を総合的にケアできる体制を整備することである．コロナ禍でオンライン診療を経験した患者が多くいたことは，プラスにはたらきそうである．

これらの施策を進めることで，オンライン診療は医師不足の解消だけでなく，地域医療格差の是正，患者の受診機会の拡充にもつながると考えられる．今後は，患者や医師の双方が，科学的根拠に基づきオンライン診療を活用できる環境を整え，診療の効率化と質の向上を図ることが重要である．これにより，医療専門職の働き方の改善にもつながってくる．

2 特定行為研修修了看護師制度（日本版ナースプラクティショナー）

看護師は，患者の最も身近にいる医療専門職であり，患者の状態変化をいち早く把握することができる．看護師が患者の変化を

キャッチした際，医師に報告をし，医師の指示のもと，看護師が処置を実施する流れとなっている．そのため，医師の指示が必要になることでタイムロスが生じる．

そこで注目されるのが，特定行為研修である．「特定行為」とは，診療の補助であり，38行為が定められている．診療行為研修制度が実施され，研修を修了した看護師は，医師が事前に記載した手順書（看護師に診療の補助を行わせるためにその指示として作成する文書）に沿って患者の状態を見極め，医師に改めて指示を仰ぐことなくタイムリーな対応ができるようになる[25]．

現在は医師の過重労働が問題となり，2024年から働き方改革も実施されるなかで医療の質を担保するためにも，特定行為の実施は医師の業務のタスク・シフト（p.172参照）にもつながる重要な制度であると考える[26]．

一方，米国をはじめとする諸外国では，ナース・プラクティショナー（nurse practitioner：NP）という制度が浸透している．NPは，医師の指示がなくても独立して診断や診療を行う権限をもっている．

日本でも「NP教育課程修了者」と呼ばれる，米国のNPを参考にした大学院のNP教育課程を修了した看護師がいるが，特定行為研修修了者，NP教育課程修了者ともに，医師の指示のもとでしか対応を実施できない．

日本看護協会では，「暮らしの場での療養においては，医療的な判断や実施が適時的確になされることが，人々の安全・安心に直結する．将来的には，地域において人々が安全に安心して療養できることを目指し，常に人々の傍らで活動する看護職の，医療的な判断や実施における裁量の拡大を進める」[27]と掲げ，NPの資格を日本でも新たに創設する取り組みを進めている．在宅医療の推進，医

師業務のタスク・シフトにおいても，日本版NP が必要である．

3 看護師の偏在と不足

医師だけでなく，看護師の偏在と看護師不足も大きな問題である．看護職員の確保が進められたため，看護職員就業者数は増加しているが，とくに首都圏などの都市部で看護師が不足している[28]．看護師の不足は過酷な労働環境を生む原因となり，看護師の離職率が高まる要因ともなる．看護師の業務量が増加すれば，患者一人ひとりに対するケアの質が低下するリスクもあるため，看護師の人材確保や適切な労働環境の整備が必要である．

また，看護師の需要としては，訪問看護を含む，介護施設・事業所での需要がとくに増大している．訪問看護については，現在も非常に求人の倍率が高く，2021 年度の求人は，看護職員全体では約 2 倍のところ，訪問看護ステーションの求人は 3.22 倍となっている[28]．

さらに，看護師は看護業務以外の仕事を担うことが多い．たとえば，点滴のミキシング，配膳やベッドメイキング，入院時のオリエンテーションなどである．そこで，看護補助者など他職種へのタスク・シフトが重要となってくる．可能な業務を移管することで看護師の負担が軽減し，患者に対してより質の高い看護を提供することができる[29]．

まとめ

これまでみてきたように，医療・介護ニーズの変化と労働力の変化，日本の医療・介護体制についての課題は，看護師や医療従事者だけではなく，患者や被保険者全体にも大きくかかわる問題である．限られた資源をどのように配分したら持続可能になるのか，医療制度を理解する・考えることは，日々の診療・看護行為に直結している．専門職として各自が自分事としてとらえて行動することが必要である．

引用・参考文献
1）総務省：統計からみた我が国の高齢者. 統計トピックス No.142, 2024.
https://www.stat.go.jp/data/topics/pdf/topics142.pdf より 2024 年 12 月 6 日検索
2）厚生労働省：令和 5 年 人口動態統計月報年計（概数）の概況.
https://www.mhlw.go.jp/toukei/saikin/hw/jinkou/geppo/nengai23/dl/gaikyouR5.pdf より 2024 年 12 月 6 日検索
3）津川友介：世界一わかりやすい「医療政策」の教科書. 医学書院, 2020.
4）康永秀生：経済学を知らずに医療ができるか!?. 金芳堂, 2020.
5）厚生労働省：紹介状を持たずに特定の病院を受診する場合等の「特別の料金」の見直しについて.
https://www.mhlw.go.jp/stf/newpage_26666.html より 2024 年 12 月 6 日検索
6）医療情報科学研究所 編：公衆衛生がみえる 2024-2025. p.165, メディックメディア, 2024.
7）厚生労働省：国民医療費の範囲と推計方法の概要.
https://www.mhlw.go.jp/toukei/saikin/hw/k-iryohi/21/dl/gaiyou.pdf より 2024 年 12 月 6 日検索
8）厚生労働省：令和 3 年度 国民医療費の概況.
https://www.mhlw.go.jp/toukei/saikin/hw/k-iryohi/21/dl/data.pdf より 2024 年 12 月 6 日検索
9）厚生労働省：我が国の医療保険について.
https://www.mhlw.go.jp/stf/seisakunitsuite/bunya/kenkou_iryou/iryouhoken01/index.html より 2024 年 12 月 6 日検索
10）厚生労働省：医療費の自己負担.
https://www.mhlw.go.jp/bunya/shakaihosho/iryouseido01/info02d-37.html より 2024 年 12 月 6 日検索
11）厚生労働省：介護事業所・生活関連情報検索.
https://www.kaigokensaku.mhlw.go.jp/commentary/flow.html より 2024 年 12 月 6 日検索
12）厚生労働省：令和 4 年度 介護保険事業状況報告.
https://www.mhlw.go.jp/topics/kaigo/osirase/jigyo/22/dl/r04_gaiyou.pdf より 2024 年 12 月 6 日検索
13）厚生労働省：令和 5 年度 介護給付費等実態統計の概況. 結果の概要，費用額の状況.
https://www.mhlw.go.jp/toukei/saikin/hw/kaigo/kyufu/23/dl/03.pdf より 2024 年 12 月 6 日検索
14）角田由佳：看護師が他職種業務を担うメカニズムと現状分析. 山口経済学雑誌 62（4）：91～108, 2013.
15）松田晋哉：ビッグデータと事例で考える日本の医療・介護の未来. p.20, 勁草書房, 2021.
16）松田晋哉：第 11 回日本医療情報学会春季学術大会 企画セッション「DPC で何が見えるのか」. 医療情報学 27（2）：

17) 田畑雄紀：イギリス医療保障制度の概要 ―日本の制度との違いについて―. セミナー年報 2012：37 〜 48，2013．
18) 加藤弘陸ほか：医師と患者の情報の非対称性. 医療従事者のための医療経済入門. Progress in Medicine 39（2）：175 〜 178，2019．
19) 寺井公子：日本の公的医療保険とモラル・ハザード. 三菱経済研究所 研究報告書 2020（132）：1 〜 47，2020．
20) 中西康裕ほか："中堅どころ" が知っておきたい医療現場のお金の話. p.89，メディカ出版，2019．
21) 村上玄樹ほか：入院患者像及び介護サービス利用者像の把握：同一指標を用いた各病床機能の評価. 日本医療・病院管理学会誌 60（1）：31 〜 40，2023．
22) 厚生労働省：キャリア形成プログラム運用指針. 医政発 0725第17号，最終改正：1201第1号〈令和3年12月1日〉．https://www.mhlw.go.jp/content/000897683.pdf より 2024年12月6日検索
23) 厚生労働省：オンライン診療その他の遠隔医療の推進に向けた基本方針〈令和6年5月〉．https://www.mhlw.go.jp/content/10800000/

001116016.pdf より 2024年12月6日検索
24) 木下翔太郎ほか：オンライン診療の適正な普及に関するヒアリング調査 ―現状把握と課題分析―. 精神神経学雑誌 124（1）：16 〜 27，2022．
25) 厚生労働省：看護師の特定行為に係る研修機関拡充支援事業.「看護師の特定行為研修制度ポータルサイト」．https://portal.tokutei-nurse-council.or.jp/about/ より 2024年12月6日検索
26) 吉村健佑ほか編：医良戦略 2040 ―2040年の医療を生き抜く 13の戦略. p.132，ロギカ書房，2022．
27) 日本看護協会：ナース・プラクティショナー（仮称）制度構築. https://www.nurse.or.jp/nursing/np_system/index.html より 2024年12月6日検索
28) 厚生労働省：第2回看護師等確保基本指針検討部会 参考資料2「看護師等（看護職員）の確保を巡る状況」〈令和5年7月7日〉．https://www.mhlw.go.jp/content/10800000/001118192.pdf より 2024年12月6日検索
29) 角田由佳：看護サービスの経済・政策論 ―看護師の働き方を経済学から読み解く. 第2版，p.95，医学書院，2020．

Step 1-7
学習の振り返り

■ 過剰診療の要因や解決策について，説明してみよう.

■ 医療費支払い制度の問題点について，説明してみよう.

■ 医師・看護師の偏在問題と解決策について，考えてみよう.

column 特定機能病院，地域医療支援病院

1 特定機能病院

特定機能病院は，1992（平成4）年の第2次医療法改正により，高度な医療を提供する施設として制度化され，「高度の医療の提供」「高度の医療に関する研修」「高度の医療技術の開発・評価」「高度な医療安全管理体制」の役割が求められている．以下の承認要件を満たす必要があり，厚生労働大臣が個別に承認する．

●高度の医療の提供，開発および評価，ならびに研修を実施する能力を有すること

●他の病院または診療所から紹介された患者に対し，医療を提供すること（紹介率50％以上，逆紹介率40％以上）

●病床数（400床以上の病床を有すること）

●人員配置
　・医師：通常の2倍程度の配置が最低基準．医師の配置基準の半数以上がいずれかの専門医
　・薬剤師：入院患者数÷30が最低基準（一般は入院患者数÷70）
　・看護師等：入院患者数÷2が最低基準（一般は入院患者数÷3）
　・管理栄養士1名以上配置

●構造設備（集中治療室，無菌病室，医薬品情報管理室が必要）

●医療安全管理体制の整備（医療安全管理責任者の配置，専従の医師，薬剤師および看護師の医療安全管理部門への配置，監査委員会による外部監査，高難度新規医療技術および未承認新規医薬品等を用いた医療の提供の適否を決定する部門の設置）

●原則定められた16の診療科を標榜していること

●査読のある雑誌に掲載された英語論文数が年70件以上あること　　　　　　など

2 地域医療支援病院

地域医療支援病院は，医療施設機能の体系化の一環として，患者に身近な地域で医療が提供されることが望ましいという観点から，紹介患者に対する医療提供，医療機器等の共同利用の実施等を通じて，第一線の地域医療を担うかかりつけ医，かかりつけ歯科医等を支援する能力を備え，地域医療の確保を図る病院としてふさわしい構造設備等を有するものについて，都道府県知事により個別に承認される．

1997（平成9）年の第3次医療法改正により，かかりつけ医等の支援を通じて，地域に必要な医療を提供する施設を確保するために，地域医療支援病院が制度化された．主な機能は「紹介患者に対する医療の提供（かかりつけ医等への患者の逆紹介も含む）」「医療機器の共同利用の実施」「救急医療の提供」「地域の医療従事者に対する研修の実施」である．以下が承認要件である．

●開設主体：原則として国，都道府県，市町村，社会医療法人，医療法人等

●紹介患者中心の医療を提供していること．具体的には，次のいずれかの場合に該当すること．
　ア）紹介率が80％以上／イ）紹介率が65％以上，かつ，逆紹介率が40％以上／ウ）紹介率が50％以上，かつ，逆紹介率が70％以上

●救急医療を提供する能力を有すること

●建物，設備，機器等を地域の医師等が利用できる体制を確保していること

●地域医療従事者に対する研修を行っていること

●原則として200床以上の病床，および地域医療支援病院としてふさわしい施設を有すること　　　　　　　　　　など

8 医療・看護の質保証

Step 1

8

Step 1-8 学習目標

- ■「医療の質」という考え方を理解する.
- ■「看護の質」という考え方を理解する.
- ■医療・看護の質を改善させるための取り組みについて理解する.

医療の質評価

近年の相次ぐ医療事故の報道などを背景に，医療の質に対する国民の意識は高まっている．どの病院でどのような治療を受けるかを決定するのは患者であり，患者はその意思決定を行うための情報を求めている．その重要な情報の1つが医療の質である．

当初，医療の質に関心がある医療機関や医療団体などにより，医療の質評価を通じて，質改善を図ろうとする取り組みが行われていた．しかし近年では，オールジャパンで医療の質を評価し，わが国全体の医療の質の向上を目指す取り組みも始まっている．

1 質評価の指標

医療の質は，「ストラクチャー（構造）」「プロセス（過程）」「アウトカム（成果）」の側面から評価される．この質の測定の枠組みを提供したのは，米国のドナベディアン博士である[1]. 医療の質を定量的に評価するための「ものさし」として用いられるのが臨床指標である．臨床指標と同義の呼称として，「QI（quality indicator）」や「指標」などがある．

「ストラクチャー」は医療機関の設備や人員配置などの医療提供体制，「プロセス」は診療やケアの提供状況や提供方法，「アウトカム」は医療によって生み出された成果を評価する．これらの側面から，臨床指標を通じて評価された医療の質を一般公開することにより，患者が病院を選択するうえでの1つの有用な情報を提供することができる．また医療機関にとっては，医療の質を改善するインセンティブ（動機づけ）となる．

2 医療の質の評価・公表等推進事業

平成22年度より，わが国では厚生労働省が「医療の質の評価・公表等推進事業」を開始している[2]. 当該事業は，国民の関心の高い特定の医療分野について，医療の質の評価・公表等を実施し，その結果をふまえた分析・改善策を検討することで，医療の質の向上および質の情報の公表を推進することを目的としている．独立行政法人国立病院機構，

表 1　「医療の質可視化プロジェクト」の計測で扱う指標

テーマ	
医療安全	①転倒・転落発生率 ②転倒・転落（3b＊以上）の発生率 ③リスクレベルが「中」以上の手術を施行した患者の肺血栓塞栓症の予防対策の実施率
感染管理	④血液培養 2 セット実施率 ⑤広域スペクトル抗菌薬使用時の細菌培養実施率 ⑥手術開始前 1 時間以内の予防的抗菌薬投与率
ケア	⑦d2（真皮までの損傷）以上の褥瘡発生率 ⑧65 歳以上の患者の入院早期の栄養ケアアセスメント実施割合 ⑨身体拘束率

＊転倒・転落について，インシデント影響度分類レベル 3b：濃厚な処置や治療を要した（バイタルサインの高度変化，人工呼吸器の装着，手術，入院日数の延長，外来患者の入院，骨折など），レベル 4a：永続的な障害や後遺症が残ったが，有意な機能障害や美容上の問題は伴わない，レベル 4b：永続的な障害や後遺症が残り，有意な機能障害や美容上の問題を伴う，レベル 5：死亡（原疾患の自然経過によるものを除く）に該当する．
文献 4）「指標一覧」をもとに作成

公益社団法人全日本病院協会，一般社団法人日本病院会，社会福祉法人恩賜財団済生会，全日本民主医療機関連合会，一般社団法人日本慢性期医療協会，日本赤十字社，公益社団法人全国自治体病院協議会，独立行政法人労働者健康安全機構（順不同）が当該事業に参加し，約 1,000 か所の医療機関において，医療の質の評価・公表の取り組みが実施されてきている．

　この事業を通じて，それぞれの病院団体等ごとに，独自の臨床指標を作成し，医療の質の評価・公表に関する取り組みの普及に貢献しているものの，団体を超えて情報を共有する機会がかぎられていることから，臨床指標の標準化を図ることにより，医療の質の向上に取り組む医療機関を全国に拡大することが重要となった[2]．

　このため厚生労働省は，平成 31 年度より，「医療の質向上のための体制整備事業」を開始し，当該事業を行う機関として，公益財団法人日本医療機能評価機構が選定され，①医療の質向上のための医療の質指標等の標準化・普及，②医療の質向上活動を担う中核人材の養成，③医療の質指標等の評価・分析支援に取り組んでいる[3]．この事業では，病院の役割・規模などにかかわらず，質管理に重要な指標を計測し，医療の質のさらなる向上を目指すオールジャパンの取り組みである「医療の質可視化プロジェクト」が行われている[4]．これらの評価で用いる指標（**表 1**）は，急性期入院医療を対象とした診療報酬の包括支払い制度である DPC/PDPS[＊1] において，医療の質向上のための取り組みを評価する指標にもなっている．

看護の質評価

1 米国の取り組み

a ナーシングーセンシティブ・インディケータ

　米国では，看護師を取り巻く労働環境が患者の安全を脅かしている実態を可視化し，

＊1　DPC/PDPS（diagnosis procedure combination / per-diem payment system）：診断群分類に基づく 1 日あたり定額報酬算定制度．

改善につなげるために，看護の質評価が行われている．その評価に用いられているのが，ナーシング−センシティブ・インディケータ（Nursing-Sensitive Indicator：看護に鋭敏な指標）である[5]．

わが国では，医療法で看護職員配置が規定され，また看護職員を手厚く配置することで報酬を多くもらえる仕組みも存在している．しかし米国では，国家的に看護職員配置を規定する法律はなく，病院の看護職員配置は各州政府に委ねられている．患者対看護師数比の最低基準が法律によって定められている州は，カリフォルニア州とマサチューセッツ州のみである．このため，看護の質評価を通じて，看護職の労働環境を改善し，医療の質を向上させる取り組みが行われている．

ナーシング−センシティブ・インディケータは，看護ケアのストラクチャー・プロセス・アウトカムを反映する指標である．「ストラクチャー」は，看護職員の配置状況，看護職員のスキルレベル，看護職員の教育的背景・資格などによって評価される．「プロセス」は，アセスメントや看護介入の実施などによって評価される．「アウトカム」は，看護ケアが質的あるいは量的に大きな貢献を果たした場合に改善が期待できる成果が評価される．

医療は，看護職だけでなく，さまざまな医療専門職が集まり，チームによって提供される．医療チームメンバーがそれぞれの役割を果たし，協働しあうことによって，アウトカムは達成される．そこで，看護の質評価におけるアウトカムは，看護ケアによって鋭敏に反応する成果を評価することになる．たとえば，褥瘡，転倒・転落，血管外漏出などである．ただし，ナーシング−センシティブ・インディケータとはみなされないが，病院の医療の質の側面を反映するような治療の意思決定や医療方針（例：帝王切開の割合など）をアウトカムとして評価する場合もある．

b NDNQI®

米国をはじめとした諸外国の看護の質評価のために構築された大規模データベースとして，米国の1,500以上の病院が参加しているNDNQI®（National Database of Nursing Quality Indicators®）がある[6]．NDNQI®は，ナーシング−センシティブ・インディケータを開発し，参加病院からデータを収集し，その結果のフィードバックを行っている．病床規模や病床種別などのカテゴリーで，参加病院中，自院の水準がどのくらいなのかを把握し，力を注いで改善を図っていかなければならない課題を明確にすることができる．

NDNQI®のストラクチャーは，ケアが提供される背景を評価するもので，看護師の教育，人員配置やスキルミックスなどがある．プロセスの指標は，構造がどのように実践されているのかを説明するもので，疼痛のアセスメント・介入・評価のサイクルをまわせているかどうかや，ケアの調整などがある．アウトカムの指標は，ケアの効果を評価するもので，カテーテル関連尿路感染症，中心静脈カテーテル関連血流感染症，転倒の発生率，褥瘡の発生率などである．

2 わが国の取り組み；労働と看護の質向上のためのデータベース事業

わが国では，平成24年度より，公益社団法人日本看護協会が「労働と看護の質向上のためのデータベース事業（Database for improvement of Nursing Quality and Labor：DiNQL）」を開始している．当該事業は，看

表2　DiNQL データ項目のカテゴリー

- 病院・病棟の基礎情報
- 患者像・看護職の労働状況
- 診療報酬の算定状況
- 褥瘡ケアの取り組み
- 感染対策の取り組み
- 転倒・転落防止の取り組み
- 医療安全の取り組み
- 身体的拘束の状況
- 入退院支援・外来の状況
- 精神病床の状況
- 産科病棟の状況
- 小児病棟の状況
- 周術期看護の状況

護職が健康で安心して働き続けられる環境整備と看護の質向上のために，①収集したデータを政策提言のためのエビデンス構築に活用し，看護政策の実現を目指す，②看護実践を可視化し，データに基づく改善活動の強化を図ることを目的としている[7]．

この事業においても，労働と看護の質評価指標の枠組みは，ストラクチャー・プロセス・アウトカムをもとに，病院，病棟の基本情報や労働状況などに関するカテゴリーと，看護の質に関連したカテゴリーでまとめられている（**表2**）．たとえば，ストラクチャーでは，医療が提供される条件として，看護組織の情報・患者の情報（看護職の背景や人員配置，労働状況，患者の重症度など），プロセスでは，医療がどのように提供されたのかの指標として，看護実践の内容（アセスメント実施率，インフォームド・コンセント同席率，研修会への参加率・実施回数，多職種チーム活動など），アウトカムでは，提供された医療に起因する個人や集団における変化として，看護実践の結果（褥瘡，感染，転倒・転落，誤薬，身体的拘束など）の評価が行われる．

当該事業では，これらの指標を活用して，ベンチマーク評価を行い，その結果を参加施設にフィードバックする．参加施設の看護管理者は，その結果を通じて同規模・同機能を備える他施設との違いを把握し，看護実践を改善するためのマネジメントに役立てることができる．そのほか，参加病院の判断のもと，自病院のデータを第三者に提供することが可能となっており，これらのデータを疫学研究に活用することで，エビデンスを創出し，看護政策の立案や実現につなげることも目指している．

医療・看護の質改善の取り組み

1 PDCA サイクル

医療・看護の質を改善するためには，PDCA サイクルをまわす必要がある（p.117 参照）．臨床指標やナーシング−センシティブ・インディケータを通じた質の評価により，自院において改善が必要な課題を把握することができる．

たとえば，褥瘡の発生率が他病院と比較して高い場合には，褥瘡の発生率を低減することが課題となる．まず，課題の達成に向けて，「なぜ褥瘡の発生率が他病院よりも高いのか」といった要因を分析する．分析の結果，改善を図ることのできる余地があるのであれば，目標値を設定し，目標の達成に向けた対策を検討し，診療や看護の実践計画を立案する（Plan）．次に，その実践計画を実際に取り組み，あわせてその取り組み状況や取り組んだことによる結果を記録などに残す（Do）．そして，目標の達成状況の評価を行うとともに，

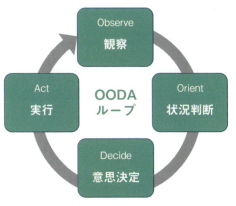

Observeはデータや情報の収集，Orientは集めたデータや情報を分析・統合し，状況の判断，Decideは目標や戦略を設定し，具体的なアクションプランの策定，Actはアクションプランを行動に移し，成果へと導く．

図1　OODA ループ

目標が達成された場合の成功要因，目標が達成されなかった場合の失敗要因について検討する（Check）．その検討結果に基づいて，実践計画の見直しが必要な場合には見直しを行う（Act）．このような PDCA サイクルをまわして，褥瘡の発生率の低減に努める．

2　OODA ループ

PDCA サイクルの活用は，状況や前提が変わらないといった，変化がほとんどみられない場合に適する．しかしながら，状況が刻々と変わり，その都度判断し意思決定をして，迅速に行動に移さなければならないといった，スピードが重視される場合には，OODA（ウーダ）ループを活用したほうがよい（**図1**）．PDCA は改善が目的であるが，OODA は状況に応じた行動や対応を迅速にとることが目的となる．たとえば，患者から「待ち時間が長い」というクレームが発生したときなど，迅速な判断と行動が求められる場合に活用する．

OODA ループは，「観察（Observe）」「状況判断（Orient）」「意思決定（Decide）」「実行（Act）」の頭文字をとったものである．Observe（観察）は，自分の周りの状況をよく観察してデータや情報を集め，Orient（状況判断）では，集めたデータや情報から状況がどうなっているのかを判断し，Decide（意思決定）では，その状況判断に基づいて具体的な方策や手段に関する意思決定を行い，Act（行動）で，意思決定したことを実行に移す．実行後は，必要に応じて再び Observe（観察）あるいは他の段階に戻り，ループを再開する．

3　患者中心の医療に向けた取り組み

IOM[*2] は，医療の質を「個人と集団への医療行為が望ましい健康状態をもたらす確率，最新の知識と一致する程度」（1990）[7)8)] と定義し，6つの目標，「有効性，安全性，患者中心，適時性，効率性，公平性」（2001）[9)] を挙げている．

医療の質は，医療従事者が決めるのではなく，医療の提供を受ける患者が決定する．このため，IOM が掲げた患者中心の概念である「患者の意向・ニーズ・価値を尊重した医療」を提供していくことが求められる．この患者中心の質指標が PX（Patient Experience：患者経験価値，患者経験）であ

[*2] IOM（Institute of Medicine）：米国において，中立的な立場から国民の医療や健康にかかわる問題に関して，政府や公的機関に対して助言などを行っている非営利団体．現在は National Academy of Medicine（NAM）という．

る[10]（p.31 コラム参照）．PX を測定し，その計測結果に基づき患者中心の医療の実践に努めることで，患者と医療従事者との間で信頼関係が成立し，患者行動が変容するのである．たとえば，患者のアドヒアランスの向上やセルフケア能力が高まり，結果的に治療成績などのアウトカムが改善する．

PX は，患者満足度とは異なり，患者が外来や入院などの場面で，体験すべき望ましい経験を実際に体験できたのかどうか，あるいはその体験の程度をたずねる指標である．たとえば，「この入院中，ナースコールを押した後，すぐに援助が受けられましたか？」「この入院中，看護師はあなたの話を注意深く聴きましたか？」などをたずねる[11]．

患者満足度の計測結果は，患者の期待値に左右され，他病院と比較した際，自施設の質が本当に劣っているのかどうかを評価しにくい側面がある．たとえば，ある病院の看護職員の接遇に関して「とても良い」という評判をあらかじめ聞いていた場合，期待値がもともと高く，その病院の評価がその基準となるため，とても良い接遇を受けたとしても，患者満足度の評価が「まあまあ」となってしまう．しかし，PX の場合は，体験した事実を確認するため，このような期待値による影響を排除することができ，改善にも生かしやすいというメリットがある．

4 クリニカルパス（クリティカルパス）[12]

医療の質改善を図るためのツールとして，クリニカルパス（クリティカルパス，以下パス）がある．パスは，患者の達成目標（患者アウトカム）を明確にし，その目標を達成するために必要となる各職種の実践内容（手順や方法，タイミングなど）の最適化を図り，

多職種から構成される医療チームで PDCAサイクルをまわすためのマネジメントツールである．具体的には，医療・看護の質の底上げを図るために，現今の医療水準に基づいて，最も望ましいとされている診療計画をパスに展開し（Plan），それを実践し（Do），患者アウトカムが達成できているかどうかをバリアンス分析やアウトカム評価を通じて検証し（Check），達成できていない場合には，その要因に基づいて対策を講じ，パスの診療計画を改訂する（Act）．なお，パスの様式は，患者の経過の時間軸を横軸に，患者に提供される診療，看護，リハビリテーションなどの医療内容を縦軸にとり，マトリックスで構成したものが活用される場合が多い．

バリアンスとは，何らかの原因によって，医療者が想定していた患者の状態や経過から外れてしまったり，想定していた治療やケアとは異なることが必要になったりした（あるいは不要になった）場合を指す．バリアンス分析は，発生したバリアンス要因を検討し，必要に応じて，バリアンスの防止に向けた診療計画の見直しや院内のシステム改善などを図るために行う．

アウトカムには，患者アウトカムと医療者アウトカムがある．患者アウトカムには，患者の状態や経過における「あるべき姿・望ましい姿」を設定する．たとえば，「術後1日目に歩行が開始できる」「循環動態が安定している」などが該当する．ただし，アウトカムの達成を評価するに際し，評価者間で判定が異ならないように，客観的に評価を行うことのできるアセスメント項目を設定する必要がある．たとえば，全身麻酔を受ける患者に，「身体的準備ができている」という患者アウトカムを設定した場合には，「去痰方法を実践できる」「禁煙ができている」「感冒症状が

ない」などの"準備ができているとみなすことのできる状態"をアセスメント項目として設定する.

医療者アウトカムは,タスクとも呼ばれ,医療者がやるべきことが該当し,医療の質評価では「プロセス」に該当する.たとえば,「循環動態が安定している」という患者アウトカムに,「収縮期血圧が基準範囲内(○○〜○○mmHg)」「心電図モニターに波形の変化がない」などが設定されている場合,「血圧測定」や「心電図の観察」がタスクとなる.

その他,患者アウトカムや医療者アウトカム以外に,パスを適用した患者群全体で,臨床成績や経営効率,患者満足度が向上したかどうかのアウトカム評価も行われる.たとえば,パスを適用することで,入院期間や合併症の発生率が変化したかどうか,使用する抗菌薬の1回量や投与期間の標準化を図ったことにより,どれくらい医療費が削減されたのかなどを評価し,パスの運用の改善に生かす.

なお,パスに組み込む診療や看護の実践計画の立案においては,医療の質を保証するために,以下の2つの視点を考慮することが重要である.
①患者の状態にあわせた適切な診療やケアが提供できるように,臨床判断のプロセスを可視化し,医療チームで共有できるようにする.
②エビデンス(科学的根拠)に基づいたベストプラクティス(現時点の医学・看護水準における最良の医療行為・ケア行為)を実践できるようにする.

①では,どのような状態になったら食事を開始してよいのかといった基準を明確にし,適切な臨床判断が行えるようにする.具体的には,パスに「食事が開始できる」というアウトカムに加え,食事が開始できる状態に到達できているかどうかを評価することのできるアセスメント項目を設定する.

②では,早期にリハビリテーションを開始すれば回復も早くなるというエビデンスに基づいて,リハビリテーションの開始日をパスに設定する.なお,エビデンスを適用することのできる患者の条件を明確にし,パスの適用基準と整合性をもたせることや,そのエビデンスが適用できる条件を提示したりすることも必要である.

引用文献
1) Avedis Donabedian 著,東尚弘訳:医療の質の定義と評価方法.特定非営利活動法人 健康医療評価研究機構,2007.
2) 厚生労働省:医療の質の評価・公表について.
https://www.mhlw.go.jp/content/10801000/000462044.pdf より 2024 年 12 月 6 日検索
3) 日本医療機能評価機構:厚生労働省補助事業 医療の質向上のための体制整備事業.
https://jq-qiconf.jcqhc.or.jp/ より 2024 年 12 月 6 日検索
4) 日本医療機能評価機構:2024 年度 医療の質可視化プロジェクト.
https://jq-qiconf.jcqhc.or.jp/event/kashika_project_2024/ より 2024 年 12 月 6 日検索
5) Oner B et al:Nursing-sensitive indicators for nursing care: A systematic review (1997-2017). Nurs Open 8 (3):1005-1022, 2021.
6) Press Ganey:NDNQI —Nursing excellence, made simple.
https://www.pressganey.com/platform/ndnqi/ より 2024 年 12 月 6 日検索
7) 日本看護協会:労働と看護の質向上のためのデータベース (DiNQL) 事業.
https://www.nurse.or.jp/nursing/database/index.html より 2024 年 12 月 6 日検索
8) 日本医療・病院管理学会:重点用語事典.医療の質.
https://www.jsha.gr.jp/glossary-keyterm/r5/quality-of-care/ より 2024 年 12 月 6 日検索
9) 米国医療の質委員会・医学研究所著,医学ジャーナリスト協会訳:医療の質:谷間を越えて 21 世紀システムへ.日本評論社,2002.
10) 青木拓也:Patient Experience (PX) 評価の意義と展望.医療の質・安全学会誌 17 (4):393 〜 398, 2022.
11) Aoki T et al:Translation, adaptation and validation of the Hospital Consumer Assessment of Healthcare Providers and Systems (HCAHPS) for use in Japan: a multicentre cross-sectional study. BMJ Open 10 (11): e040240, 2020.
12) 日本クリニカルパス学会 学術・出版委員会監:現場で使えるクリニカルパス実践テキスト.第 2 版,医学書院,2021.

Step 1-8 学習の振り返り	■ 質評価の指標について説明してみよう.

■ 質評価の指標について説明してみよう.

■ 看護の質を評価するために日本看護協会が行っている取り組みについて説明してみよう.

■ クリニカルパス（クリティカルパス）を用いた医療・看護の質改善の取り組みについて説明してみよう.

column 第三者評価

医療の質向上に向けたアプローチとして，医療機関に対する第三者評価がある．日本の医療機関で活用されている代表的な医療の第三者評価として，公益財団法人 医療機能評価機構（JCQHC）による病院機能評価[1]，ISO9001 に基づく認証（ISO9001 認証）[2]，Joint Commission International（JCI）[3] による認証がある．

JCQHC の病院機能評価は，第三者の立場で，組織全体の運営管理および提供される医療について評価を行い，病院の位置づけや問題点を明らかにし，課題の改善を支援する事業である．病院機能評価の訪問審査を担当する調査者を「評価調査者」または「サーベイヤー」と呼び，「診療・看護・事務・薬剤・療法士」の 5 つの専門領域がある．病院機能評価により，一定の水準を満たした病院は，地域に根ざし，安全・安心，信頼と納得の得られる医療サービスを提供すべく，日常的に努力している「認定病院」として認証される．

ISO9001 は，品質のよい製品やサービスを提供するための仕組みを評価する規格となっている．ISO9001 では，医療サービスの内容自体を評価するのではなく，業務を標準化して同じ質のサービスを患者に提供できていること，事故があったときに改善するための仕組みが構築できていること

などに重点が置かれた評価となっている．したがって，ISO9001 認証の取得に向けた整備を通じて，患者の満足度向上や，医療事故・クレームの低減につながることが期待されている．

JCI は，1994 年に米国の病院評価機構（JC：Joint Commission）から発展して設立された，世界中の医療施設を対象に，医療の質と患者の安全性を国際的に審査する第三者機関である．「患者安全」と「医療の質向上」に向けて，継続的に改善活動を行うことのできる仕組みを有しているかどうかの評価に基づいて，認証が行われる．

病院機能評価などの第三者評価が要件となっている制度としては，特定機能病院，地域医療支援病院，がん診療連携拠点病院等，臨床研究中核病院，医療法人の理事長要件などがある．また，急性期充実体制加算，総合入院体制加算，緩和ケア病棟入院料などの診療報酬の算定要件にもなっている．

引用文献
1) 日本医療機能評価機構：病院機能評価事業.
https://www.jq-hyouka.jcqhc.or.jp/ より 2024 年 12 月 6 日検索
2) 日本品質保証機構：ISO9001（品質）.
https://www.jqa.jp/service_list/management/service/iso9001/ より 2024 年 12 月 6 日検索
3) Joint Commission International.
https://www.jointcommissioninternational.org/ より 2024 年 12 月 6 日検索

9 リーダーシップとマネジメント

Step 1

9 リーダーシップとマネジメント

Step 1-9
学習目標

■ リーダーシップとマネジメントの違いを理解する.
■ 看護管理職に必要とされる特性や能力を理解する.
■ 看護管理者の役割について理解する.

リーダーとマネジャーの違い

「リーダー」と「マネジャー」は混同されがちだが,それぞれの役割は異なる.

リーダーは,現在の状況や未来を見据えて,何を目指していけばよいのか,また何を目標とすればよいのか「道筋を示す人」であり,リーダーシップの発揮が求められる.つまり,組織を取り巻く環境が変化したり,将来の予測が困難になってたりしている状況下で,ビジョン(展望)をもって,自らが羅針盤となり,スタッフを鼓舞し,期待する結果を達成できるように導くのがリーダーである.

それに対し,マネジャーは,目標に向かうための方法や仕組みを組み立て,運用するための土台をつくる人である.つまり,リーダーが示した方向性を軌道に乗せるための実際的な役割を果たすことになる.このため,組織が最大限の成果を上げるためのマネジメント力が必要とされる.たとえば,人材のマネジメントの視点では,スタッフの①才能,②スキル,③知識,④経験,⑤目標などの要素を

よく観察して把握し,適切にそれらを引き出して能力を高めるとともに,その能力を活かして成功に導くための各スタッフの将来計画の立案と,実行をサポートするためのマネジメント能力が必要となる.

将来の予測が難しく,不確実な事柄が多いなかで,組織改革が求められる場合には「リーダーシップ」としての能力が必要だが,組織の管理や運営を担うためには「マネジメント」としての能力を発揮することが期待される.たとえば,米国の経営学者ジョン・コッターは,管理能力と変革能力を対比し(**表1, 2**),従来型の「管理能力」と"変化に対応する"ための「変革能力」との両立を図ることの重要性を強調している.看護管理者も同様に,リーダーシップとマネジメントの双方の役割(**表3**)が必要となるため,場面に応じてうまく使い分けることが求められる.

看護管理者の役割

リーダーシップ能力やマネジメント能力を活用した,看護管理者の具体的な役割は,以

表1 コッターによる変革能力と管理能力

	変革能力＝リーダーシップ	管理能力＝マネジメント
特徴	変化への対応	複雑さへの対応
具体的なスキル	変革ビジョンの設計 変革ビジョンの共有 方向づけ 動機づけ	計画立案 人材配置 コントロール 問題解決

表2 変革能力と管理能力の差異

	変革能力＝リーダーシップ	管理能力＝マネジメント
相違点	現状の否定	現状の維持
目的	社員の自立と多様性の実現	社員の統制と均一性の実現
目標設定の幅	現在から未来へ	過去から現在まで
成功要件	感情を活用して不確実さを実現	感情を抑制して本質課題を追求

表3 リーダーシップとマネジメントの特徴

	リーダーシップ	マネジメント
役割	発展させ，開拓するための方向性を示す	維持できるように管理する. 受け入れ，維持する
方法	「何を」「なぜ」 するのかを明確にする	「いつ」「どのように」 するのかを考える
求められる特性	個性，カリスマ性	調和力，調整力

下のとおりである.

1 目標・方針を共有する

　明確な目標・方針を示し，自分が率いるメンバーと共有する．メンバーが納得し，共感できるように，「その目標を達成したときに何がどうなるのか（どう変わるのか）」といった具体的なイメージを提示する.

2 やり方や進め方を共有する

　目標の達成に至るまでのプロセス（どのようにプロジェクトを進めるのか）を示し，仕事の進め方をメンバー間で共有できるようにする．また，定期的にその進捗状況を確認しあう.

3 人材を適切に管理する

　人を活かすために，人の強みに目を向け，動機づけを促しながら，その強みを伸ばす．加えて，学ぶことのできる場を積極的に提供し，人を成長させる.

　また，チームで仕事が円滑に進められるように，「人」と「人」の関係性を必要に応じて

調整する．それぞれのメンバーの特性を十分に理解し，多様性を認め合いながら，協働し合える環境をつくる．

役割分担が必要なときは，メンバーそれぞれの適材適所を考慮しながら，タスクを割り当てる．できないことを無理にやらせることは，その人の自信ややる気を奪うだけでなく，ほかのメンバーからの信頼や尊敬を損なわせる．メンバー間で，それぞれのすぐれた技能や考え方を認め合うことで，相乗効果が発揮できるようにしていく．

4 結果だけでなく，プロセスにも目を向ける

目に見える効果や結果だけに目を向けるのではなく，メンバーの仕事のプロセスにも関心を寄せ，変化や問題などを早期に察知し，必要に応じてサポートや介入を考慮する．

5 成果を共有し合えるようにする

成果を可視化し，メンバーに提示する．また，メンバー一人ひとりのどのような貢献が成果をもたらしたのかがわかるよう，フィードバックを行う．

6 業務改善を行う

ケアの質を保証しながら，業務の効率化を図るために，業務に支障をきたしている問題を発見し，解決が図られるように行動を起こす．その際には以下の問題解決プロセスを踏む．
①問題を発見する．
②発見した問題を，現状把握を通じて確認し，真の問題を特定する．
③なぜ問題が起きているのか，要因を分析す

る．
④明らかになった要因に基づいて解決策を立案する．
⑤解決策を実施する．
⑥実施した結果を評価する．
⑦有効な解決策の定着を図る．

■□□ チームメンバーからのサポート

看護管理者には，リーダーやマネジャーの役割を発揮するために，さまざまな特性や能力が必要とされるが，これらすべてを最初から備えることは困難である．足りない特性を努力で補い，未熟な能力は鍛錬を重ねて，根気強く，困難な状況を乗り越える粘り強さも必要とされる．

しかし，このような状況で生じる問題や，チームにおける問題解決や意思決定を看護管理者1人で抱え込むべきではない．最終的な責任は看護管理者にあるとしても，看護管理者1人で対処しようとすると，最適な判断や意思決定を誤り，場合によっては，チームメンバーを不安にさせ，チーム力の低下につながる可能性もある．チームメンバーからのサポートを快く受け入れ，チームメンバーとともに解決方法を考え，意思決定を行う姿勢をもちながら，看護管理者としてのリーダーシップやマネジメントの能力を高めていくことが重要である．

参考文献
1) D. クイン・ミルズ：ハーバード流マネジメント「入門」．アークコミュニケーションズ監訳，ファーストプレス，2006.
2) マーカス・バッキンガム：最高のリーダー，マネジャーがいつも考えているたったひとつのこと．加賀山卓朗訳，日本経済新聞出版社，2006.
3) ジョン・P・コッター：第2版 リーダーシップ論 ―人と組織を動かす能力．DIAMOND ハーバード・ビジネス・レビュー編集部ほか訳，ダイヤモンド社，2012.

ステップ 1 看護管理についての基礎知識を学ぶ

Step 1-9
学習の振り返り

- リーダーシップとマネジメントの違いについて，説明してみよう．
- 看護管理職にはどのような特性や能力が必要なのか，説明してみよう．
- 看護管理者に求められる役割について，説明してみよう．

---

column　心理的安全性

　チームマネジメントにおいて重要になるのが，心理的安全性である．心理的安全性は，「チームのほかのメンバーが自分の発言を拒絶したり，罰したりしないと確信できる状態」と定義されている[1]．心理的安全性の高いチームは，単なる仲良しチームではない．たとえば，失敗を隠すことなく報告できたり，おかしいと思ったときには率直にその意見を伝えることができたりするように，言い出せないようなことを安心して話すことのできるチームである．チームメンバーに何か発言や質問をすることにためらいがあるのであれば，そのチームには心理的安全性を低下させる4つの不安が根底にあることが考えられる．

　1つ目の不安は「無知と思われる不安」である．「こんなことも知らないのか？」と思われたくないために，「わからない」「知らない」と言い出せず，結果的にわからないまま進めてしまう．それが取り返しのつかないエラーにつながることもある．

　2つ目の不安は「無能と思われる不安」である．「こんなこともできないのか？」と思われたくないために，できない仕事を安請け合いし，結果的にその仕事に支障をきたすことになる．しかしトラブルが起きても，それを知られたくないためにその事実を隠し，気づいたときには手がつけられなくなっていたということが引き起こされる．

　3つ目の不安は「邪魔と思われる不安」である．「仕事や会話の邪魔をするな」と思われたくないために，自分の考えや主張があっても発言しないことで，自分が納得のいかない忖度した案で進められることになってしまう．

　4つ目の不安は「ネガティブと思われる不安」である．「あの人は，いつも反対したり，否定したりする人だ」というレッテルを貼られたくないために，何か問題があるような案であっても指摘しないで，目をつぶり，やり過ごしてしまう．この状態が続くと，改善できるはずの問題が解決されないまま残り続けてしまう．

　このような4つの不安をつくり出さないために，①チームメンバー間で，それぞれの存在を承認・尊重すること，②仕事以外でも会話をする機会をつくること，③ネガティブな表現をポジティブな表現に変えて会話をすること，④発言の機会を均等にすること，⑤話しやすい雰囲気をつくること，⑥リーダーも自分の弱みを晒し，本音で話すこと，が重要となる．心理的安全性の高さを維持するためには，サーバントリーダーシップを発揮することが求められる．

引用文献
1) エイミー・C・エドモンドソン著，野津智子訳：恐れのない組織 ―「心理的安全性」が学習・イノベーション・成長をもたらす．英治出版，2021．

10 看護管理と多職種連携

Step 1

10

Step 1-10
学習目標

- 多職種連携の定義について理解する.
- 多職種連携教育（IPE）の必要性について理解する.
- 看護管理における多職種連携の意義を理解する.

多職種連携とは

2010年に,「すべての保健職業人に対する新世紀の教育を検討する委員会（Commission on Education of Health Professionals for the 21st Century）」が国際的に組織され, 21世紀の医学保健学教育の指針が示された. このなかでチームワーク力の乏しさが強調され, 保健医療の教育のなかで「多職種連携教育」（Interprofessional Education：IPE）が大きな柱として掲げられた[1]. 英国は医療事故を機に, 日本は文部科学省から縦割り教育の弊害を指摘されたことを機に, 資格取得前の学生に対しIPEを導入することが始まった[2][3].

また, 世界保健機関（WHO）は, ミレニアム開発目標（Millennium Development Goals：MDGs）におけるMDG 4「乳幼児死亡率の削減」, MDG 5「妊産婦の健康の改善」, そしてMDG 6「HIV/エイズ, マラリア, その他の疾病の蔓延の防止」の目標を達成するためには保健人材不足が大きな障壁となっていること[4], 保健医療人材の数を増やすとともに良質な人材の育成を喫緊の課題とし, 保健医療人材養成の11推奨項目の1つの柱にIPEが掲げられた[5]. そのなかで,「保健医療における多職種連携は, 異なった職業的背景をもった複数の人々が患者やその家族, サービス提供者や地域と一緒になってそれぞれの枠組みを越えて最高のサービスを包括的に提供するところに存在するものである」と述べている. つまり, 多職種連携とは, いろいろな職種の人が集まることによって提供される医療・保健・介護サービスの質が向上するときに用いられる言葉であり, 異なる職種の人が1か所に集まって情報を共有するコミュニケーションプロセスを意味するものではない.

英国専門職連携教育推進センター（Centre for the Advancement of Interprofessional Education：CAIPE）は,「IPEとは, 2種類または2種類以上の職種が, 連携とケアの質を改善するために, ともに学び, 相互の職種から学び, 相互の職種について学ぶこと」と定義した[6]. また渡邊は,「チームとは, メンバーがお互いに個々の役割をもって1つの

目標に向かう体制のこと」「多職種連携とは，専門的職種のメンバーがそれぞれの知識，技術と役割をもって連携すること」と，それぞれ定義した[7]．そのため，狭義では「チーム医療＝多職種連携」であるが，広義では「チーム医療≠多職種連携」である．なぜなら，介護など医療または病院以外の場面において，健康にかかわるすべての職種を含めたチームの連携が多職種連携であるためである．

WHO は，「効果的な IPE は，職種間で尊重することを育成し，害のある固定観念を排除し，実践のなかで患者中心の倫理性を呼び起こすもの」と述べている[8]．教育プロセスとして定義された CAIPE は，マインドセット（心構え）の到達目標が追加され，明示されている．IPE の最も大切なことは，この「マインドセットをどのように育成するか」を担当する教員全体でよく検討して理解し，この教育の重要性を十分に共有することである．多職種連携の根幹であるマインドセットの獲得には，教育的アプローチが必要である．

そして，多職種連携が健康にかかわるサービス向上に効果があるというエビデンスがいくつか報告されている．具体的には，協働作業の向上，適正な専門家の活躍，検査の軽減と経費削減，心不全患者の管理などの保健システムの改善，精神疾患患者の満足度の向上，治療への積極性の増大，合併症や入院日数の減少，職種間の争いや医療事故，致死率の減少など，多岐にわたる[8]．多職種連携が健康にかかわるサービスの質の向上をもたらすことは，今後ますます明らかにされていくと考える．

看護大学における多職種連携教育の必要性

1 多職種連携教育が必要とされる背景

わが国の多職種連携は，伝統的に医師の指示のもと，各々の医療専門職が国家資格によって規定された医療業務を独立性の保たれた関係性のなかで行ってきた[9]．そのため，医療現場で求められる多職種連携を実現することは容易なことではない．なぜなら，独立した専門教育を受け資格を取得した医療専門職はそれぞれ異なる価値や文化を身につけていること，専門職の文化はほかの職種との葛藤や信念対立につながること，資格取得後に初めてほかの職種との連携や協働を学ぶのでは遅すぎることが指摘され，資格取得前の医療職養成教育において IPE を学ぶことが重要視されているためである[10]．また，厚生労働省もチーム医療を推進しており[11]，さらに看護学教育モデル・コア・カリキュラムにおいても，保健・医療・福祉における協働が指摘され，看護系大学での IPE が求められている[12]．

2 多職種連携教育実施における課題

2024 年 5 月現在，4 年制の看護系大学は 288 校 308 課程となり，増加の一途をたどっている．また，看護師養成教育において，2012 年に保健師助産師看護師学校養成所指定規則の改正によって統合分野が新設され，「看護の統合と実践」の臨地実習として，最終学年でチーム医療の視点を取り入れた実習が多くの教育機関で行われている．しかし，

それらの大学において IPE を実施するうえで 3 つの課題を有している.

1 つ目は,看護学校における IPE にレベル差が生じている[10].看護学校における IPE は,講義形式,演習形式などさまざまであった.これは,IPE の運営母体がどの学部か,どの学年に対するカリキュラムかにより,大学ごとの特色が現れたものである[13].

2 つ目は,看護教員の IPE に対する実現可能性の認識の低さが IPE 導入の阻害因子となっている[10].看護教員は,IPE の必要性は理解できていても,IPE の意義や効果まで浸透しておらず,IPE の必要性を実感できるまでに至っていないため,多職種が真の意味で連携できるようになることの重要性を伝える必要性が報告されている[10].そのため,看護教員は,IPE に対する理解を深め,その教育の実現可能性の認識を高めていく必要性があると考える.

3 つ目は,単科の看護大学であっても IPE を導入できるようなネットワークづくりが必要である[10].単科の看護大学だから IPE を実施しなくてもよいと考えていることは,看護教員が IPE を重要だと考えていないことの裏返しであると考える.しかしこのことは,複数の学部をもつ大学における IPE 実施割合が 53.8％である一方,単科の大学における IPE 実施割合は約 25.7％であること[14],アジア地域においても,医学部長の IPE に対する関心は高いものの[15],看護学部長の関心が低いこと[16]と同様の結果である.しかし,看護教員は,今後単科の専門学校であっても,ほかの保健医療専門職の養成学校と提携してネットワークをつくり,IPE を行える実現可能性を高める必要性があると考える.なぜなら,シミュレーション教育の活用,模擬症例の充実,外部講師の積極的な活用,臨地実習における意識的な取り組み,卒業生や現場の専門職との連携のように,単科の看護大学においても成功例がたくさんあるためである.

3 タスク・シフティングと多職種連携

現代は医療人材の不足,とくに医師の負担軽減のために,医師からの権限委譲の問題が多職種連携として検討されている.厚生労働省のチーム医療の推進に関する検討会では,看護師が多職種連携におけるキーパーソンとして注目されており,「医師でなくてもできること」を看護師に委譲するというタスク・シフティングが検討されてきた.これは,看護師の診療の補助の役割を広げて解釈し,医師の指示を受けて実施できる補助内容を広げるものであるとも考える.

看護管理と多職種連携

多職種連携は,看護管理において重要な役割を果たすと考える.とくに,高齢化が進む現代社会において,医療ニーズが多様化しており,質の高い医療・介護サービスを提供するため,以下の 5 点は多職種の専門性を活かした協働として必要不可欠であると考える.

1 医療サービスの質の向上

エラーをするのが人である[17]かぎり,医療の質や患者の安全は 1 人の専門職だけでは保つことはできない.日本看護協会は,チームによる安全確保の取り組みを医療安全の推進項目として取り上げている[18].医療の質・安全に有効な多職種連携の醸成に向けた IPE

の重要性は，極めて高いものである[19]．多職種連携は，異なる専門分野をもつ職種が協力し合うことにより，患者や利用者に対して包括的で質の高いケアを提供することを可能にする．また，各専門職が自分の強みを発揮し，問題解決に向けた多面的なアプローチを行うことにより，医療の質が向上する．

そのため看護師は，エラーを予防し，質の高い医療を提供するために重要な役割を果たす．具体的には，指示受けや与薬など重要場面での確認行動を徹底し，エラーを未然に防ぐこと[20]，正確な情報伝達スキルを身につけ，チーム内でのコミュニケーションを促進すること[21]，エラー報告や分析に積極的に関与し，組織全体のシステム改善に貢献すること[22]が報告されている．

2 患者の多様なニーズへの対応

高齢化や慢性疾患の増加に伴い，患者のニーズはますます複雑化している．多職種連携によって，異なる専門家が協力し合い，患者1人ひとりのニーズに応じた適切なケアを提供できる．これにより，患者やその家族の負担が軽減され，満足度や安心感が向上する[23]．

そのため看護師は，多様化・複雑化する患者のニーズに対応するため，多職種間の調整役としても機能すること，専門分野の意見を調和させ，多職種連携を強化することにより，患者ケアの効率と効果を最大化する．具体的には，看護師が患者ケアの意思決定プロセスに積極的に参加すること[24]，多職種ラウンドや外部ファシリテーターを用いた多職種会議がケアの改善に効果的であること[25]，看護師と医師の間における役割と責任の明確化による信頼とコミュニケーションの向上[26]

が報告されている．

3 専門知識の補完とスキルアップ

どれほど経験豊富な専門職であっても，1人ですべての問題に対応することには限界がある．多職種連携は，各職種がもつ専門知識や技術を補完し合うことで，より効果的なケアを実現する．また，他職種との協働を通じて視野や知識が広がり，スキルアップにもつながる．

そのため多職種連携は，看護師がほかの専門分野から知識やスキルを学ぶ機会を提供する．これにより，看護師は自身の専門性を高めるとともに，より多面的な視点で患者ケアに取り組むことができる．また，後輩や新人看護師への指導もリーダーシップの一環である．適切な指導を通じて，チーム全体のスキルアップを図る．具体的には，シミュレーションを用いた専門的なスキルを実践することによる相互の役割理解と協力の重要性を認識すること[27]，研究を通し大学教員と看護師が互いの強みを補完し合うことにより，専門知識の向上と実践の質を高めること[28]が報告されている．

4 地域包括ケアシステムの推進

日本では，高齢者が住み慣れた地域で自立した生活を続けられるよう「地域包括ケアシステム」の構築が進められている．このシステムでは，多職種連携が重要な柱となっており，高齢者に対する尊厳あるケアと自立生活へのサポートを実現するために不可欠である[29]．

そのため看護師は，多職種と患者との間で重要なコミュニケーションの橋渡し役として

も機能する．医療チームからの指示や情報を患者にわかりやすく伝え，また患者からの質問や不安を専門職に伝えることで，患者中心のケアが実現する．具体的には，看護師が病院と地域の両方で協力し，患者のニーズに応じたケアを提供するためのプロセスを確立させること[30]，家庭訪問プログラムにおいて，看護師が医療提供者やコミュニティ支援サービスと連携し，社会的・経済的困難を抱える家族に対して包括的なケアを提供すること[31]が報告されている．

5　組織間・職種間の円滑な情報共有

多職種連携は，訪問看護や介護施設などでスムーズな情報共有を実現し，高品質なケアサービスの提供を可能にする．これにより，患者や利用者の状態変化にも迅速かつ適切に対応できる体制が整う．

そのため看護師は，多職種チーム内でのコミュニケーションと情報共有を促進する役割を担っている．看護師は医師や理学療法士，栄養士などと連携し，患者の状態に関する重要な情報を共有する．これにより，各専門職が患者に最適な治療計画を策定できるようになる．具体的には，チーム内でのオープンなコミュニケーションの奨励[32]，医師や薬剤師などからの指示や情報を患者にわかりやすく伝えるとともに，患者の希望や疑問を他職種に伝えること[33]が報告されている．

卒後教育[34]

これまでは，資格取得前における多職種連携について述べた．しかし，資格取得前にIPEを学んだ学生を対象に，3年未満の専門職として再度調査をした結果，"チームの効率"因子が学部生と比較して有意に低下することが明らかとなり，多職種連携の卒後教育の必要性があるといえる．そこで，長野県の諏訪中央病院が実施している入職時の「多職種研修プログラム」を紹介する．

このプログラムは，「人材をつくることが良い病院をつくる」という方針のもと，2010年より，すべての職種を対象に開始された．具体的には，病院のこと・チーム医療のこと・仲間のこと・地域医療のことを学ぶ「新入職員研修」である．そのなかで，①磯野家の家族会議の巻（10年後の磯野家にがんの告知），②波平さん家に帰るの巻（在宅に向けての多職種連携カンファレンス）という模擬症例を用いて，患者家族の気持ちを理解するための模擬家族会議を実施する．これにより，新入職のスタッフは，「他の職種と協力し合うことが，自職種だけではなくチームとしての能力を引き出す」「職種の違う人の思いを聞くことで自分の心を見つめ直す機会，自分にない価値観を感じた」などの感想を述べている．また，多職種で語り合い，考え，共有するワークショップ形式により，仕事上では話さないような内容を話し，他の職種を知り，一緒に働く仲間と協力し合う関係づくりの機会になっている．さらに，多職種研修による臨床における変化として，各部署のカンファレンスが多職種参加で行われ，院外の福祉職や家族を交えて開催されることが多くなり，看護師は，多職種でかかわることの必要性を理解し実践につなげている．そのため，資格取得前のIPEに加え，卒後教育として多職種研修を継続することにより，多職種連携・協働のための組織文化をつくることが期待されている．

表1　修正版チーム医療教育に対する態度尺度（修正版 ATHCTS）

No.	質問項目
1	専門職連携のチーム医療を受けている患者は，そうでない人たちよりも，より全人的に扱われる傾向がある．
2	専門職連携によるチーム医療のために患者の治療計画を作成することは途方もない時間の浪費である．
3	チームメンバーがお互いに意見を交換することで，チームメンバーは患者の医療に関する決定に，より良い判断を下しやすくなる．
4	専門職連携チーム医療によるアプローチは医療の提供をより効率的にする．
5	ほかのチームメンバーと共に患者の治療計画を作成することで，医療を提供する際のミスを防げる．
6	専門職連携のチーム医療で仕事をすることは，たいていの場合，物事を不必要に複雑にする．
7	専門職連携のチーム医療環境下で仕事をすることにより，ほとんどの専門家は自分の仕事に対する熱意や興味を保つことができる．
8	専門職連携によるチーム医療方式は患者に対する医療の質を高める．
9	チーム医療のために専門職連携の協議に要する時間は，おおくは別の方面でより有効に活用できるだろう．
10	チームで仕事をしている医療専門家は，患者の感情ならびに経済的要求に対して，より的確な対応をする．
11	専門職連携によるチーム医療によって，患者と同様に家族の介護者の要求に対しても，医療専門家は対処できるようになる．
12	観察した事柄をチームに報告しなければならないため，チームのメンバーは他の医療専門家の仕事をより良く理解できるようになる．
13	専門職連携のチーム医療を受けている入院患者は，他の患者よりも退院の準備が良くできている．
14	チームのミーティングによって，異なった専門や分野のメンバー間のコミュニケーションが深められる．

文献 36) より引用

多職種連携における評価

　先行研究において，多職種連携の評価ツールは，33 ツール，538 質問項目が報告されているが，33 ツールのうち 26 ツール，すなわち 78.8％が 1 回しか使用されていないことが報告されている[35]．そのため，グローバルな標準的評価基準の確立の難しさが指摘さ

れている．

　このようななか，筆者らは一貫して "The modified Attitudes Towards Health Care Teams Scale"（以下，修正版 ATHCTS）を使用している[36)37]．なぜなら，Curran[38] らによる改変後，国際社会で比較的広く用いられており[35]，牧野[36] により日本語版の信頼性・妥当性が検証されているためである．

　修正版 ATHCTS は，**表 1** に示したチーム医療に対する態度を評価するための 14 項

目を，5段階のリッカート尺度（「1：まった
く賛成しない」「2：あまり賛成しない」「3：
どちらともいえない」「4：やや賛成する」「5：
強く賛成する」）で回答するものである．

WHOは，保健医療人材養成の11推奨項
目の1つの柱にIPEを掲げた一方で，エビ
デンスの不足も報告している[5]．そのため，
今後IPEの効果を明らかにしていくことは，
科学的かつ多面的に求められている．また，
看護教員は，IPEの意義や効果を理解し，看
護管理において重要な役割を果たす多職種連
携を力強く推進していくことを，厚生労働省
や文部科学省から求められている．

引用文献

1) Frenk J et al：Health professionals for a new century: transforming education to strengthen health systems in an interdependent world. Lancet 376（9756）：1923-1958, 2010.
2) Lindqvist S et al：Case-based learning in cross-professional groups - the development of a pre-registration interprofessional learning programme. J Interprof Care 19（5）：509-520, 2005.
3) 大嶋伸雄編著：はじめてのIP ―連携を学びはじめる人のためのIP入門．協同医書出版，2018.
4) WHO：The World Health Report 2006: Working together for health. WHO, 2006.
5) WHO：World Health Organization guidelines 2013. Transforming and scaling up health professionals' education and training. World Health Organization Human Resources for Health, 2013.
6) CAIPE："INTERPROFESSIONAL EDUCATION- TODAY, YESTERDAY AND TOMORROW (BARR, H.) HIGHER EDUCATION ACADEMY, LEARNING & TEACHING SUPPORT NETWORK FOR HEALTH SCIENCES & PRACTICE, OCCASIONAL PAPER 1". 2017.
https://www.caipe.org/resources/publications/caipe-publications/caipe-2002-interprofessional-education-today-yesterday-tomorrow-barr-h より 2024年12月6日検索
7) 渡邊秀臣ほか：多職種連携とその必要性．看護展望 43（9）：6〜11，2018.
8) WHO：The World Health Report 2010. WHO, 2010.
9) 鷹野和美：患者の主体化に視座を置く真の「チーム医療論」の展開．広島県立保健福祉大学誌 人間と化学 3（1）：1〜7，2003.
10) 林智子：日本における看護基礎教育でのIPEの現状．看護展望 43（9）：14〜22，2018.
11) 厚生労働省：看護師等養成所の運営に関する指導ガイドライン〈平成27年，令和5年改正〉．
https://www.mhlw.go.jp/kango_kyouiku/_file/1.pdf より

2024年12月6日検索
12) 文部科学省 大学における看護系人材養成の在り方に関する検討会：看護学教育モデル・コア・カリキュラム〈平成29年10月〉．
https://www.mext.go.jp/component/a_menu/education/detail/__icsFiles/afieldfile/2017/10/31/1217788_3.pdf より 2024年12月6日検索
13) Ogawara H et al：Interprofessional Education Initiatives at Gunma University: Simulated Interprofessional Training for Students of Various Health Science Professions. Advanced Initiatives in Interprofessional Education in Japan: Japan Interprofessional Working and Education Network (Watanabe H et al Eds.). p.113-129, Springer, 2010.
14) 坂亮輔ほか：看護基礎教育における多職種連携教育の現状と課題．医学と生物学 162（3）：1〜10，2022.
15) Lee B et al：Attitudes of medical school deans toward interprofessional education in Western Pacific Region countries. J Interprof Care 26（6）：479-483, 2012.
16) Makino T et al：Attitudes of nursing school deans toward interprofessional education in Western Pacific Region countries. J Interprof Care 29（5）：518-519, 2015.
17) Linda T et al：To Err Is Human: Building a Safer Health System. National Academies Press, 2000.
18) 日本看護協会：医療安全推進のための標準テキスト．日本看護協会，2013.
19) 渡邊秀臣：医療の質・安全に有効な多職種連携の醸成．北関東医学会 67：362〜366，2017.
20) Committee on Diagnostic Error in Health Care et al Eds.：Improving Diagnosis in Health Care. National Academies Press, 2015.
21) Alhur A et al：Enhancing Patient Safety Through Effective Interprofessional Communication: A Focus on Medication Error Prevention. Cureus 16（4）：e57991, 2024.
22) Coelho F et al：Predisposing Factors to Medication Errors by Nurses and Prevention Strategies: A Scoping Review of Recent Literature. Nurs Rep 14（3）：1553-1569, 2024.
23) 日本看護協会：事例1：介護施設における利用者・家族の参画と多職種連携による利用者の安全確保．
https://www.nurse.or.jp/nursing/anzen/izumikai.html より 2024年12月6日検索
24) Tang CJ et al：Interprofessional collaboration between junior doctors and nurses in the general ward setting: A qualitative exploratory study. J Nurs Manag 26（1）：11-18, 2018.
25) Zwarenstein M et al：Interprofessional collaboration: effects of practice-based interventions on professional practice and healthcare outcomes. Cochrane Database Syst Rev 3：CD000072, 2009.
26) McInnes S et al：An integrative review of facilitators and barriers influencing collaboration and teamwork between general practitioners and nurses working in general practice. J Adv Nurs 71（9）：1974-1985, 2015.
27) Banks S et al：Simulation-Based Interprofessional Education: A Nursing and Social Work Collaboration. J Nurs Educ 58（2）：110-113, 2019.
28) Chen Q et al：Differences in evidence-based nursing

practice competencies of clinical and academic nurses in China and opportunities for complementary collaborations: A cross-sectional study. J Clin Nurs 32 (13-14):3695-3706, 2023.

29) 永田智子ほか：病院看護管理者のための看看連携体制の構築に向けた手引き —地域包括ケアを実現するために. 平成29年度厚生労働行政推進調査事業費補助金（地域医療基盤開発推進研究事業）. https://www.mhlw.go.jp/content/10800000/000538278. pdf より2024年12月6日検索

30) Lemetti T et al：Collaboration between hospital and primary care nurses: a literature review. Int Nurs Rev 62 (2):248-266, 2015.

31) Williams VN et al：A qualitative study of effective collaboration among nurse home visitors, healthcare providers and community support services in the United States. Health Soc Care Community 30 (5):1881-1893, 2022.

32) 新藤裕治ほか：急性期病院における看護師とセラピストとの脳卒中患者に関する情報共有への課題. 山梨県立大学看護学部・看護学研究科研究ジャーナル6 (1):63〜70, 2020.

33) 阿部香織ほか：一人前レベル看護師のチーム医療における看護の専門性の認識. 日本看護研究学会雑誌43 (4):693〜704, 2020.

34) 山岸紀子：諏訪中央病院での多職種研修プログラム. 看護展望43 (9):154〜159, 2018.

35) Gillan C et al：The evaluation of learner outcomes in interprofessional continuing education: a literature review and an analysis of survey instruments. Med Teach 33 (9):e461-470, 2011.

36) 牧野孝俊ほか：チームワーク実習によるチーム医療及びその教育に対する態度の変化：保健学科と医学科学生の比較検討. 日本保健医療福祉連携教育学会学術誌・保健医療福祉連携2 (1):2〜11, 2010; 修正版：5 (1):50, 2012.

37) Makino T et al：Attitudes toward interprofessional healthcare teams: a comparison between undergraduate students and alumni. J Interprof Care 27 (3):261-268, 2013.

38) Curran VR et al：Attitudes of health sciences faculty members towards interprofessional teamwork and education. Med Educ 41 (9):892-896, 2007.

Step 1-10 学習の振り返り	■ 多職種連携教育（IPE）が必要とされる背景と課題について説明してみよう.
	■ 多職種連携が促進されることで看護管理においてどのような効果があるか, 説明してみよう.

実習現場における
看護管理を学ぶ

Step 2

1 病院のなかでの看護部の位置づけ

2 組織の一員としての個人のあり方

3 マネジャー，主任，リーダー

4 プリセプター，プリセプティー

5 実習で実現するケアのマネジメント

6 臨地看護学実習の背景（学校と病院の関係）

Step 2

1 病院のなかでの看護部の位置づけ

Step 2-1 学習目標

- 病院組織のなかの看護部の位置づけを理解する.
- 看護部門の組織の構成を理解する.

病院の組織化

　組織化とは，情報や知識が組織内で共有化されており，組織としての力が発揮できている状態のことをいう．病院の組織化とは，病院の理念や方針を実現するために，仕事の指示命令系統，責任の所在と範囲を明確にすることである.

　理念とは，組織内の価値基準を明確にし，意思決定の判断基準となるもので，医療サービスを実践するための基本となる考え方のことである．病院の職員がチームとして医療サービスを提供するためには，組織化が不可欠である.

　病院の組織構成は，病院管理者をトップとして，職能ごとにまとめて構成される職能部門制組織*が多い（**図1**）.

看護部門の位置づけ

　さまざまな職種が患者に医療サービスを提供するなかで，看護部門では看護サービスを提供する．看護部門の理念は「対象者にどのようなサービスをどのように提供するか」を示すものであり，この理念の実現のために組織化が必要になる.

　病院では看護サービスの占める割合が高く，その重要性も高い．看護部門はサービスを提供するにあたり，看護業務と呼ばれる複雑な日常業務の成り立ちを把握しなければならない．看護業務の中核は看護ケアであるが，それだけではなく他職種との連絡・調整，病棟運営上の業務，看護職の指導などの教育的業務など，さまざまな業務を行う．こうした多岐にわたる業務を円滑に行うためにも，組織化が必要になる.

　看護部門には，各看護単位の業務を統括する部署が設けられている．これは看護部や看護管理部と呼ばれており，病院全体の日々の看護業務に関する基本的な情報や緊急の情報が集められる．看護部はこれらの情報を分析し，必要な対応策をとる.

　最高責任者は看護部長，看護局長などと呼ばれ，看護部門全体の業務の方向づけや業務の円滑化を図り，そのための運営に責任を負

---

*　職能部門制組織とは，組織において，業務の内容別に部門が配置される形態機能のことである．病院の場合は，診療部門，看護部門，診療技術部門，事務部門などに分割される.

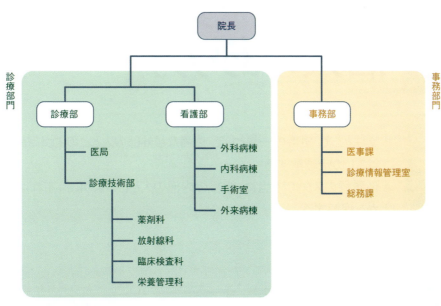

図1　病院の組織図の例

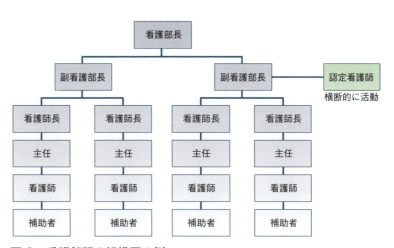

図2　看護部門の組織図の例

う．また，病棟間の調整を行い，看護部門の意向として集約し，必要があればチーム医療の要として他部門との連絡や調整を図り，他部門の理解や協力を得る．さらに，病院全体の重要な意思決定に参画する責任を負う．看護部長が病院経営に参画する役割を担い，看護職を副院長とする病院も珍しくはない．

病院看護部門の組織は看護部長を長に，副看護部長，看護師長，主任，看護師，准看護師，看護補助者などで構成されることが多い．看護部長と各看護師長のあいだに副看護部長が介在しており，看護部長からの指示はまず，各担当の副看護部長を介して，各看護師長に伝わり，逆に看護師長からの報告は担当の副看護部長を介して看護部長に伝わる（**図2**）．

2 組織の一員としての個人のあり方

Step 2-2 学習目標

- 学生として，組織の一員として，患者など外部の人とどのように接すればよいかを理解する．
- 他職種のスタッフを含め，組織の内部の人とどのように接すればよいかを理解する．

患者など外部の人との接し方

看護師は病院という組織に属しており，看護師の業務はその病院のなかで行われている．看護師はその病院の方針に従ってサービスを提供することから，個々の看護師によって提供されるサービスの評価は，病院全体の評価にも大きな影響を与える．

患者は病気やけがを抱えて不安な気持ちで来院してくる．看護師が専門職として質の高い技術を提供することは当然であるが，そのような患者が求めているのは，適切な治療や質の高い看護や，適切な検査だけではなく，「不安をわかってほしい」「聴いてほしい」「安心したい」という気持ちの理解や共感でもある．

患者と直接，接することの多い看護師は，このような患者の気持ちを受け止めたうえで，看護サービスを提供することが求められる．患者は，看護師の態度や表情，言葉遣い，身だしなみ，技術などを通して，看護師と病院の両方を評価している．看護師一人ひとりが組織の一員であるという自覚をもって，患者と接することは，病院全体に対する満足度の向上に貢献することにつながる．

学生も患者など外部の人から見れば，その組織の一員であり，学生の態度や表情，言葉遣い，身だしなみが病院の評価に影響を与える．

その人の態度や表情，言葉遣い，身だしなみ，技術など，患者の気持ちや理解を含めて「接遇」*という．人は忙しかったり，余裕がなかったりすると，つい相手に対する心遣いがおろそかになるものである．学生は受け持ち患者のケアに精一杯であっても，接遇を意識して患者に接するよう心がけることが求められる（**表1**）．

組織の内部の人との接し方

よい接遇は患者に安心感を与えるだけではなく，組織内のスタッフとのコミュニケーションを円滑にする．チーム医療とは多職種がお互いに対等に連携することであり，それぞれの専門性を活かして，患者中心の医療を

---

* 接遇とは，患者やその家族の立場からものごとを考え，相手を大切にして行き届いたサービスを提供することである．

表 1　患者に対する態度，表情，言葉遣いのポイント

態度，表情，言葉遣い	ポイント
確認をする	● 自分では判断がつかないこと，ほかの人に聞けばわかることなどについて，すぐに「ダメ」「わからない」と言うのではなく，確認をして返答する
声かけ・あいさつをする	● 信頼関係を築くために欠かせない行為 ● あいさつなどを行わないと不快感や不信感を生む
無反応・無表情にならない	●「何を考えているのかわからない」と思われ，不信感を生む
語尾を強くしない	● 威圧感や圧迫感を感じさせてしまう
早口になりすぎない	● 急かされたような気持ちにさせてしまう ● 相手の話す速さにあわせると相手は話しやすい（相手が早口の場合はやや早口でも可）
傾聴する	● 人は話を聴いてくれる他者に対して信頼感を抱く ● 傾聴するときには，何かをしながら聴くことはしない ● 背中を向けたり，顔だけを相手に向けるのではなく，身体ごと相手のほうを向いて聴く
こそこそ話をしない	● 悪いうわさをされているようで，よい印象を与えない
私語に聴こえる話し方（友達言葉）はしない	● 組織全体が節度がないという印象を抱かせてしまう ● 敬語を正しく使い，簡潔明瞭に丁寧な言葉遣いを心がける

行うことである．チーム医療を実施するためにも病棟看護師との円滑なコミュニケーションは欠かせない．

　学生の場合，病棟内では，臨地実習指導者と接することが最も多いが，指導者が不在の場合，受け持ち患者の担当看護師の指導を受けることもある．指導を受ける際の学生の心がけを**表2**に示す．これらのことは，実習を円滑に進めるためにも重要である．

　また，顔をあわせる機会が少ない職員とのコミュニケーションも大切である．病棟の看護師だけでなく，病院内ですれちがうだけの職員であっても，笑顔であいさつや会釈をすることで学生は受け入れられやすくなり，実習しやすい環境が生まれる．

表2　学生として心がけること

❶ あいさつは自分からする

❷ 指示や助言があった際には，しっかり返事をする

❸「自分にできることは何か」を考える姿勢をもつ

❹ 説明を受けてわからなかったことはその場で質問・確認をし，わかったふりをしない．その際に，自分はここまではわかったが，ここがわからなかったなど，自分なりの意見や考えを伝える

❺ メモをとる

❻ 助言や指導は，前向きに素直に受け止める

ステップ **2** 実習現場における看護管理を学ぶ

Step 2

3 マネジャー, 主任, リーダー

Step 2-3
学習目標

- マネジャーの役割を理解する.
- 主任の役割を理解する.
- リーダーの役割を理解する.

マネジャー

マネジャーの呼び方は看護師長, 看護科長, ナースマネジャーなど, 各組織によってさまざまである. マネジャーのおもな仕事は, 病棟・外来・手術室などの各部署の看護ケアの管理を行うことであり, 患者への直接的なケアを行う機会は少ない.

マネジメントの内容として, 以下の5つに分けることができる. これらを総合的に行うことで, 病棟運営を担っている.

1 目標を達成すること

マネジャーは病院の目標に沿った自部署の目標を設定し, その達成のために主任やスタッフとともに計画を立て実行し, 振り返り, 修正しながらマネジメントする. そして, 決められた期限(おおむね1年間)に目標がどのくらい達成したかを評価し, 次の目標を設定する. これらの一連の流れをPDCAサイクル(p.117参照)といい, マネジャーは目標の

達成を繰り返すことで, 病院の理念の実現を目指す.

2 スタッフを動機づけること

目標達成のための計画は部署全体で行われるものであり, その中心はスタッフである. スタッフのやる気がないと, 計画は実施されず, 目標は達成されない. やる気のないスタッフが提供する看護ケアに質の向上は望めず, 患者の満足度も低い.

スタッフがやる気をもって働けるよう, 環境を整えたり, スタッフの一人ひとりに目を向けてその人の強み・弱みをみつけ, キャリア支援を行う.

3 スタッフの教育を支援すること

やる気のあるスタッフは, 教育を受けることでさらにやる気を高める. 教育を受けることで, 初めてやる気が出てくるスタッフもいる. 部署全体の看護ケアの質の向上のためにも, 教育への支援は欠かせない. 教育には新人に対するプリセプターシップ, 院内で計画

されている集団教育，病院以外での教育など
がある．教育やキャリアに関する情報提供な
ども，マネジャーの役割である．

4 コミュニケーションを円滑にすること

コミュニケーションには，正確な情報伝達
のためのコミュニケーションと，お互いに理
解しあうためのコミュニケーションがある．
正確な情報伝達は，業務をスムーズに進める
ことにつながり，コミュニケーションをとる
ことによって，人は理解しあえる．

また，チーム医療を行ううえで，他部署と
のコミュニケーションを円滑にすること，さ
らに，スタッフと患者・家族とコミュニケー
ションをとることで，両者の関係の調整を図
ることも，マネジャーの役割である．

5 権限委譲*すること

マネジャーは，そのスタッフの経験や知識，
望むキャリア，コミュニケーション能力など
と業務の困難さや量などを考慮しつつ，権限
を委譲する．管理の仕事には終わりがなく，
次第に増えていくものである．それらをマネ
ジャーが1人で背負っていては，部署の運営
に支障が生じる．そこで，権限を委譲するこ
とで部署の運営を円滑にし，かつ，委譲する
スタッフの成長の機会を提供する．

主任

主任は，副師長，副科長などと呼ばれるこ
ともある．いわゆる，マネジャーを補佐する
役割といえる．

患者に対するケアも行いながら，時にはマ
ネジャーを代行して自部署の管理も行う．一
方で，スタッフの教育・指導という役割を担
うことも多い．さらにスタッフの意見をマネ
ジャーに伝え，マネジャーの意見をスタッフ
に説明したり，理解を促したりするなど，部
署内の調整役という立場でもある．

マネジメントという側面からみると，マネ
ジャーから権限を委譲されたマネジメントの
一部分を担うことが多い．マネジャーよりも
スタッフに近い立場にあるため，スタッフの
動機づけを行ったり，教育の支援をするとい
う役割を任されることも多い．

一方，臨床実践では，十分な技術や知識を
もって携わることが期待される．

リーダー

看護師としての実践経験を積み，冷静な判
断と行動ができるようになると，看護ケア
チームのリーダーを任されることが多い．リー
ダーは，マネジャー，主任に次いで責任の重
いポジションであり，看護の現場でのスタッ
フのとりまとめを行う．職位として与えられ
るものではなく，臨床実践の場での役割分担
として，リーダー業務を行うのが通常である．

リーダーの業務は，病院によりさまざまだ
が，自分の担当するチーム全体の状況や，ス
タッフの業務遂行能力を把握する．そして，
スタッフの相談に応じたりフォローなども行
う．必要に応じて，マネジャーや主任へ報告，
相談を行う．また，医師からの伝達をほかの
スタッフに伝えるという重要な業務もある．
患者の容体の変化はスタッフからリーダーに
伝えられ，リーダーが医師に伝えることが多
い．また，リーダーが申し送りを担当する病
院も多い．

---

*　権限委譲とは，組織の構成員の自立を促し，支援するために，最終責任はAに残したまま，判断と決定権限をBに「任せる」ことをいう．

4 プリセプター，プリセプティー

Step 2

Step 2-4 学習目標

- プリセプターシップの目的を理解する.
- プリセプター, プリセプティー, マネジャーの役割を理解する.
- 看護部や病棟全体で行うプリセプターシップの重要性を理解する.

プリセプターシップの目的

　新卒看護職員のための教育や研修は重要であり，これらは「新人教育」として病院ごとに独自にプログラムされていることが多い.

　新人教育の1つとして，先輩（プリセプター）が臨床で仕事をとおして新人（プリセプティー）を指導することを「プリセプターシップ」という．プリセプターシップはOJT（on the job training）[*1] といわれる研修方法の1つである．日本看護協会の「2003年度新卒看護職員の早期離職等実態調査」（2004年）によると，85.6％の病院看護部で「プリセプターシップ」が導入されている.

　OJTの本来の目的は，部下や後輩に「いつまでに，どうなってほしいか」を考えてもらい，着実に実力をつけさせることである．しかし，研修の運営方法や解釈は病院ごとに異なり，また明文化されていないことも多い．本来のOJTの目的から外れて，新人に「いかに早く仕事を教えて独り立ちさせるか」が目的となりやすい.

プリセプター，プリセプティー，マネジャーの役割

　プリセプターが一方的かつ場当たり的にプリセプティーに指導をしても，プリセプティーは育たない．なぜならば，「学習者は知識を伝達される者ではなく，他者との相互作用から経験を意味づけ，自分で知識をつくり上げて構成していく者であるととらえ，これによって，実際に使える知識が形成される」[1] からである．プリセプティーは，プリセプターからの指導を，「知識・技術・態度を教わる」という受け身でとらえるのではなく，新人として積極的に学習に参加し，自ら学ぶことが必要である.

　一方，プリセプターの役割は，プリセプティーが積極的に参加できる学習環境づくりや学習に対する支援を行うことである.

　そして，病棟を管理するマネジャーの役割は，プリセプターとプリセプティーを含め，病棟スタッフとの良好な関係の構築を支援し，学習しやすい環境をつくることである.

[*1] OJTとは，職場の上司や先輩が部下や後輩に対して，現場の仕事を通じて実務に必要な知識・技術・技能・態度などを意図的・計画的・継続的に指導し，修得させることによって，全体的な業務処理能力や力量を育成する活動のことをいう.

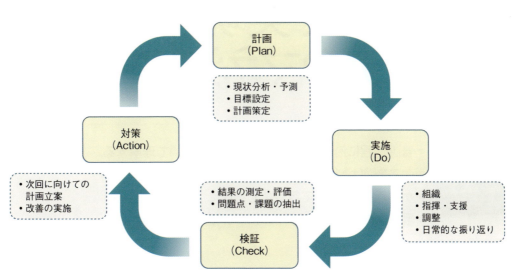

図1　PDCA サイクル

プリセプターシップの運用

　看護ケアの管理向上のためのプリセプターシップには，「日常的な業務の円滑な遂行」と「個人の自立・成長・巣立ち」という2つの側面がある．これらの側面を満たすためには，プリセプターシップをPDCA[*2]サイクルで進めることが必要である．

　新人教育は，プリセプターとプリセプティーの二者だけで行われるものではない．職場によっては，プリセプターの上に支援や補佐を行う「アソシエイト」をつけたり，プリセプティーの中長期的なキャリア支援や精神的なフォローを行う「メンター」がプリセプターとは別につくこともある．このように，看護部や所属病棟全体でかかわる必要がある．看護部の目指す新人育成の目的を，病棟スタッフ全員が理解したうえで，その目的を達成するために，PDCAサイクル（図1）を考える必要がある．

　具体的には，①計画を立てる（Plan），②計画に基づいて技術・経験を身につけさせる（Do），③計画的に成長しているかを定期的に確認し，身についた技術とまだ身についていない技術を明確にする（Check），④計画どおりに身につかなかった技術を身につけることができるような対策を考える（Action），という一連のサイクルで進める．

　さらに，PDCAを実施するうえで大切なのは，プリセプティー自身が看護実践や経験の意味を考え，自分のなかに価値づけをして知識を構成し，成長しつづけることができることである．そのためには，プリセプティーが安心して学べる場や，信頼できる人間関係をもてることが前提となる．プリセプターとなる者との信頼関係はもちろん，そこにかかわる病棟のメンバーとの信頼関係や，学びの場としての病棟環境も重要である．

引用文献
1) 北浦暁子ほか：プリセプターシップを変える　新人看護師への学習サポート．p.3, 医学書院, 2006.

[*2]　PDCAとは，「Plan（計画）」「Do（実施）」「Check（検証）」「Action（対策）」のことで，これを繰り返すことにより，継続的に業務の質を上げていくために仕事をマネジメントする手法のことである．

ステップ 2 実習現場における看護管理を学ぶ

Step 2
5 実習で実現する ケアのマネジメント

Step 2-5 学習目標

- 看護過程に沿ったケアのマネジメントについて理解する.
- ケアを受ける患者の権利について理解する.
- ケアの提供に際して行う安全管理について理解する.
- 看護ケアを提供するチームについて理解する.

ケアのマネジメントとは,患者に提供されるべきケアを,患者ごとに個別にマネジメントすることである.患者の状態を目標に到達させるために,医療従事者が提供するサービスを含むさまざまな資源を活用して,確認・評価・調整する.

学生が実習においてケアのマネジメントを行う際に留意すべき4つのポイントは,①看護過程に沿ってケアを展開すること,②患者の権利の尊重,③安全の確保,④看護職との協働である.

看護過程に沿って ケアを展開すること

学生は,受け持ち患者に対するケアのマネジメントを効果的に行うために,看護過程を用いることが多い.看護過程の展開は,対象者の抱える問題を明確にし,問題解決のために提供する看護について,計画・実施・評価・改善することによって行われる.

つまり,看護過程に沿ってケアを行うことは,患者の状態が目標に到達するために行われる確認・評価・調整であり,ケアのマネジ

メントの一部である.

患者の権利の尊重

看護職は,医療を受ける者(患者)の権利を尊重する必要がある.たとえ学生であっても,医療を提供する側に立つ者の1人として,患者の権利を尊重することが求められる.

1981年に採択(1995年に修正)された「リスボン宣言」では患者の権利について,良質の医療を受ける権利,採択の自由の権利,自己決定の権利など,11の原則が宣言された.

また,医療における患者の権利を守るための医師と患者の関係に対する法的概念として,インフォームド・コンセント[*1]がある.医療法においても,努力義務規定として「医療の担い手は,医療を提供するにあたり,適切な説明を行い,医療を受ける者の理解を得るよう努めなければならない」と規定されている.学生は受け持ち患者が受けたインフォームド・コンセントについて,情報を得て対応することが求められるが,1人で判断せず,教員や病棟の臨床指導者らに報告し,

---

＊1 インフォームド・コンセントには,①医療従事者側からの十分な説明と,②患者側の理解,納得,同意,選択という2つの意味がある.インフォームド・コンセントは,幅広い内容を含むもので,単に医療従事者が形式的な説明をすることでもなければ,患者のサインを求めるものでもない.

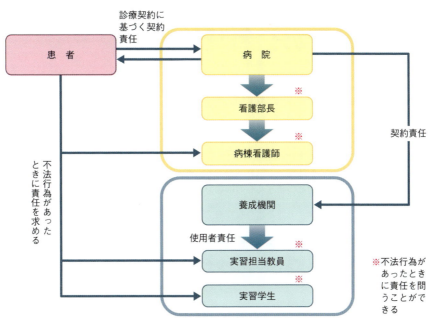

図 1　実習学生・養成機関の法的責任

対応することが大切である.

看護職には, 専門職として守秘義務が課せられている. 保健師助産師看護師法において, 守秘義務を守らないと, 罰則 (6 月以下の懲役または 10 万円以下の罰金) が科されることが定められている.

また, 2005 (平成 17) 年には個人情報保護法が施行され, 医療においても, 「患者に関する情報はその患者のものである」という考え方が浸透し, 個人情報を取り扱う病院に所属する医療従事者をはじめとするすべての職員は, 個人情報の取り扱いに関するルールを守らなければならない.

看護師養成機関が病院で実習を行う場合, 実習病院には養成機関に対して契約責任が生じる. したがって, 養成機関に所属する学生もその契約に基づいて, 病院の規定を遵守しなければならない. また, 患者に対し不法行為があったときには, 患者 (死亡した場合はその遺族) は行為を行った当事者に責任を問うことができる (**図 1**).

患者の権利を尊重することは目の前の一個人の権利を尊重することであり, 特別なことではない. 学生には患者の権利に十分に配慮した行動が求められる.

安全の確保

ケアの提供に際して安全を確保するため, マネジメントを行うことを, 安全管理という.

ケアの提供における安全とは, 対象者の療養生活上さらされる危険を回避し, 適切な医療の提供を行うことである.

安全管理には, 日常的な対応である事故予防対策, 感染予防対策などと, 非日常的な対応である医療事故 (防止) 対策, 災害時の対応などがある. 以下, 実習において学生自身

ステップ 2 実習現場における看護管理を学ぶ

表 1 入院に伴って起こりやすい事故要因と留意点

要因	留意点
環境の変化	入院したばかり，転室したばかりなど環境の変化
ベッド	ベッドの高さ，マットレスの硬さなどが適切か，ストッパーはかかっているか，ベッド柵は設置されているか
椅子	安定しているか，無造作に置いていないか
ナースコール	患者の手に届くところにあるか，ナースコールできるか
床・廊下	ごみなどは落ちていないか，水滴はないか，床が滑りやすくなっていないか，コードなどつまずくものはないか，障害物はないか
手すり	つたい歩きできるような物や空間は確保されているか
空間	移動するための空間は確保されているか，障害物はないか
はきもの	サイズはあっているか，滑りやすくないか

が意識すべきケアに対する安全の確保について解説する．

1 事故予防対策

対象者の療養生活の安全確保として，事故予防は重要である．

a 薬物療法の安全確保

薬物は適切に使用しなければ，人体に危害を及ぼすことになるため，細心の注意を払って取り扱う必要がある．学生は受け持ち患者が薬物療法を受けている場合は，必ず，病棟の臨床指導者・患者の受け持ち看護師または教員の指導のもとに，服薬前後の観察を行う．

b 療養生活における安全確保

患者にとって，入院は大きな環境の変化を伴うため，一時的な混乱を起こす可能性がある．とくに高齢者の場合，その可能性が高い．入院に伴う変化によって事故をまねく恐れがあるので，十分に注意する（**表 1**）．

2 感染予防対策

病院は治療を目的とする場であるが，疾患により患者は体力が低下し，感染を起こしやすい状態にあるため，安全管理として感染予防は欠かせない．

スタンダードプリコーション（標準予防策）[2]は，すべての患者のケアのための感染予防策として，作成されている．看護職だけでなく学生も常に，最新のガイドラインに沿って，施設の基準を守ることが大切である．

3 医療事故防止対策

人は誰でも間違い（エラー）を起こすことがある．しかし，看護職は職務上のエラーを未然に防ぎ，事態の悪化を最小限にとどめることが求められる．事故を防ぐためには，患者にケアを提供する全過程において，繰り返し確認作業を行い，エラーを回避することが求められる．

---

[2] スタンダードプリコーション（標準予防策）とは，患者の血液，体液（唾液，胸水，腹水，心囊液，脳脊髄液などすべての体液），分泌物（汗は除く），排泄物，あるいは傷のある皮膚や，粘膜を，感染の可能性のある物質とみなして対応することで，患者と医療従事者双方における病院感染の危険性を減少させる予防策である．

また，エラーを起こした場合でも，インシデント（事故につながる可能性のある出来事）にとどめるようにし，インシデントを起こした場合ならば，アクシデント（事故）にしないようにすることが求められる．

ケアにかかわる学生は，事故防止のためにどのような確認作業が行われているのかを知り，絶えず注意を払って行動する必要がある．

また，事故が発生し，学生が第一発見者・第一対応者になった場合には，ただちに担当教員または看護師を呼ぶなど各養成機関で決められている手順に従い，冷静に行動することが重要である．

4 災害対策

災害対策の基本は，災害に伴う危機の状況を予測し，対応するためのシステムを整え，手順を作成し，訓練を行い，つねに見直すことを繰り返すことである．火災や地震などの災害発生時には，病院職員は災害に対応する義務があり，看護職員も自衛消防隊員として位置づけられる．自衛消防隊員には，災害時の初期対応を行う役割がある．

ただし学生は，病院の職員ではないため，自衛消防隊員として位置づけられてはいない．しかし，災害が発生した場合に備え，実習前のオリエンテーションで必ず説明を受けられるように，実習担当教員に確認しておかなければならない．

ケアのマネジメントの1つとして，避難経路の確認や避難の支障となる障害物の有無の確認，たばこなど出火の原因となる可能性の高いものの取り扱いについて，実習中は常に注意を払うことが大切である．

看護職との協働

ケアの提供は，病棟内の看護師がチームとして協働することによって行われる．学生も看護ケアを提供するチームの一員である．

看護提供システムにはいくつかの形態があり，構成員としての看護師一人ひとりの役割や位置づけ，仕事の仕方は異なる．学生もその看護提供システムのなかで動くため，実習をしている臨床でどのような看護提供システムを採用しているのかを理解し，そのシステムを考慮して計画を立て，患者にケアを提供する必要がある．

また，コミュニケーションは協働のために不可欠である．学生はチームの一員として，必要な事項について，報告・連絡・相談を行うことが求められる．

Step 2

6 臨地看護学実習の背景（学校と病院の関係）

Step 2-6 学習目標

- 臨地実習の実現までの流れを理解する.
- 受け持ち患者決定までの流れを理解する.
- 臨地実習にどれほど多くの人がかかわっているのかを理解する.

臨地看護学実習は，学生が既習の知識や理論を目の前で起こっている事象を通して確認し，活用する機会を得て，理論と実践の統合を行う場である．そこでは，教員や臨地実習指導者が学生の学びを促進するよう教育的なかかわりをもつ．実習を円滑に実施するには，環境づくりや調整が適切であることが前提となる.

教員の仕事は，実習前から始まっている．すなわち，実習や指導に対する認識を共有し，それぞれの役割分担を調整するために，指導者およびスタッフが，学校と病院の人的環境や物的環境を整えることから始める.

臨地看護学実習が実現するまでの過程は，以下のとおりである（**図1**）.

看護部・病棟への あいさつと説明

実習を開始するにあたり，教員は実習病院の看護部と病棟にあいさつに行き，実習要項に基づいて，目的・目標などを説明する.

とくに病棟の師長・臨地実習指導者には，学生の学習準備状況（レディネス）を説明し，

どんな学習を終え，どんな実習を経験したかについて理解を得る．また，病棟のスタッフに対しても，今回の実習を行う学生の学年や，基礎実習なのか領域別実習なのか，などを十分に伝える．たとえば，「今回の学生は初めての基礎看護実習であり，日常生活の援助を主体の実習として，病態生理の知識を求めないこと，また患者ケアは1人では行わせず，指導者がつけない時は必ず担当看護師に援助に入ってほしいこと」など，指導してほしい事項について，理解を得る.

学生の出入りの多い病棟では，実習中の学生のレディネスをわかってもらえていないと，学校側と病棟側で誤解が生じ，適切な指導を受けることができない可能性がある．臨地実習指導者の協力を得ながら，病棟スタッフにも協力を依頼することが重要になる.

実習環境の確認と整備

教員は病棟内で学生が使用する物品や記録を準備したり，カンファレンスができる場所を確保したりする．また，実習中使用すると

6 臨地看護学実習の背景（学校と病院の関係）

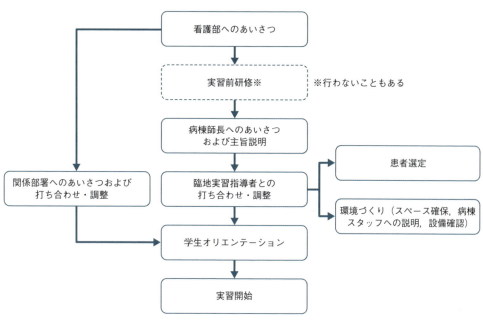

図1　臨地看護学実習の実現までの流れ

考えられる物品やリネン，衛生材料の保管場所を確認する．

教員が慣れていない病院や病棟の場合には，事前に病棟内を案内してもらい，病棟・病室，設備の構造と使い方，荷物置き場，ロッカー，休憩場所などを確認しておく．

患者選定

師長・臨地実習指導者と相談しながら，学生が受け持つ患者を選定する．その際，どのような患者を希望しているのかを明確に伝える．患者を選定するにあたって考慮すべきことは，以下のとおりである．

1 実習期間中に入院していること

学生にとっては，実習期間中は同じ患者を受け持つことが最も望ましい．しかし，多くの病棟では，平均在院日数が短かったり，学生の人数に対して入院患者が少ないなどの理由から，受け持ち患者が変わる可能性がある．

2 その病棟で症例が多く，病態がわかりやすいこと

症例が多く，病態がわかりやすいと，学生が事前学習したことを活かしやすい．実習期間中に複数の患者を受け持つことになる場合でも，同じ症例ならば学習したことが役立つ．患者の病態が複雑な場合には，領域別実習を行う学生でも十分に把握できなくなることがある．

3 学生が達成感を味わえること

学生がバイタルサインの測定やケアなどを行う機会が少なく，見学ばかりの実習となら

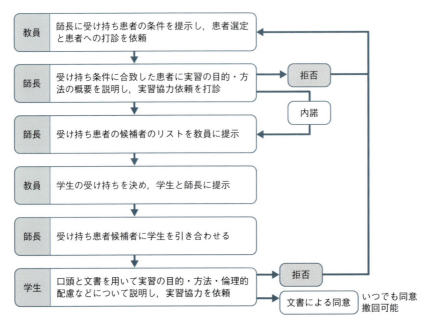

図2　受け持ち患者決定までの流れ

ないよう十分に配慮する．

4　学生の過去の実習経験

学生がこれまでどのような患者を受け持った経験があるか，どのような看護技術や処置などを経験してきたかを知り，未経験のことを経験でき，不足していることを補足できるよう配慮する．

＊

また，上記以外に，学生が受け持つことを承諾してくれそうな患者や家族であるか否か，患者の性格や病状なども考慮して選定する必要がある．

選定後は，師長が受け持ち候補である患者・家族に，実習の目的や内容，方法の概要を説明し，実習協力を依頼する．そこで内諾を得た患者をリストアップし，教員に提示する．教員は，学生の受け持ち一覧表を作成し，師長に提出する．

その後，師長は学生と患者を引き合わせ，学生が口頭と文書（説明文）を用いて，実習の目的，方法，倫理的配慮などについて説明し，実習協力を依頼する．その後，文書で同意をもらい受け持ち患者が決定する（**図2**）．

しかし先にも述べたが，平均在院日数が短縮しているため，実習期間中ずっと入院している患者は少なくなっていること，患者やその家族が，学生の受け持ちになることを承諾してくれるとはかぎらないことなどの理由から，患者選定に難渋することも多い．かぎられた条件のなかで学生が学べることは何かを考えながら，指導していく必要がある．

臨地実習指導者との連携

学生への指導は，臨地実習指導者と共通の

認識をもつことができるようコミュニケーションの機会をこまめにもち，連携することが重要である．

教員は実習前に，臨地実習指導者にコンタクトをとり，実習要項や学生が使用する資料などを提示して説明する．また，病棟の看護提供体制，ベッド数，患者の特徴や状態，1日のスケジュール，週間スケジュールなどを確認し，学生がどのように行動すればよいのか（朝の計画の発表や報告の時間やタイミングなど）を，臨地実習指導者と確認しあう．また，実習中に教員が病棟に行くことができないことがある場合には，不在日や臨地実習指導者にお願いすること・確認してもらいたいことを，明確に伝える．

養成機関によっては，各病棟の臨地実習指導者に，実習前に学校に集まってもらい，意見交換を行うこともある．各病棟のこれまでの学生の様子や問題となったこと，うまくいったことなどについて意見を交換することで，教員と臨地実習指導者，臨地実習指導者同士の認識を共有する場になる．

また，病院での統一事項（たとえばスタンダードプリコーション）について，実習前のオリエンテーションで，病院の担当者から学生に説明してもらうこともある．

臨地実習指導者以外の病棟スタッフとの関係づくり

臨地実習指導者とともに，病棟のスタッフに実習に対する理解を得て，学生に対しスタッフ間で統一した指導を行ってもらうよう協力をお願いする．

病棟スタッフに日頃から声をかけ，言葉を交わすなどして，そのスタッフの実習への関心や関与の程度を把握したり，協力を得られ

るよう関係づくりをすることも重要である．

関係部署との調整

病棟以外で学生が出入りする部署がある場合には，その部署の場所を確認しておく．見学実習の場合，見学の日程や時間，レクチャーしてもらう場所などを調整する必要がある．

部署の担当者にレクチャーをお願いする場合には，必要に応じて，実習の目的・スケジュール・内容，学生の人数などの情報を伝え，実習要項や学生の事前学習の資料などを提出する．

患者情報の管理

事前の学生オリエンテーションでは，必ず患者情報の管理（取り扱い）について説明する必要がある．

個人情報保護法の施行や厚生労働省が作成した「医療・介護関係事業者における個人情報の適切な取扱いのためのガイドライン」によって示された，患者から得た情報は患者のものであるという考え方に基づき，個人からの開示請求には応じなければならなくなった．また，医療過誤に対する責任の追及が厳しくなり，カルテや看護記録が訴訟における証拠として開示請求の対象になっている．教員は個人情報の漏洩は不法行為であることを認識し，守秘義務について学生の認識を高めるように努めなければならない．

実習記録は患者に対する看護実習過程の記録であり，医療過誤が起こった場合には，証拠として提出を命じられることもある．また，実習中は患者の診療情報を容易に入手できる

環境にあることや，看護者が行うケアの一部を実施しているため，学生にも守秘義務が生じると考えられる．そのため，教員は学生に，実習記録が看護記録の一部とされる可能性があり，証拠として提出を命じられることがあることを周知する必要がある．実習記録を記入する際には，看護師が看護記録の取り扱いに関するルールと同等の配慮をしなければならない．

原則的なルールは，①実習中は，原則として実習記録を院外に持ち出さない，②実習終了後は，患者を特定する情報はできるかぎり削除する，③実習終了後の実習記録は，看護教育者が適切に保管・管理し，看護学生が必要な際はこれを閲覧させる，などである（詳細については，日本看護協会「看護記録に関する指針」[1]参照のこと）．

電子カルテを導入している病院では，学生が電子カルテから患者情報を収集することもある．パスワードを他者に知られないようにする，必要な情報のみを入手する，閲覧後は必ず画面を閉じておく，などの指導が必要となる．近年では学生がソーシャルメディアを利用して患者の情報を不用意に流出させてしまうこともあるため，その利用上のルールやマナー，望ましい行動などについて明文化し，指導することが重要である．

看護教員の実習前研修

教員にとって初めての実習場所であったり，新人の教員であるなどの場合，実習を始める前の必要な準備として，実習施設で研修を行うことがある．

研修の目的は，施設の特徴を知り，どのようなケアが行われているかなどを把握するこ

と，教員自身を病棟のスタッフに知ってもらい，スタッフとの関係を築くことである．また教員が，学生が経験すると予測されるケアを事前に体験したり，病棟の人的資源や物的資源について情報を得ておくことは，実習をよりスムーズに行うための準備になる．このような実習には，学生指導のための調整や環境づくりという側面と，教員の現場への適応という側面がある．

実習前研修は，病棟のスタッフや臨地実習指導者とペアになって患者にかかわったり，病棟を見て回るなどの方法で行われることが多い．

医療事故時の対応

教育機関は，実習先の病院の患者に対しては直接の法的関係には立たない．しかし，教員は学生の準備能力を把握して，それを臨床指導者に伝える義務がある．万が一これを果たさなかったことが原因で事故が起こった場合には，民法第719条の共同不法行為が成立する可能性がある．

万が一，実習中に学生がかかわった活動のなかで事故が発生した場合には，事故が及ぼす患者への影響の程度に応じて対応する．患者への加害がなく，影響の可能性が少ないと考えられる場合は，実習機関の事故報告の基準に基づいて，学生・教員と臨地実習指導者レベルでの対応となる．しかし，患者への加害はなかったが影響の可能性が深刻である場合や，学生がかかわったことで患者への加害があった場合は，それぞれの組織のルールに従い，教員は教育機関の責任者に，臨地実習指導者は施設責任者に報告し，対応することが必要になる．

また，実習中に事故があった場合，学生に
インシデントレポートやヒヤリ・ハット報告
を提出するよう指導している学校も多い．提
出されたレポートの内容については，ミスを
したことを責めるのではなく，ほかの学生と
も共有し，ミスから学べるよう指導すること
が必要である．

引用文献
1）日本看護協会：看護記録に関する指針（平成30年5月）
　https://www.nurse.or.jp/nursing/home/publication/pdf/
　guideline/nursing_record.pdf より2024年12月6日検索

Step 2 学習の振り返り	
	■ 病院のなかで，看護部はどのような位置づけにあるのか，説明してみよう．
	■ 実習の際，患者など組織の外部の人，医療スタッフなど組織の内部の人，それぞれにどのように接すればよいかを説明してみよう．
	■ マネジャー，主任，リーダーの違いを説明してみよう．
	■ プリセプターシップとは何か，説明してみよう．
	■ 実習の際，患者のケアに対するマネジメントとして，意識しなければならない4つのことを挙げてみよう．
	■ 臨地実習の準備はどのように行われているのか，実習実現までの流れを説明してみよう．
	■ 臨地実習時の受け持ち患者は，どのようにして決定されているのか，説明してみよう．

column　アサーティブコミュニケーション

コミュニケーションには，相手をねじ伏せて自分の言いたいことを一方的に押しとおす攻撃的なコミュニケーション，自分を抑えて相手を立てる非主張的なコミュニケーション，相手の立場や意見を尊重しつつ自分の主張を正確に伝える，相手も自分も大切にしたアサーティブコミュニケーションがある.

攻撃的なコミュニケーションは，相手に反論を許さず，相手より優位な立場に立つことだけに終始する. そして，自分の主張が受け入れられない場合には，威圧的かつ感情的なものの言い方をして相手を萎縮・警戒させ，受け身の態度をとらせる. これは，良好な関係を構築することを妨げる，ハラスメントにつながるリスクが高いコミュニケーションスタイルといえる. 非主張的なコミュニケーションでは，周りの目や評価を気にしすぎて，無理のある意見・主張を受け入れ，また引き受けたくない依頼であっても受けるはめになり，ストレスを溜め込み，誤った判断や指示に従ってしまうリスクが高くなる.

このようなリスクに陥らないようにするためには，その場にあった適切な言葉遣いや表現を選択でき，また相手を傷つけることなく，自分とは意見が異なる人とも建設的な議論を行い，互いに納得できる結論や解決策を導くことが必要となる. このコミュニケーションがアサーティブコミュニケーションであり，DESC 法が活用できる.

参考文献
1) 戸田久美：アサーティブ・コミュニケーション. 日経 BP 日本経済新聞出版，2022.

DESC 法の例：緊急入院患者の受け入れ要請があったが，受け入れが困難なとき

手順	内容	会話例
① Describe（描写する）	主観や感情を交えずに，出来事，相手の行動，状況，問題などについて，具体的な事実を正確に伝える	「今日のうちの病棟稼働率は 95％です. また本日，子どもの発熱などで 2 名のスタッフが出勤できておらず，人手が不足しています」
② Express（説明する）	①で描写したことに対する自分の感情や意見を率直に表現する	「このような状況で，緊急入院患者を受け入れた場合，患者安全を保証できず，ほかの患者のケアにも支障をきたす可能性があります」
③ Suggest（提案する）	解決に向けたアイデアや代替案などを提示し，相手から了承を得たいことや対応してもらいたいことなどを具体的に伝える	「本日の午前中に，2 名の患者が退院予定であり，午後から，その 2 名の看護師が出勤できる可能性があります. 午後からであれば，緊急入院患者の受け入れが可能になりますので，ほかの病棟で受け入れの調整をお願いできますか？」
④ Choose（選択する）	相手が自身の提案を受け入れた場合と受け入れなかった場合の結果や選択肢を提示する	【提案を受け入れた場合】「ありがとうございます. それでは，午後から緊急入院の受け入れ要請があったときには，受け入れられるよう準備を整えておきます」【提案を受け入れなかった場合】「この人員体制では受け入れが困難ですので，他の病棟から応援を出していただけないですか？」

臨床現場における
看護管理を学ぶ

Step 3 ▪▪▪

1 臨床現場における看護管理とは

2 事例でとらえる
実際的なマネジメントの方法からみる
看護管理

3 キャリアマネジメント

4 看護職の働き方改革

ステップ **3** 臨床現場における看護管理を学ぶ

Step 3

1 臨床現場における看護管理とは

Step 3-1
3-2

学習目標

- 事例を通じて，看護管理は組織に属するすべての人が行う必要があることを理解する．
- 事例を通じて，臨床現場のどのような場面で看護管理が活かされているのかを理解する．
- 業務を円滑に行うための看護管理の視点を理解する．

Step 3 では，臨床現場で直面するさまざまな問題の対処方法について事例を通して検討する．

「管理」はすべての人が取り組む

「管理」という言葉にとらわれすぎると，基準から外れないよう統制することに終始しがちである．しかし，管理とは，上司が自分の考え方を基準に部下に押し付け，その通りに行動させることではない．広辞苑には，管理とは「良い状態を保つように処置すること」と定義されている．看護管理者の立場で管理を考えると，ヒト・モノ・カネ・情報といった経営資源を有効活用し，組織の目標を達成しながら成果を最大化し，良好な状態を維持することが求められる．そのためには，組織内の人材の強みを引き出し，それを活かせる環境を整備する必要がある．たとえば，個々の能力を最大限に発揮できる仕組みを構築することで，組織の成長を促進することができる．一方，スタッフの立場では，自己管理を通じて組織の目標達成に貢献する姿勢が重要である．健康管理や時間管理，業務の進捗管理，キャリアデザインを行い，自身の役割を果たすことが求められる．これにより，組織への貢献だけでなく，スタッフ自身の成長にもつながる．

このように，管理とは看護管理者だけが担うものではなく，組織に属するすべての人が，それぞれの立場で責任をもって参画するものである．看護管理者は，組織の財産である「人」の強みを引き出し，それを最大限に活かすことが重要である．個々の能力を最大化できる環境を整備し，人材を有効活用することが求められる．個々のスタッフは，自身のパフォーマンスを最大限に発揮するために，自己管理能力を向上させるとともに，自らも管理の一翼を担う姿勢をもつ．これにより，組織全体が活性化し，目標達成に向けた相乗効果を生むことが期待される．

臨床現場に柔軟に対応する

現在，医療や看護を取り巻く状況は，目まぐるしい変化が起こり，新型コロナウイルス

感染症の世界的大流行というような予想しえなかった事態が生じている．まさに VUCA（ブーカ）の時代である．

VUCA は，Volatility（変動性），Uncertainty（不確実性），Complexity（複雑性），Ambiguity（曖昧性）の 4 つの単語の頭文字をとった造語である．Volatility（変動性）は，変化が激しく，今後起こる変化を予測することが不可能な状態，Uncertainty（不確実性）は，不確実なことが多く，何が起こるのかがわからない状態，Complexity（複雑性）は，多様な物事が複雑に絡み合っていて，シンプルな解決策を導き出すことが困難な状態，Ambiguity（曖昧性）は，発生した問題の原因が不明瞭で，はっきりとした解決方法を見出すことのできない状態を指す[1]．

この VUCA の時代において，臨床現場でも不確実性が高く予測不可能な状況のなかで，複雑な問題の解決を余儀なくされている．このような状況下で，看護管理者が従来のやり方に固執し，慣習や自身の考え方が絶対的に正しいと信じて一方的に推し進めることは，間違った方向に進むリスクをはらんでいる．その結果，取り返しのつかない事態をまねく可能性がある．

したがって，「答えは 1 つではない」「絶対は絶対にない」ことを念頭に置き，スタッフが抱く疑問や考え，さらに提案される解決方法を積極的に取り入れ，柔軟に対応できるマネジメント手法への見直しが必要である．具体的には，看護管理者が自らの決定を一方的に指示するのではなく，適切な目標を示すことが求められる．また，スタッフには，指示を待つのではなく，その目標の達成に向けて主体的に行動する姿勢が必要である．

看護管理者だけが VUCA に対応するのではなく，スタッフ全員で協力して VUCA がもたらすリスクに対処し，よい状態を生み出しながら前進する体制を構築することが重要である．このような体制を築くことで，組織全体が不確実な状況にも対応可能となり，目標達成に向けた力を最大限に発揮できるようになる．

このために，看護管理者は職種や経験にかかわらず，何でも言い合える環境を構築するため，相手の立場や意見を尊重し，責任をもって傾聴する姿勢をもつ必要がある．また，自分の主張を正確に伝えるアサーティブ・コミュニケーション能力の習得が求められる．一方で，臨地実習に臨む経験の少ない看護学生に対し，否定から入る言葉や見下した発言，相手に返答や反論の余地を与えないアグレッシブ・コミュニケーションをとることは，看護学生の心理的安全性を損なう要因となる．その結果，学生が「不安に思うこと」や「おかしいと感じたこと」を率直に話すことができなくなり，学びの機会が大きく制限されてしまう．

看護学生が安心して意見を述べ，積極的に学びに参加できる臨地実習の風土を醸成するためには，支配型リーダーシップではなく，相手に奉仕しながらその成長を導く「サーバント・リーダーシップ」，スタッフのモチベーションを高め成長を促す「トランスフォーマー・リーダーシップ」，互いの壁を乗り越え，違いを尊重して行動できる場をつくる「クロスボーダー・リーダーシップ」を適切に発揮する必要がある．とくに，自らの価値観やスタイルに固執せず，地位や権力で従わせるのではなく，他者のスタイルを尊重し，信頼を得る「オーセンティック・リーダーシップ」を実践することが求められる．このようなリーダーシップによって，看護学生やスタッフが主体的に行動し，組織全体が成長

する環境を実現することが可能である.

状況モニタリング能力の習得

看護学生においては，臨地実習であっても患者を受け持つ以上，チームメンバーの一員として「チーム状況をよく見て，的確に把握し続ける」こと，すなわち「状況モニタリング」を行うトレーニングを通じて，自己管理能力を高めることが重要である．チームステップス（Team STEPPS®）では，「患者の状態（バイタルサイン，身体的所見，病歴，服薬状況，ケア計画，心理社会的状況など）」「職員の状態（スタッフの疲労，仕事量，技術，ストレスレベルなど）」「仕事の環境（施設，設備，機材の状況，管理上の問題，人手の過不足など）」「業務の進捗（患者の回復状況，業務遂行の見通し，計画の適正性など）」の4つを状況モニタリングの要素として挙げている．

看護学生は，臨地実習における自身の状況をこの4つの要素から把握し，自身が取るべき行動を考えたうえで，教員や臨地実習指導者，現場の担当者に状況を適切に表明する必要がある．たとえば，臨地実習中に「仕事の環境」では"今日の病棟は急な欠勤者が出て，いつも以上に忙しい"，「職員の状態」では"自分の担当者である看護師Aさんは余裕がなく，自分のフォローまで手が回っていない"，「業務の進捗」では"看護師Aさんと一緒に行う予定であった患者の清拭が遅れており，患者を待たせている"，「患者の状態」では"清拭を楽しみにしている患者が何度もまだかと尋ね，イライラし始めている"といった場面に直面することがある．このような状況で何もしなければ，問題が先送りされ，クレームにつながり，患者との信頼関係が崩れる可能

表1 メタ認知機能

❶自分の認知機能を知る機能（自己モニタリング機能）
- 自分は何を知っていて，何を知らないかがわかる（知識）
- 自分は何ができていて，何ができないのかがわかる（能力）
- 自分が今，どのように頭をはたらかせているのかがわかる（認知活動）

❷自分の認知機能を調整する機能（自己管理機能）
- どのように頭をはたらかせればよいかがわかる（方法選択）
- 認知活動が最適なものになるように，調整できる（調整）

文献4）を参考に作成

性がある.

しかし，自身の置かれている状況を的確に把握していれば，第三者に状況を伝えて協力を依頼し，適切に対処することができる．また，「職員の状態」では，自身もモニタリングすべき対象として「I'M SAFE（私は安全か？）」という視点から状況をとらえ，表明することで，リスク回避に向けた支援を得られるよう相手にはたらきかけることが可能となる．

そのためには，メタ認知機能を十分にはたらかせ（表1）[4]，自己管理の最適化を図ることが重要である．メタ認知機能を鍛えることで，臨床現場で直面するさまざまな問題を適切に認知し，それに対してどのような解決策を練り，実行すればよいのかを明確にすることができる．自分が何を知らないのか，何ができないのかを認知できれば，周囲から支援や協力を仰ぐことが可能となる．また，自分の強みや持ち味を把握することで，どのような課題を克服し，何に取り組む必要があるのかを具体的に考えられるようになる．このようなプロセスを通じて，自分自身の成長に結びつけることができるであろう．

1 臨床現場における看護管理とは 133

引用文献

1) Bennetta N et al：What a difference a word makes：Understanding threats to performance in a VUCA world. Business Horizons 57（3）：311-317, 2014.
2) ハーバード・ビジネス・レビュー編集部 編, DIAMOND ハーバード・ビジネス・レビュー編集部 訳：オーセン ティック・リーダーシップ. ダイヤモンド社, 2019.
3) 山内桂子ほか：メンバーの相互支援・協力を安全・確実に行う. 医療安全 21：90～96, 2009.
4) 海保博之：ミスに強くなる！―安全に役立つミスの心理学―. 中央労働災害防止協会, 2005.

---

column アンガーマネジメント

　怒りは，嬉しい，楽しいなどのほかの感情と同様に，人間が抱く，ごく自然な感情である．重要なのは，怒りの感情に振り回されず，うまく付き合うことである．怒りをうまく扱えないと，人間関係を壊したり，仕事に支障をきたしたり，溜め込み過ぎることで突然激しい怒りに変わったり，身体に悪い影響を及ぼしたりする．

　アンガーマネジメントでは，「怒らない」状態を目標にするのではなく，怒る必要のあるときには適切な怒り方ができ，怒る必要のない場面では怒らなくて済み，「怒り」に対して後悔しないようにすることを目指す．アンガーマネジメントを習得すると，①自分の感情を素直に受け止められる，②ストレスが減少する，③コミュニケーションが円滑になる，④パワーハラスメントを防止する，⑤自分とは異なる価値観に対して寛容になれる，⑥生産性が上がる，といったメリットがある．

　怒りを鎮める対処として，「6秒ルール」がある．怒りの感情が生じるときは，大脳辺縁系が活発に動いている．怒りなどの感情をコントロールし，理性的な判断をするのが，前頭葉である．この前頭葉の機能がはたらくまで，3～5秒程度の時間がかかる．このため，6秒待つことで怒りをあ

る程度，鎮静できる．6秒待っても効果がない場合には，「怒らなくても大丈夫」など，自身の気持ちを表すことのできる言葉を繰り返すようにする．自分に言い聞かせる方法は，状況や個人のスタイルによって選択する．周囲に迷惑をかけることがなく，一人でいる時で，怒りが強く，感情を言葉で表し整理したいときは，声に出すことで冷静さを取り戻すことができる．公共の場や他者がいる場で声に出せないときは，心のなかで唱える．怒りが軽度で，自分のなかで感情をコントロールできるときは，心のなかで唱える方法が実用的である．

　その他にも，「〇〇すべき」という自身の理想や価値観へのこだわりを捨てたり，怒りの対象から離れて気をそらしたり，怒りを点数化し，過去の怒りと比較し，怒る必要性があるのかを客観的に判断したり，怒りの記録「アンガーログ」を残し，自分が何にこだわって執着しているのかに気づき，同様な場面に遭遇したときに，あらかじめどのような行動をとるべきかを考えたりすることも，怒りへの対応となる．

参考文献

1) 日本アンガーマネジメント協会監：アンガーマネジメント トレーニングブック 2024年版. ミネルヴァ書房, 2023.

事例でとらえる
実際的なマネジメントの方法からみる看護管理

Step 3
2

ステップ 3　臨床現場における看護管理を学ぶ

実習を円滑に進めるための方法
臨地実習指導者の態度に萎縮してしまった看護学生

　看護学生Aは，SNSを使ってのあいさつや会話は得意だが，人と対面でコミュニケーションをとることが苦手だった．

　初めての臨地実習で，Aは血圧測定を行うことになった．Aは，患者とうまくコミュニケーションがとれるか，血圧測定ができるか，緊張と不安のなか，ベッドサイドへ向かった．血圧測定には臨地実習指導者Bが付き添った．Bは，今の業務分担では学生の指導を担当するには負荷があると感じていた．

　Aは，実習直前に学生同士で血圧測定の練習を行い，技術試験に合格したうえで実習に臨んだ．しかし，受け持ち患者は高齢者で，腕が細く，両上肢とも関節可動域制限があった．Aは，血圧測定をしようとしたが，マンシェットの位置がずれ，巻き方が緩くなってしまい，なかなか測定できなかった．

　このときBは，血圧測定の後，受け持ち患者のケアに早く入りたいと思っていた．また，午後に予定されているカンファレンスに入るための時間調整も難しいと考えていた．そのような焦りから，Aに「まだ測れないの？」と強い口調で言った．その威圧的な言動と態度がAに伝わり，Aは萎縮し，ますます練習してきたことが頭から抜けてしまい，繰り返し実施しても測定できなかった．Aは自信を喪失し，看護師には向かないと思い悩み始め，実習を休むようになった．

　Aが学内で練習してきた対象者は，健康な成人であった．実際の患者は，練習での対象者とは違い，マンシェットを正しく巻くことが困難であった．一方Bは，Aが血圧測定をうまくできない理由は，学内できちんと練習してきていないからだと思い，担当教員に，学内でもっと練習してきてほしいと伝えた．

問題は？	Who（誰が）：看護学生が When（いつ）：実習中に Where（どこで）：臨地実習の場で What（何が）：指導者の不適切な指導により Why（なんで）：血圧測定ができないことで，自信を失い How（どのくらいの影響）：精神的に追い詰められて実習を継続できなくなり，看護師になることをあきらめようとしている

問題は何にあるか？
- 臨地実習指導者Bは，看護学生Aの緊張や不安な気持ちを聞くための機会をもっていない．
- Bは，Aの準備状態（レディネス）を把握することをしていない．
- Bは，Aに対する適切な指導を行っていない（威圧的な言動や態度）．
- Bは，看護学生に対する良いロールモデルを果たすまでに至っていない．
- Bが学生指導を行うことのできる業務体制が整備されていない．

問題の要因
- 臨地実習指導者Bは，初めての臨地実習に臨む看護学生Aの緊張や不安が理解できていない．
- Bは，Aの経験の程度や習熟度について知るための機会をもてていない．
- Bは，学生指導のため自身の業務の進捗が遅れ，焦りが生じている．
- Bは，Aが学内演習で試験に合格して実習に来たのだから当然できるはずだと思い込み，できないのは，学内の練習が不十分であると考えている．
- Bは，学生に対しロールモデルを提示するという，臨地実習指導者の役割を理解できていない．
- Bは，学生指導に予定以上に多くの時間を割くこととなり，自分の受け持ち患者のケアに入ることができず，ストレスを感じている．
- コロナ禍で看護学生の実習がしばらく行われなかったり規模を縮小したという経緯があり，Bは，看護学生の受け入れを新たな業務負荷に感じ，カンファレンスに入る時間を割くのは困難だと思っている．

問題に対して何をすべきか？
- ★ 臨地実習指導者は，実習に参加する学生の気持ちを把握する．初めての実習で緊張が強い学生の心理を察し，声をかけやすい態度でかかわる．あいさつをし，看護学生をチームの一員・未来の仲間として受け入れ，学生の心理的安全性を確保する必要がある．
- ★ 臨地実習においては教員との連携が重要であり，学生の準備状態や学生の特徴などを共有し，どのように指導すれば学生の学びにつながるかを，ともに考える．

- ★ 看護学生Aは実習が初めてだったことに加え，患者は練習での対象者とは異なる高齢者である．マンシェットをうまく巻けないときは，臨地実習指導者Bは，一緒にマンシェットを巻いたり，必要に応じて手を添えるというステップをふんでから実施する，また実施の際，コミュニケーションのとり方や測定の仕方の模範を示す（モデリング）など，臨床の看護専門職としての的確なロールモデル機能を発揮する．
- ★ カンファレンスは，臨地実習指導者からの患者情報や看護の方向性についての助言，経験を言語化し，看護観を語るなど，習得した知識と実習体験のつながりを深める大事な機会であることを認識する．
- ★ 臨地実習指導者は，役割を理解し，患者や学生の安全を確保し，病棟・チームでの役割分担および業務調整を行う．
- ★ 看護師長は，実習のスケジュールや内容を把握し，臨地実習指導者が役割を発揮できて，かつカンファレンスや看護学生の指導ができる時間の確保に配慮した勤務体制を整える．
- ★ 看護師長は，実習の現場に適切な指導者を配置し，学生のサポート体制を整える．
- ★ 看護師長は，学生が効果的に実習でき，実践的なスキルを身につけられるよう，臨地実習指導者と連携し，病棟の受け入れ体制を整え，日々現場での実際を確認しながら，評価や修正を行う．
- ★ 看護師長は，臨地実習指導を担うスタッフには，臨地実習指導者の役割や業務を理解できるよう研修受講を計画し，役割理解を深める機会を提供する．

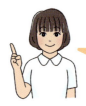

看護学生の実習に臨む準備状態を適切に把握して，指導を行う

column 臨地実習で看護学生に求められる役割

臨床現場では，さまざまな場面で判断が求められる．主観的情報だけでなく，客観的情報も収集し，それらを踏まえてアセスメントを行い，起こりうる問題を想定し，どのような対応をとるかを瞬時に判断しなければならないときもある．

看護学生の段階ではこの思考過程が十分に養われていないことから，判断を誤り，患者を危険にさらす場合もありうる．したがって，臨地実習指導者や指導教員に，自分は患者の状態を適切にとらえて考えることができているかどうかについて確認してもらい，そのフィードバックを通じて，思考能力を高めていくことが必要である．

2 事例でとらえる 実際的なマネジメントの方法からみる看護管理

看護学生の実習における指導看護師の役割
受け持ち患者のベッドサイドへ行けなくなった学生

看護学生Cは，受け持ち患者Dへの清拭を計画し，患者Dと午後2時から実施することを約束していた．時間どおり，患者Dの部屋を訪れると面会者が来ていたため，「今日はもう身体を拭かなくていいから」と言われ，清拭はできなかった．

その後，看護学生Cは患者Dのもとに行かなくなったため，実習指導者が理由を聞くと，「声をかけたり，ケアを計画しても拒否されたりするのではないかと思い，怖くて」とCは泣きながら答えた．

実習指導者が患者Dから事情を聞くと「約束をしていたので悪いとは思いましたが，突然の面会で，それも遠方からわざわざ来てくれたので待たせるわけにもいかなくて」という答えが返ってきた．

問題は？

Who（誰が）：看護学生が
When（いつ）：実習中に
Where（どこで）：臨地実習の場で
What（何が）：患者が清拭を断った理由を適切に捉えることができず
Why（なんで）：これを「自分への拒否」と受け取り
How（どのくらいの影響）：また拒否されるのではないかという怖さから，実習を継続できない状態になっている

問題は何にあるか？

- 看護学生Cは清拭を断られた理由について，実習指導者と考える場をもっていない．
- 受け持ち患者Dのもとに行けなくなっている自分の状況を実習指導者に伝えられていない．

問題の要因

①清拭の看護計画の立案と実行
- 看護学生Cは，「看護計画は予定どおり実行されるべきもの」と考えていた．
- 受け持ち患者Dとは前もって約束しており，清拭が断られることもあることを想定できていなかった．そのため，事前に，断られたときの対応について考えられていなかった．
- 清拭が断られた理由について，状況を察したり，患者の立場から考えたりすることができなかった．そのため，自分のケアは拒否されてい

ると思い込み，患者Dに断った理由を聞くこともできなかった．

②清拭を断られたあとの対応
■ 看護学生Cには，清拭を断られたあと，誰にも報告や相談をせず，「Dさんの部屋には行かないようにして，Dさんとの接触を断つ」といった自己防衛機制がはたらいてしまった．また，そのことを自身で認識できていなかった．

問題に対して何をすべきか？

①看護学生Cと受け持ち患者Dとのあいだにある認識のズレを明確にする
★ 看護学生Cが状況に適応できず，不安定な精神状態になっていることを受け止める．そして，Cがある程度精神の安定を取り戻し，他者の話を聞ける状況になったら，Cと受け持ち患者Dとのあいだには，とらえ方の相違があり，双方で認識のズレが生じていることを伝える．
★ 認識のズレを防ぐために，状況を把握し，患者の立場から客観的に考えてみることの重要性を説明する．また，考えてもよくわからないときは，教員や実習指導者に相談することを伝える．

②看護計画の立案と実践に際して柔軟な対応が重要となることを伝える
★ 予定していた看護計画が，患者の事情により実践できない場合があることを伝える．
★ 患者の当日の予定や状況に応じて，患者と再調整して，柔軟に看護計画を変更する必要があることを伝える．
★ 臨地実習では，想定外のことが起こることはよくある．不安に思ったり，どうしてよいかわからなかったりしたときは，教員や実習指導者に相談するように伝える．また，予定していた看護計画とは異なる対応が必要になったときにも，実習指導者に伝えるように説明する．

③看護学生Cが実習を継続できるように自信をもたせる
★ 自己防衛の対処行動から，次の行動に移せるように，看護学生Cが清拭の看護計画を立案し，受け持ち患者Dと日程調整を行い，予定どおりにDの部屋を訪れ実践できたときには，そのことを褒め，自信をもたせる．

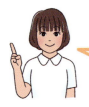

患者さんの状況を察して，臨機応変に対応してみる

2 事例でとらえる 実際的なマネジメントの方法からみる看護管理

column 「認知」の歪みは変えられる

　米国の臨床心理学者アルバート・エリスは,「人は見えている世界をどのように受け取るかによって, 見えている世界が人それぞれ異なる」ということを, ABC理論により説明した. たとえば, まったく同じ場所で同じ経験をしていても, その受け取り方や感じ方は人さまざまであり,「とても役に立つ」とポジティブにとらえる人もいれば,「まったく役に立たない」とネガティブにとらえる人もいる. このようなことが起きるのは, 同じ「A(Activating event:出来事)」が起こっても,「B(Belief:信念 ―どのように受け止めて, どのように意味づけして解釈するのかといった認知)」の違いによって,「C(Consequence:結果 ―認知によって生じた気分・感情・感覚・行動)」が変わるからである.

　また, エリスは,「B(Belief:信念)」を偏ったとらえ方である「イラショナル・ビリーフ(非合理的な信念)」と, 合理的で健全なとらえ方である「ラショナル・ビリーフ(合理的な信念)」に分類した. イラショナル・ビリーフには, ①ねばならないビリーフ(「〇〇でなければならない」

「〇〇のはずだ」という思い込み), ②悲観的ビリーフ(全部うまくいかない, もうだめだ, 終わりだという思い込み), ③非難・卑下的ビリーフ(自分あるいは相手はダメだという思い込み), ④欲求不満低耐性ビリーフ(我慢ができない, 耐えられないという思い込み)のパターンがある. このようなイラショナル・ビリーフを修正して, ラショナル・ビリーフに書き換えて, 適切なものへと向け変えさせるために,「イラショナル・ビリーフ」に対する処置として,「D(Dispute:反論・論駁)」を行い,「E(Effect:効果)」へと導くABCDE理論を推奨した. これは論理療法と呼ばれ, 認知行動療法の基盤となっている. ABCDE理論の考え方を取り入れることで, 困難な場面に直面しても, より合理的でより有用な方向に自身を向かわせることができ, レジリエンスを高め, ストレスともうまく付き合えるようになる(表).

参考文献
1) アルバート・エリス著, 斉藤勇訳:性格は変えられない, それでも人生は変えられる:エリス博士のセルフ・セラピー. ダイヤモンド社, 2000.

表　ABCDE 理論

A：Activating event（出来事） 例） 今日も, ミスをして, 先輩看護師に叱られた	B：Belief（信念） ミスをする自分は看護師として使いものにならないのではないか.	C：Consequence（結果） 看護師を辞めて違う職業に就いたほうがいいのかもしれない.
	D：Dispute（Bのイラショナル・ビリーフに対する反論・論駁） ミスをしない人間はいない. 失敗を通じて人は成長する. 先輩看護師が叱ってくれるのは, 自分を成長させるためではないか.	E：Effect（効果） ミスをしないようにと完璧にこなすことにこだわるよりも, 同じミスを二度と繰り返さないことに注力して, 看護師として成長しよう.

自分の仕事を自己管理するための方法
頑張りすぎてしまう新人看護師

　新人看護師Eは，自らが希望していた循環器内科病棟に配属された．真面目で常に前向きなEの成長を，先輩や上司は楽しみにしている．まだ患者を3～4人しか担当していないにもかかわらず，自分の業務が終わったあとに担当以外の患者の情報収集をするために遅くまで残ったり，始業時間の2時間前に出勤したりするようになった．

　Eの身体を心配したプリセプターが「そんなに頑張りすぎなくていいから，もう少し仕事に慣れてからほかの患者のことを把握するようにしたら？」とアドバイスしたが，「家にいても不安なので」と出勤時間を変えようとしなかった．その後，Eは表情も暗くなり，心身ともに疲労の様子が現れるようになった．

問題は？

Who（誰が）：新人看護師が
When（いつ）：出勤日に
Where（どこで）：循環器内科病棟で
What（何が）：生活と仕事の自己管理が行えておらず，それに対する周囲からの介入も不十分で
Why（なんで）：仕事に対する過剰な努力が原因で，心身の疲労が蓄積し
How（どのくらいの影響）：バーンアウトする危険性がある

問題は何にあるか？

- 新人看護師Eは，自己管理を行えていない．
- Eが，始業時間の2時間前に出勤することに対して，プリセプターがその行動を変容させるための指導を行っていない．

問題の要因

- 新人看護師Eは，自分の希望していた病棟に配属になったことや周囲からの期待も高いことから，「人一倍頑張らないといけない」という気持ちがはたらいてしまっている．また，仕事を完璧にこなさなければならないという気持ちもある．このような気持ちが自分のなかで優先され，自分に厳しい課題を課し，心身のバランスがとれなくなってしまっている．そして，仕事に必要以上に打ち込むことで，Eは自分の漠然とした不安を解消しようとしている．
- 自分の仕事のやり方や時間管理が心身に影響を与えることに，Eは気

づけていない．それに対して，プリセプターはアドバイス以外に，どのような指導を行ってよいかわからない．

問題に対して何をすべきか？

★ 生真面目に仕事をする人は，仕事に対して高い理想をもち，完璧主義になる傾向がある．そのため，自分の掲げる高い目標が基準となり，客観的に見てもできているのに，できていないと思い込み，その対処として作業に没頭する傾向にある．このようなときの対応としては，「達成しなければならいことは十分すぎるくらい達成できていること」「周囲が頑張りを認めていること」をフィードバックし，さらなる理想を実現するためには，肩の力を抜いて自分を休ませ，エネルギーを蓄えることの必要性を説明することが重要である．

★ 新人看護師 E に仕事に対する理想を語ってもらい，高い理想を掲げすぎていないかどうか，その理想を実現するためのプロセスに無理がないかどうかについて確認することも必要である．E と一緒に，理想が着実に実現できるよう，「現時点で求められること」「中期的に求められること」「長期的に求められること」の視点で整理してみることが 1 つの方法である．

★ E に，不安の種を解消する方法は，過剰に仕事に打ち込むこと以外にもあることを伝える．

★ 完璧主義者は，すべて完璧にこなしたいがために一つひとつの作業にじっくり時間を費やす傾向にある．しかし，一方でこれは効率性を低下させる原因にもなる．このような問題がある場合には，作業に求められる一定のレベルや作業に費やす目安時間を提示してみるとよい．

★ E に自分の時間管理がどのようになっているかを以下の方法で振り返ってもらい，時間の使い方を一緒に考えてみることもできる．

> ① 1 日単位，1 週間単位で，1 日の流れにそって，どのように時間を使っているかを書き出してみる．
> ② 書き出した事柄のなかで，重要かつ必要な事柄について優先順位をつけてみる．
> ③ ②をふまえ，優先順位が低いものについては，作業時間を減らしたり，止めたりすることを検討する．

★ E の疲労症状が，結果的に患者のケアの質や安全の確保にどのような影響を与えるのかを説明する．疲労症状を改善することが，よりよいケアにつながることを理解してもらうことも重要となる．

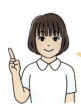

過剰に反応して自分を必要以上にコントロールしないようにする

モチベーションを向上させるための方法
目標がなく毎年，退職したいと言う中堅看護師

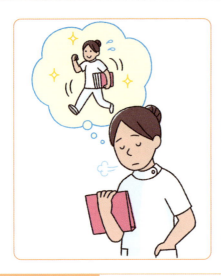

　消化器内科病棟での勤務が8年目になる中堅看護師Fは，看護技術も的確であり，接遇応対もよく，患者からも「よく気がつく，明るい看護師さん」と信頼されている．

　しかし，看護師長が面接を行うといつも「今後，何を目標に看護をしたいのかがわからない．業務を日々行っているだけのような気がする」と言い，部署での委員会活動や実習指導者などの役割を与えようとするが消極的である．

　毎年，「来年は違う施設で働きたいので辞めたい」と言うが，具体的に新たな施設を探すこともしていない様子である．

問題は？

Who（誰が）：中堅看護師が
When（いつ）：以前から
Where（どこで）：消化器内科病棟で
What（何が）：目標を見出だせていないため
Why（なんで）：自分探しのために
How（どのくらいの影響）：離職する可能性がある

問題は何にあるか？

- 中堅看護師Fは，目標設定ができていない．
- Fは，自分が一番大切にしたいものは何かを考える機会をもてていない．
- Fは，今以上の仕事をしたいとは思っていない．
- Fの上記の状況に対して，看護師長が介入していない．

問題の要因

- 中堅看護師Fは，働く場所を変えれば何かが変わる，という漠然とした気持ちをもっている．
- 中堅看護師の役割をふまえ，Fは自分に求められている役割や，やらなければならないことについて，十分に考えられていない可能性がある．
- Fは，自分のやりたいこと探しをしていない．
- Fは，自分のやりたいことをどのように探してよいのかがわからない．
- Fには，面倒なことは極力避けたい，という気持ちがあるかもしれない．

| 問題に対して何をすべきか? | ★ 中堅看護師Fに，最も幸せに感じたり，やる気を感じたりすることは何かをリストアップしてもらう．
★ リストアップしたなかで，Fにとって一番大切なものは何かを考えてもらう．
★ Fに，「大切なものをもっと充実させるためには，何をする必要があるのか」という問いに考えられる答えをなるべく多く挙げてもらう．そのなかで，実行可能性を加味しながら，優先順位をつけ，自分がやるべきことを絞り込んでもらう．
★ やるべきことが明確になったら，Fに目標を設定することを提案してみる．ただし，「偉くなりたい」といった，漠然とした，抽象的な目標設定にならないようにサポートする．
★ 目標に基づいて，具体的な行動を5W1Hの視点から検討してもらい，必要に応じて相談にのったり，助言したりする |

> 例：
> ①患者や家族から話を聴いて，相談にのり，退院後に満足のいく生活を送ることができるようにサポートすることが一番楽しく，やりがいがあると感じている．患者が退院後，よりよい生活を送ることができることが何よりも大切だと思っている．
> ②①に取り組むために，地域連携室で働く選択肢を挙げる．
> ③地域連携室で働くために，どのような目標を立てなければならないのかを考える．
> 　**目標**「コンサルテーションや調整能力，社会資源の活用能力の向上を図り，3年後には退院調整看護師として地域連携室で働く」
> ④目標を達成するための具体的な行動を明確にする．
> 　・OJT［on the job training：仕事をしながら勉強（研修）］とOFFJT［off the job training：仕事の場所以外での勉強（研修）］を通じて，コンサルテーションや退院調整の方法，社会資源の活用方法について習得する．
> 　・研修会や研究会の情報収集をする．
> 　・退院調整看護師になるための院内のキャリアデザインについて，看護管理者に相談し，プロセスを踏めるようにする．

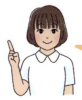

なりたい自分をイメージしてみる

組織の調和を保つことに向けた行動変容

問題のある言動で後輩のやる気をなくさせる中堅看護師

　中堅看護師Ｉは，外科病棟で勤務して7年目であり，患者や医師からの評価は高い．しかし，後輩や新人の育成には消極的で，後輩が質問しても「わからないことは自分で調べるのが当たり前」「私たちが新人のころ，先輩はもっと厳しかった」という発言があり，患者に対する不平不満や，周囲のスタッフのやる気を削ぐような発言が目立つようになった．その病棟ではいつも不穏な空気が流れ，「あの人を辞めさせてください．辞めさせてくれないなら，私たちが辞めます」という声も聞こえるようになった．

　看護師長が面接すると，Ｉから「新人や後輩指導は正直言って面倒くさい」「私は患者の愚痴をどこで言ったらいいのですか？」「愚痴を言えないのだったら，これ以上はやっていられません」と言い，態度を改めようとする姿勢はみられなかった．

問題は？

Who（誰が）：中堅看護師の後輩や新人は
When（いつ）：現在
Where（どこで）：外科病棟で
What（何が）：中堅看護師の新人や後輩に対する不適切な対応による不穏な職場環境に
Why（なんで）：心地悪さを感じ
How（どのくらいの影響）：他部署への異動希望が増えたり，離職者が増えたりする危険性がある

問題は何にあるか？

- 中堅看護師Ｉは，自分の思いだけを主張し，周囲を思うことができていない．
- 指摘を受けても，Ｉには受け止めることができる状態になっていない．
- 不穏な空気の職場環境を改善するための取り組みがなされていない．

問題の要因

- 中堅看護師Ｉ自身の過去の体験や，Ｉの価値観を基準にし，それが絶対だと思い込んでいる．
- Ｉは，自分の言動が周囲にどのような影響を与えているのかに気づけていない．
- 看護師長はＩに対して，どのようにはたらきかけてよいかがわからない．

| 問題に対して 何をすべきか？ | ★ 周囲に関心をもち，自ら問題に気づき，考え，問題に取り組むことができるように，振り返りの機会を中堅看護師Iと一緒にもつ． |

★ その機会では，Iの問題行動だけを指摘するのではなく，まずIのよい部分について褒め，Iの存在を認めること（承認）から始める．そして，そのようなIだからこそ，Iの力を借りて，病棟をもっと一緒によくしていきたいという気持ちを伝える．

★ Iのとっている行動に関して，「はい」か「いいえ」で答えることのできるクローズドクエスチョンは避ける．Iの背景や気持ち，考え方にたどり着くことのできる質問の仕方を工夫する．そのためには，自由に答えられるオープンクエスチョンを用いて，隠れているIの思いを引き出す．

★ 問いただしたり，上司の意見を認めさせたりするような，強制力のはたらく質問の仕方は避ける．

★ 「なぜ，そんな発言をするのですか？」という投げかけは，「質問」ではなく「訊問」となる．訊問は相手に「答えたくない」という気持ちを引き起こさせる．「Why（なぜ？）」ではなく，「How（どのようにしたら？）」で質問を投げかけ，Iが自分で考えることができる機会をもたせるようにする．

> 例：
> ・「なぜ，周囲のスタッフのやる気を削ぐような発言をするのですか？」
> ➡「どのようにしたら，周囲のスタッフが働きやすくなりそうですか？」
> ・「なぜ，新人や後輩の指導を面倒くさいと感じるのですか？」
> ➡「どのようにしたら，新人や後輩看護師は成長できると思いますか？」

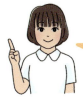

自分のものさしで判断することをやめてみる

コーチングの方法
「自信がない」が口癖の中堅看護師

卒後8年目の中堅看護師Jは，内科病棟で5年間勤務している．もともと，リーダーシップを発揮することは苦手である．しかし，真面目でよく気がつき，患者や家族からだけでなく，医師や同僚からも信頼されている．新人や後輩からは「Jさんみたいな看護師になることが目標です」という声もある．

看護師長Kは，今後リーダーシップ能力も養ってほしいと思っている．そのため，プリセプターや委員など，中堅看護師Jに新たな役割を与え，自信をもってもらいたいと考えている．しかし，Jはいつも「自信がありません．できません．無理です．」と言って，絶対に引き受けようとしない．

問題は？

Who（誰が）：新人看護師や中堅看護師の後輩たちは
When（いつ）：現在
Where（どこで）：内科病棟で
What（何が）：中堅看護師がリーダーとしての役割を果たせないことにより
Why（なんで）：チームメンバー間での連携不足，業務の停滞や混乱をまねき
How（どのくらいの影響）：質の高いケアを提供したり，労働効率を高めたりすることが十分にできなくなる可能性がある

問題は何にあるか？

■ 中堅看護師Jは，自身のラダーに求められる役割を受け入れられていない．
■ 看護師長Kは，Jに新たな役割を担ってもらえるような，うまいはたらきかけが行えていない．

問題の要因

■ 中堅看護師Jには，「失敗したときに，周囲からどう思われるのか？」という不安がある．
■ 「信頼されている自分をこのまま維持するために，それ以上の責任は負いたくない」という気持ちがある．
■ Jは，新たな役割について関心がもてないでいる．
■ 看護師長Kは，Jの成長意欲を高めることができるセンサーが何かが見つけられていない．

| 問題に対して
何をすべきか？ | ★ 中堅看護師Jのすぐれているところ，できているところを褒め，お願いしたいと考えている役割にはJの力が必要であることを強調する．
★ 「どのようにしたら，できるようになると思いますか？」「どのようにしたら，自分に自信をもてるようになると思いますか？」と，Jの意見を聞いてみる．
★ Jが完璧さを求めていて，失敗を恐れているようであるなら，「Jさんにしかできないことをお願いしているのだから，少々の失敗は当然である」ことを伝えてみる．また，「経験したことのないことをやるのだから，Jさんだけでなく，誰もが最初は自信がない」ということを伝える．さらに，Jが尊敬している先輩や，ロールモデルとしている人から，「新たな役割を課せられたときに，どのように対応してきたのか」についての経験を話してもらうようにする．
★ Jが興味をもっている事柄を確認し（見つけ出し），その役割を割り当ててみることも検討する．
★ Jは，将来的にどのようなことをしたいと考えているのかを聞いてみる．何をすればよいのかがわからないということであれば，情報を提供したり，アドバイスしたりしてみる． |

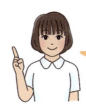

自分でつくった枠をはずし，チャレンジしてみる

column　コーチング

　人間心理を理解して，成長のきっかけを与えるのがコーチングである．人には，周囲から関心や期待が寄せられると，それに応えようとするという「ピグマリオン効果」がはたらくといわれている．上司から，ただ「やりなさい」と一方的に突きつけられたり，強制されたりしたらどうだろうか？　やる気は湧くだろうか？　あまり，乗り気はしないだろう．それでは，「優秀なあなたなら，もっとよくすることができる」と言われたらどうだろうか？「期待されている」ことに嬉しくなり，「頑張ってみよう」という意欲が湧いてくるだろう．

　コーチングでは，「期待されるような人材になれるかもしれない．それなら，一か八かやってみよう」と，対象者の自己成長欲求を刺激することが重要である．コーチングの実施者には，対象者に対して，「期待」と「関心」をもって，成長に必要なポイントを気づかせ，自己啓発させ，成長を促していくことが求められる．

参考文献
1）山崎和久：最新　上手なコーチングが面白いほどに身につく本．中経出版，2009．

接遇態度の改善を図る方法
繰り返し指導しても接遇態度が悪いベテラン看護師

　40代半ばの看護師Lは，内科や外科も経験しているベテラン看護師である．ただし，以前より接遇態度が悪く，患者や家族からクレームがくることもある．

　夜勤時に，ナースコールでオムツ交換を希望した患者に対し，「夜は看護師が少ないから呼ばないでください」と言ったり，家族から入院に関する書類についての質問に対して「私にはわかりません」と適切な対応をしなかったりしている．

　このようなLの行動は，上司や同僚のいる場では見られず，ほかのスタッフがいない場で見られている．看護師長が面接すると，泣きながら「気をつけます」と言い，1週間ほどは態度を改めるが，また同じような接遇態度でクレームをまねいている．

問題は？
- Who（誰が）：患者やその家族は
- When（いつ）：看護師からケアや支援を必要としているときに
- Where（どこで）：入院している病棟で
- What（何が）：看護師の接遇応対が行き届いていないことにより
- Why（なんで）：不快な思いや不自由な思いを余儀なくされ
- How（どのくらいの影響）：治療や療養生活に支障をきたす危険性がある

問題は何にあるか？
- 見られていないときに接遇態度を改められないことに関しての対策が講じられていない．
- 行動の改善が定着するようなはたらきかけなどが行えていない．

問題の要因
- ベテラン看護師L自身が，自分の接遇態度について，実際のところ問題を感じていない．
- 接遇態度の改善が求められていることの重要性を，Lは気づけていない．
- Lは自分を優先する傾向にあり，患者や家族の立場に立って，考えることができていない．
- 看護師長は，Lに面接で泣かれてしまうので，それ以上の介入に進めない．

問題に対して何をすべきか?

★ 接遇態度の良し悪しは，個人だけでなく，病院全体の評価にも影響を与え，患者数の増減にもつながる．それは，病院が存続していくうえで重要な要素であるということをベテラン看護師Lに認識させる．

★ 接遇態度は，患者との信頼関係にも影響を与え，必要なときに情報提供を断られたり，治療への協力も得られなくなったりする．その結果，患者の安全を脅かすとともに，回復を遅延させることもまねくことをLに説明する．

★ Lのこれまでの接遇態度がどのような影響を与えているか，L自身に考えてもらうようにする．ただし，この際，Lの接遇態度を一方的に否定するのではなく，Lがそのような態度をとる背景も考慮する．

★ 接遇研修で，ロールプレイを実施し，Lにも実際に患者役をしてもらい，悪い接遇態度を受けたときに，どのように感じるかを体験してもらう．

★ 接遇態度を改善することによって，L自身にどのようなメリットがあるのかについても伝える．

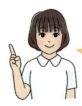

人と人の心をつなぐ潤滑油が接遇

---

column　接遇と患者満足度

　顧客がサービスのクオリティを判断する場合には，①信頼性，②迅速性，③安心感，④共感性，⑤具象性の5つの物差しを使う．これを医療にあてはめると以下のようになる．この5つのなかでは，とくに信頼性が重要である．「自分がやる」と約束したことを守って実行してこそ，患者は信頼して治療やケアを「この病院，この人から受けよう」という気持ちになる．このような視点から，接遇を考えてみる必要がある．

①信頼性：約束した事柄は守る，依頼されたことを正確に行う．
②迅速性：ナースコールで呼ばれたらすぐに駆けつける，頼まれたことはできるだけ早く対応する．
③安心感：患者が必要としている情報を提供する，患者が不安に感じていることに丁寧に納得できるように対応する．
④共感性：患者がどのような状況に置かれているのかを知り，患者の辛さや苦しさを受け止める．
⑤具象性：患者が理解できるように，イラストを使ったり，ビデオを使ったりして説明する．

参考文献
1) 佐藤知恭：続・顧客満足ってなあに？　流通・サービス編．日本経済新聞出版社，1994．

新人看護師を支える職場のつくり方
1人の先輩の言動が波及し，仕事がやりにくくなっている新人看護師

　新人看護師Mの病棟には，M以外に3人の新人看護師が配属され，日勤では先輩看護師とペアを組んで8～10人の患者を受け持っている．入職して2か月目より夜勤オリエンテーションが開始され，5か月目から夜勤の独り立ちが予定されていた．
　しかし，ある日の日勤でMは，10年目の先輩看護師Nから「あなたが夜勤の独り立ちなんて無理よ．こんなに忙しい病棟であなたの夜勤のフォローなんて大変すぎる」と，突然言われてしまった．新人看護師Mは病棟のスタッフとうまくコミュニケーションをとることができず，行動も遅く，記録の記載漏れなど業務が抜けていることもたびたびあった．
　Nは，「Mと一緒に夜勤は負担が大きい」「Mに夜勤の独り立ちは早すぎる」などと，同僚の看護師に話してまわり，ほかにも同じようなことを話す看護師が現れるようになった．そのため，Mが出勤する日は，ナース・ステーションにギスギスとした雰囲気が漂うようになった．Mは日勤勤務をつづけているが，先輩たちの目が気になって緊張してしまい，わからないことが相談できなくなり，失敗も目立つようになり，辞めたいと思うようになった．

問題は？

Who（誰が）：新人看護師は
When（いつ）：現在
Where（どこで）：職場で
What（何が）：心理的安全性が保たれておらず
Why（なんで）：ストレスや業務をうまく対応できないことで
How（どのくらいの影響）：離職する危険性がある

問題は何にあるか？

- 先輩看護師Nは，新人看護師Mの状況を理解しようとしていない．
- Mを支援するプリセプターや，チームで支える教育支援体制が機能していない．
- 看護師長は，Mが病棟のスタッフとうまくコミュニケーションがとれていない現状や業務が抜けてしまう状況があることについて，先輩看護師たちがどのように考えているのか，把握していない．

問題の要因

- 先輩看護師Nが業務負担を強く感じている．
- Nは新人看護師Mに対して，感情が先に立ってしまっている．
- Nの言動の影響力が強く，病棟全体に波及しやすい．

問題に対して何をすべきか？

★ 看護師長は，新人看護師Mが直面している，スタッフとうまくコミュニケーションがとれていない現状や業務が抜けてしまう状況があるといった問題を，早めに察知できるよう努める．また，Mから話を聴く機会を設け，思いを傾聴する．

★ 看護師長は，Mが直面している問題をサポートできる体制を整え，機能するようはたらきかける．たとえば，プリセプターを配置し，さらにプリセプターを支援する担当者をつけて，副看護師長を中心とした教育体制を整備する，といった屋根瓦方式の教育体制の整備を検討するなどが考えられる．

★ 看護師長は，先輩看護師Nやほかのスタッフから話を聴く機会を設け，Mに対する思いや指導上の苦労などを傾聴する．そのうえで，Mに対する偏見があれば是正する．

★ Mのコミュニケーション力を高められるようなかかわりをもったり，話しやすい病棟風土の醸成に努める．

> **改善のポイント**
> ・新人看護師の夜勤勤務の独り立ちの指標やチェックリストを作成し，新人看護師やプリセプターだけでなく，すべての看護師と共有することで，夜勤独り立ちのための課題や時期が明確にできる．自立に対する評価のハードルが高い先輩看護師に対しても，個人的な見解で自立の時期を判断するのではなく，指標に基づいて新人看護師にかかわるよう指導する．
> ・影響力の強い看護師の言動が病棟全体に波及してしまう場合，放置せず速やかにかかわることが必要である．面談により思いを傾聴し，その理由を明確にする．そのうえで，新人看護師へのかかわり方を指導する．

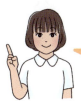

自分の言動が周囲に与える影響について考えてみる

医師との関係を保つ方法
主治医を怒らせてしまった新人看護師

　集中治療室の新人看護師Ｏは，受け持ち患者のベッドサイドで記録を入力していた．そこへ主治医がやってきて，ベッドサイドで患者の尿量やモニターを確認し始めた．Ｏは「お疲れ様です」とあいさつをしたが，患者の情報を主治医と共有することなく，すっとその場を離れて，点滴を取りに行き，またその場に戻ってきた．

　主治医は険しい表情で「あのさ，今日この患者さんを受け持っているのだから，患者さんの変化や何か問題がなかったか，とか教えてほしいんだけど」と，Ｏに声をかけた．居合わせたチームリーダーＰが「すみません，患者さんの報告ですね」と，主治医へ報告したが，Ｏは萎縮してしまい返事ができなかった．

問題は？
- Who（誰が）：患者は
- When（いつ）：入院中に
- Where（どこで）：集中治療室で
- What（何が）：新人看護師と主治医との情報共有が行えないことにより
- Why（なんで）：異常の早期発見・対応が行われず
- How（どのくらいの影響）：命の危険に晒される危険性がある

問題は何にあるか？
- ■ 新人看護師Ｏは，主治医に患者の状態を共有・報告するタイミングが適切でなかった．
- ■ 主治医のＯに対する言い方が不適切であった．
- ■ チームリーダーＰは，Ｏと主治医との関係をうまく調整できていない．

問題の要因
- ■ 新人看護師Ｏは，患者の疾患や病態を理解するアセスメント能力が不十分であり，どのような内容を，どのようなタイミングで報告したらよいのかわからなかった．
- ■ Ｏは，患者の状態を主治医に伝える報告の仕方を十分に習得できていなかった．
- ■ Ｏは，患者の状態を医師と情報共有することの必要性は理解していながらも，主治医に対する苦手意識や恐怖が生じかねない状況となっている．
- ■ チームリーダーＰは，Ｏの状況を説明し，どのように指導・教育して

いくのか，また主治医と一緒に教育を行っていきたい旨を，主治医に伝えることができていなかった．

問題に対して何をすべきか？

★ 新人看護師 O は，患者の疾患や病態に関する自己学習の内容を，先輩看護師から支援を受けながら理解を深めて，自分のアセスメントした患者の状態を，先輩看護師と情報共有する必要がある．新人看護師は，情報を評価するアセスメント能力だけでなく基礎看護技術の習得も必要であるが，日々の看護ケアを実践することで精一杯である．患者へのケアのなかで，「何かおかしい」と気づいたことを先輩看護師と共有したり，具体的な対処を学びながら，報告するスキルを習得していく．

★ 先輩看護師は，医師への報告の仕方を教育し，ロールプレイングなどによって訓練ができる場を O に提供する．

★ 治療方針や看護ケアについて，多職種カンファレンスの場を活用し，患者の状態や患者の目標を医師と情報共有する．日頃から，医師と看護師とが患者について語れる環境を醸成する．

★ チームリーダー P は主治医に対して，報告ができなかった O の対応について問題があったことを認め，今後，報告の仕方やコミュニケーションを改善することができる教育・訓練を行っていくことを伝える．医師からも，報告の内容がわかりやすかったかなど，フィードバックをもらいたい旨を共有し，チームで新人看護師を指導・教育していく．

★ 主治医から，O に対する適切な声かけについて協力を得る．

★ 患者の急変や応援が必要な場面では，緊急コール（スタットコール，コードブルー）で応援要請することを指導するが，日頃から報告方法を訓練することで，要点を押さえた報告につなげていく．

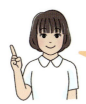

報告は必要な場面で要点を押さえ的確に

チームの動かし方
先輩看護師の意見が強く反映されコミュニケーションがとれていないチーム

　7年目の看護師QはR病棟へ異動した．R病棟に慣れてくるにつれて，この病棟では先輩看護師の意見が強く，若手看護師が意見を言いにくい雰囲気があることを感じるようになった．

　先日，患者の退院に向けチームカンファレンスを行ったとき，先輩看護師Sからは，担当看護師の準備不足に対する指摘や今後行うことの指示など次々と意見があった．一方，担当である2年目の看護師や1年目の看護師からの意見はまったく出ないまま，Sだけが一方的に話して終わってしまった．

　カンファレンス後，QはSに，「若手看護師の意見がなかったですね」と声をかけると，「いつもこうなのよ．忙しいのだから私たちがどんどん決めて指示してあげないと，仕事が終わらないわ」といった反応だった．この状況を気がかりに感じたQが1～2年目の看護師に声をかけると，「この病棟では，先輩看護師の意見が絶対なのです」と，あきらめの表情で語った．

　カンファレンスの持ち方に不全感を感じたQは，看護師長に相談したが，「この病棟は先輩看護師たちがしっかりしているから任せておけば大丈夫よ」と言われ，もやもやした気持ちが残っている．

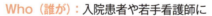

問題は？

Who（誰が）：入院患者や若手看護師に
When（いつ）：従来から
Where（どこで）：職場で
What（何が）：先輩看護師の強い意見のもとで物事を進める体制となっており
Why（なんで）：若手看護師がおかしいと感じていても指摘できず，誤ったことが生じることによって
How（どのくらいの影響）：何らかの不利益を被る危険性がある

問題は何にあるか？

■ 先輩看護師Sは，自分たちの意見が正しいと考え，他者の意見を聞くことや，他者の考えを尊重する機会がもてていない．
■ 若手看護師が自分自身の意見を述べる機会を与えられていない．
■ 看護師長がベテランの看護師に任せっきりにしている．

問題の要因

- 先輩看護師Sは，誤ったリーダーシップ観（自分の意見に従わせることが正しい）をもっている可能性がある．
- Sは，リーダーシップや組織のあり方について学ぶ機会を得られていない（または，機会はあったが十分に学び習得することができていない）．
- R病棟の看護管理者は，正しい知識に基づいた組織マネジメントや人材マネジメントが実践できていない．
- R病棟の看護師長は，スタッフからの声に対し，1つひとつ丁寧に対応することができていない．自己の思い込みで判断し対応しており，自分自身で状況を把握したり確認したりする行動につながっていない．

問題に対して何をすべきか？

- ★ 看護管理者は，組織管理に関する正しい知識や理論に基づいた実践が求められる．組織マネジメントや人材マネジメントに関する正しい知識を学ぶ必要がある．
- ★ 看護管理者は，組織の目標を立て方向づけていく役割をもつ．自部署の組織をどのように方向づけるか，ミッション（使命）やビジョン（目標・ゴール）に基づいた組織運営が求められる．日頃から，"誰かに任せておけばよい"といった思い込みを捨て，自分自身で見極め，判断する能力を高めていく必要がある．
- ★ スタッフの声は，組織を評価する大切なサインである．スタッフの声から，組織の質や状況，課題を抽出し，解決に向けて行動することができる．スタッフの声に対し丁寧に耳を傾け受け止める必要がある．
- ★ 看護管理者には，看護マネジメント・プロセスを理解し，行動していくことが求められる．
- ★ すべての看護師がリーダーシップやメンバーシップ，アサーションについて学び，誰もが安心して意見を述べることができる組織づくりに取り組む．
- ★ 若手の看護師が社会人基礎力を高めるためにも，自分自身で考え意見を述べる機会を提供するようにする．

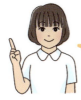

良いチームづくりへつながる取り組みとして
「心理的安全性」「成功循環モデル」などが注目されている

看護師の労働環境のあり方
過剰な負担を強いられている中堅看護師

Tは6年目の中堅看護師で，新人看護師のプリセプターを任されている．チームリーダーの業務をこなしながらの新人指導で，その責任も重く，また，新人の記録の確認や薬剤のチェックなどで，日々，定時では仕事を終えることができない状況となっている．さらに委員会の役割も担っており，その活動はどうしても時間外になってしまい，退勤時間は毎日20時を過ぎてしまう．

また病棟には，育児中であるため夜勤ができない看護師や短時間勤務の看護師が増えている．そのような看護師たちは，育児中であることを理由に，プリセプターや委員会などの役割は割り振られていない．Tは，不公平な業務の割り振りにより一部の看護師の業務負担が増えていることや，夜勤回数が以前より明らかに多くなっていることに対し不満を抱き，さらに疲労が蓄積する日々が続いていることから，病院を辞めようかと考え始めている．

一度，看護師長Uへその思いを伝えてみたが，「お互いさまだから助け合ってほしい」と言うだけで，具体的な改善策は示されなかった．ほかの若手看護師も，さまざまな働き方があることは受け入れながらも，業務や夜勤の負担が偏っていることに対し不満を感じている．

問題は？

Who（誰が）：中堅看護師に
When（いつ）：現在
Where（どこで）：職場で
What（何が）：業務の適正な割り当てや業務量の調整が行えていないことにより
Why（なんで）：業務負担の集中から心身の疲労や不満の蓄積が引き起こされ
How（どのくらいの影響）：離職に至る危険性がある

問題は何にあるか？

- 看護師長Uは，中堅看護師Tをはじめとした，スタッフの業務状況を把握していない（把握しようとしていない）．
- Uは，病棟の業務量を把握し，業務の効率化や適正な業務の割り振りが行われるような業務改善に取り組んでいない．

- Tや若手看護師に業務や夜勤が集中する体制になっている．
- Uは，スタッフの思いに配慮した具体的な改善策を立てていない．

問題の要因

- 看護師長Uは，看護職員の業務の割り振りや負担について把握し，監督する義務があることを理解していない．
- Uは，育児中の看護師が多いことから，業務の不均衡はやむを得ないと考えており，病棟の業務管理に起因するものではないと思っている．
- Uは，育児中の看護師とそれ以外の看護師の業務配分について，個々の状況を把握したうえで，適切に配分することができていない．

問題に対して何をすべきか？

★ 病院組織として，一部の職員に夜勤や業務の過剰な負担が集中しないような病棟業務管理を促す．また，看護部門全体としての夜勤可能人数を把握し，適性や職員の配置に活用する．

★ 育児中の看護師に対し，看護師個々の状況や希望を把握し，短時間勤務を行っていても経験に応じた役割を担えるよう，業務調整を行う．

★ 超過勤務につながる業務の実態について，業務量調査などで可視化を行い，業務改善につなげる．

★ 労働管理の原理・原則に関する勉強会や研修会の機会を設け，正しい理解を促す．

★ ワークライフバランスは，育児や介護中の職員だけでなく，誰もが仕事と生活の調和をとれることが重要である．ヘルシーワークプレイス（健康で安全な職場）について学び，実践していく．

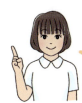

誰もが働きやすい職場を目指す

適正人員配置のあり方
病棟間で偏りがみられる業務量

A病棟は循環器と呼吸器の混合病棟である．稼働率は常に90％以上と高く，入退院の入れ替えや重症患者が多い病棟である．それに加え，現在産休中や病気休暇中のスタッフも数名おり，限られたスタッフ数での勤務状況が続いている．勤務体制は2交代制だが，夜勤では仮眠もほとんどとれず，夜勤終了時刻は昼近くである．日勤も昼食をとるのがやっとな状況である．

院内の病棟によっては，仮眠もとれて残業もない部署もあり，部署間での忙しさの差にスタッフは不満を感じ，辞めたいという声が聞こえはじめている．病院は看護必要度や有休取得率を測定しており，その結果をふまえて職員の配置数を検討してくれていると思ったが，まったく反映される動きはない．また，職員の補充や他部署からの応援を上層部にお願いしても，対応はみられない．最近では，心身の不調から欠勤するスタッフが増えだし，離職を申し出るスタッフも多くなってきている．

問題は？

Who（誰が）：スタッフは
When（いつ）：常に
Where（どこで）：混合病棟で
What（何が）：労働の適正化を図る取り組みが行われていないことにより
Why（なんで）：過重労働を余儀なくされ，心身に不調をきたしたり，他病棟と比較したときの不公平感から
How（どのくらいの影響）：離職に至る危険性がある

問題は何にあるか？

- 看護必要度が測定されているにもかかわらず，そのデータを活用した各病棟の適正人数配置の検討がなされていない．
- スタッフから状況が申告されても，上層部が対応しようとしていない．

問題の要因

- 本来，看護必要度は病棟間での業務量の不公平をなくし，一部のスタッフに業務が過剰に集中することがないようにするために活用されるものであるが，看護必要度の目的が理解されていない．
- 忙しい病棟において，スタッフがどのような状況に陥っているかが把握されていない．

■ 一部の病棟に過重労働が集中している状況を，問題視していない．

問題に対して何をすべきか？

①看護部として取り組むこと
★ 患者数だけに基づいて，看護師を配置する考え方を改めるようにする．
★ 稼働率，患者重症度，看護必要度，有休取得率を加味し，各病棟の看護師の適正人数配置を考えるようにする（キャリア開発ラダー達成度や，臨床経験からみたスタッフの力量も考慮する）．
★ 各病棟の超過勤務時間や休憩・仮眠の取得状況など，労働実態を把握するためのデータ収集を行い，労働基準法に規定された事項を満たしていないのであれば，改善に取り組む．
★ 病棟の労働環境がスタッフの健康状態や患者の安全に与えている影響を調査し，労働環境の改善に努める．
★ 欠員が生じている病棟では，看護補助者を増やしたり，臨時職員を雇用したり，応援勤務の体制を整える．
★ 患者の重症度を考慮した病床管理を行う．

②スタッフとして取り組むこと
★ 上層部に相談しても改善がみられない場合には，労働組合に相談する方法や，自治体の労働局や労働基準監督署内に設置されている総合労働相談コーナーに相談する方法がある．

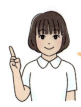

スタッフの心身が健全でなければ，患者安全を保証することはできない

---

column　職員満足度と患者満足度

　職員満足度が充足されなければ，患者満足度は上がらない．職員が満足していれば，必然的に仕事に対するモチベーションが上がり，それが質の高いケア提供につながり，結果として，患者満足度も上がる．患者満足度を上げたいと思うのであれば，職員が労働条件や職場環境などに対して満足しているかどうかを把握し，職員満足度を向上させる取り組みを行っていくことが重要である．

参考文献
1）佐藤知恭：続・顧客満足ってなあに？　流通・サービス編．日本経済新聞出版社，1994．

ステップ 3　臨床現場における看護管理を学ぶ

インシデント報告への対応
インシデントを責められ出勤できなくなった新人看護師とそのフォローができなかったことを思い悩む看護師

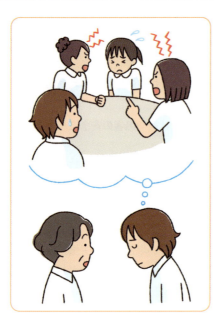

5年目の看護師Wは，新人看護師Xとパートナーシップ・ナーシング・システム（PNS）でペアを組んでいる．

Xは先日の勤務の際，ペアであるWが休憩中に，午後から検査のため食事止めの患者に対し，昼食の配膳を行ってしまった．Wが休憩から戻った際，配膳に気がつき，患者が食べ始める前に食事を引き上げることができた．

その日のカンファレンスで，Xが起こしたインシデントの報告と検討が行われた．カンファレンスでは，Xは参加メンバーからずっと責められ続けた．その後，Xはそのことがきっかけとなり仕事に来ることができなくなり，長期休暇を取得することになった．

ペアであったWは，患者が食べる前に回避できた事例であったため，新人看護師Xのフォローができなかったこと，カンファレンスでXが責められていた際に，声をかけることもできなかったことに責任を感じている．そして，Xとのペアでの業務に不安を感じ，先月より開始されたリーダー役割を降りたいと看護師長に申し出ている．

問題は？

①**新人看護師 X**
Who（誰が）：新人看護師は
When（いつ）：現在
Where（どこで）：職場で
What（何が）：インシデントの再発を防ぐためのカンファレンスが機能していないことにより
Why（なんで）：インシデントを起こしたことに対して責められ続け，心身を病み
How（どのくらいの影響）：長期休暇に入っている

②ペア看護師 W
Who（誰が）：ペアであった看護師は
When（いつ）：現在
Where（どこで）：職場で
What（何が）：新人看護師のフォローやカンファレンスを適切な方向にもっていかなかったことで
Why（なんで）：自身の対応に関して責任を感じ
How（どのくらいの影響）：リーダー役割から離れる可能性がある

問題は何にあるか？
- インシデントが再び起こらないよう振り返りを行うという目的のカンファレンスが，新人看護師 X を責める場となり，機能していない．
- カンファレンスで X が責められたあとのペア看護師 W によるフォロー体制がない．
- W に対するフォロー体制もない．

問題の要因
- 発生したインシデントをカンファレンスで報告し，検討するという正しい目的が，チームのメンバーに理解されていない．
- 参加メンバーは，カンファレンスでインシデントを検討することが再発防止につながることに気がついていない．
- カンファレンスでの議論が本来の目的から逸脱していることに気がつき，軌道修正を行えるスタッフがいなかった．
- 個人を責めても問題解決しないことを参加メンバーは理解していない．
- ペア看護師 W は，新人看護師 X をどのようにフォローしたらよいかわからなかった．

問題に対して何をすべきか？
- ★ カンファレンスの目的・あり方について，チームのメンバーに正しい理解を促す．
- ★ インシデントの振り返り（インシデント報告）では，インシデント当事者の人権を保護することが大前提であることを周知徹底する．
- ★ カンファレンスの前に，リーダーはインシデントの事実確認と起こった要因を客観的に分析する．
- ★ カンファレンスで検討する際は，起きてしまったことに対し当事者を責めるのではなく，どのようにしたら防げるかといった視点で意見交換できるようなファシリテーションを行う．
- ★ 振り返る際，個人の要因ではなく，システム（業務手順含む）やコミュニケーションの観点で建設的な話し合いを行う．
- ★ 当事者を責めるようなことが生じてしまった場合には，リエゾン看護

師や産業医などと連携し，然るべき対応を行う．

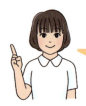

★ 看護管理者は，ペア看護師Wが自身の行動を適切に振り返ることができるように，継続的に支援し続ける．

インシデントは再発を防ぐよう振り返りが大切

column ナッジ（nudge）

　私たちは，日常生活のなかで常に意思決定を行っているが，時に非合理な意思決定を下して取り返しのつかないことになってしまうことがある．たとえば，ダイエット中にもかかわらず，今日は少し頑張ったご褒美だからと，カロリーの高いケーキを食べてしまうことがある．このような人間の行動の非合理な側面に着目したのが行動経済学である．そのなかでも，相手に強制することなく，望ましい行動を後押しするナッジ理論は，幅広い場面での応用が注目されている．

　ナッジは，英語で，もともと「軽く肘先でつつく」という意味があるが，そこから派生して，相手の行動の変容をそっと後押しするという比喩的な意味で使われるようになった．

　ナッジの特長は，強制力をはたらかせることなく相手の行動変容を促すため，相手から反発を招かなくてもすむ．また，相手に動いてほしいときに，何か経済的なインセンティブを与えるなどの取り引きをしなくてもすむ．たとえば，混雑する駅の階段に「10段昇ると消費カロリーの目安は0.8キロカロリー」という案内板を取り付けることで，通勤者に日ごろの運動不足を思い起こさせ，階段を使わせることで，エスカレータの渋滞が緩和されるという仕組みである．

　ほかの理論には，個人の行動や選択の自由を阻害せず，より良い結果へと誘導するリバタリアン・パターナリズムがある．リバタリアン・パターナリズムは，望ましい行動が明確な場合，その選択肢を選びやすくするように設計し，その選択を受け入れない場合には拒否する自由を与えるという考え方である．たとえば，臓器提供の意思表示にかかわる選択において，あらかじめ「同意する」がデフォルトで設定されており，同意しない場合にはその設定を変更するという仕組みである[1]．デフォルトで設定された選択をわざわざ変更する人は多くないため，この仕組みにより，臓器提供者を増やすことができるという．

　ただし，個人の価値観によって，望ましい行動は変わる．望ましい行動に対して倫理的な問題をはらむ場合には，リバタリアン・パターナリズムに基づいた仕組みは慎重になる必要があるであろう．

引用文献
1) 平井啓：リバタリアン・パターナリズム　意思決定の「デフォルト」設定．連載：行動経済学×医療〈第7回〉，医学界新聞，2018年2月26日，医学書院．https://www.igaku-shoin.co.jp/paper/archive/y2018/PA03262_05 より2024年8月21日検索

社会人経験がある新人看護師とそのプリセプターへの対応
同じ失敗を繰り返し，言い訳や嘘をつく新人看護師とそのプリセプター

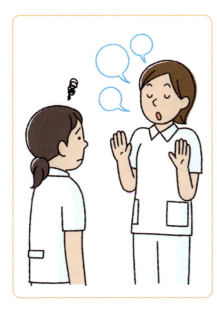

　外科病棟に入職して3か月目の新人看護師G（30歳）には，社会人経験がある．まだ軽症の患者を4〜5人しか担当していないが，処置やケアを忘れていたり，自己判断で報告をしなかったりと何度も同じ失敗を繰り返している．

　しかし，Gの自身に対する評価は高く，プリセプターである卒後4年目の看護師H（26歳）からの指導には言い訳ばかりして，素直に聞き入れない．そのうえ，やっていないことをやったとごまかし，嘘をつくようになった．

　看護師Hは，この状況にどう対応したらよいか困り果て，プリセプターとして自信を喪失し，精神的にも落ち込んでいる．また，患者や家族から看護師Hに対するクレームが来たり，重大インシデントも発生したりしており，Hは責任を感じて「辞めたい」と看護師長に申し出ている．

問題は？

①**新人看護師G**
Who（誰が）：入院患者が
When（いつ）：新人看護師による処置・ケアなどの際に
Where（どこで）：外科病棟で
What（何が）：ヒューマンエラーの防止に向けた対応や対策が行われていないため
Why（なんで）：インシデントが発生し
How（どのくらいの影響）：傷害などの被害にある危険性がある

②**プリセプター看護師H**
Who（誰が）：プリセプター看護師が
When（いつ）：新人看護師のフォロー時
Where（どこで）：外科病棟で
What（何が）：適切な指導や対応を行えず

Why（なんで）：患者・家族からのクレームや重大インシデントが生じたことに対する責任から
How（どのくらいの影響）：離職する危険性がある

問題は何にあるか？

①新人看護師 G
- 自身に対して適正に評価できていない．
- プリセプター看護師 H を自分のプリセプターとして認めていない．
- H から学ぶ姿勢をもっていない．
- 自身の態度や失敗の繰り返しが，患者に取り返しのつかないインシデントを引き起こす危険性があることに関して，教育がされていない．

②プリセプター看護師 H
- 新人看護師 G に適切な教育ができていない．
- 現在の状況を看護師長等に報告し，相談できていない．

問題の要因

①新人看護師 G
- 社会人としての経験があり，「自分はできる」という自信があり，自分ができないことを認めたくない．
- 自分よりも年下のプリセプター看護師 H から指導されることに抵抗がある．
- 自分が患者の安全を脅かすことを認識していない．

②プリセプター看護師 H
- 新人看護師 G は自分よりも年上であることもあり，遠慮してしまい，伝えたいことや言いたいことを言えない．
- 対応に関して，すべて自分で抱え込んでしまっている．

問題に対して何をすべきか？

★ 看護管理者は，新人看護師 G とプリセプター看護師 H のそれぞれに介入する．

①新人看護師 G への介入
★ 新人看護師 G にその日の行動計画を書き出してもらうようにし，また遂行上の注意点を挙げてもらう．そして，その計画は自分で守らせるようにする．
★ G が示した計画や注意点が不十分であったり，認識が誤ったりしている場合には，「このような見方や考え方はどのように思うかしら？」と G の考えを聞くような形で質問する．また，必要に応じて，「私はこの資料に興味をもっていて，実践に役立つと感じますが，G さんはどのように思いますか？」といったような投げかけ方で資料や文献などを紹介し，G の自己学習をサポートする．

- ★ プリセプター看護師 H は，G が自律的に仕事を遂行できるように見守り，サポートする．
- ★ 全体的なフィードバックは，G の状況にあわせながら，1 ～ 2 週間に 1 回など，ある間隔を決めて実施する．その際には，G にまず，できていること，うまくいっていることについて語ってもらい，H から見た客観的な視点でそのことを褒めるようにする．つぎに，うまくいっていないこと，自信がないことについても G 本人から語ってもらう．自分の立てた計画や，書き出した方法がうまくいっていないときは，「どのようにしたらうまくいくのか」といった，G が考える改善策について語ってもらう．H のほうから，「こうすればよい」「ああするべきだった」というような指示や答えを言わないようにする．
- ★ G のできていないことを責めたり，G と同期の新人看護師と比較したりしないようにする．たとえば，処置やケアのし忘れがあった場合には，「これ忘れていない？　やらなくていいの？」と聞くよりは，「あのケアはこれから行うのですよね？」と声をかけるようにする．また，自己判断で報告を怠っているようなときは，「これについて，こういう理由があって状況を知りたいので，教えてくれますか？」といったアプローチをする．

②**プリセプター看護師 H への介入**

- ★ プリセプター看護師 H の，プリセプターとしての働きを客観的に評価する．
- ★ H がプリセプターの役割を果たすように努めても，新人看護師 G との関係性で難しい，あるいは G 自身が変わらなければ状況は改善しないと判断した場合には，プリセプターを別の人に変えてみるのも 1 つの方法である．ただし，H が自分の能力不足によってプリセプターからはずされたと解釈して自分を責めることがないように，状況をきちんと説明する．それと同時に，H の精神的サポートも行う．
- ★ 新たなプリセプターは，H の自尊心を傷つけないように，H より年上でかつ臨床経験年数が 8 年以上あり，病棟の看護師全員から，仕事においても信頼され，尊敬されている人を選出するとよい．

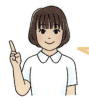

相手がアドバイスしてくれている意味をよく考え，
自分の行動に活かしてみる

Step 3

3 キャリアマネジメント

Step 3-3
学習目標
- キャリア発達理論について理解する.
- キャリア・アンカーについて理解する.

キャリア・キャリア発達・キャリア形成

　「キャリア」とは，過去から将来の長期にわたる職務経験やこれに伴う計画的な能力開発の連鎖と定義されている[1]．キャリア発達理論の提唱者であるスーパーは，キャリアを2つの側面からとらえている．1つ目は「ライフステージ」であり，人生を時間軸で5つの段階に分けている（**表1**）．各段階には特定の課題があり，その課題に取り組むことを通じて人間的な成長を遂げるとしている[2]．2つ目は「ライフロール」である．人は家庭や社会でさまざまな役割（例：子供，学生，労働者，家庭人，余暇人など）をもちながら生活しており，その経験の積み重ねが自身のキャリア形成につながるとしている．どのライフステージにいて，どのようなライフロールをもっているのかを知ることは，自身のキャリア設計に役立つであろう．

　また，スーパーは，仕事や家庭，社会などの集団のなかの人間関係に映し出される自分である「自己概念」が，それぞれの集団の影

表1　キャリア発達のライフステージの段階と特徴

ライフステージ	特徴
成長（誕生〜）	自己概念は，家庭や学校における主要人物との同一視により発達する．興味と能力は，社会参加と現実吟味の増大に伴い，重要となる．自助や社会とのやり取りや目標設定などの行動を学ぶ．
探索（15歳〜）	学校・余暇活動・パートタイム労働において，自己吟味・役割試行・職務上の探索が行われる．
確立（25歳〜）	キャリアの初期は，自分の適性や能力について現実の仕事のかかわりのなかで試行錯誤し，その結果，分野を変える場合もある．なお，試行なしに確立が始まる場合もある．適切な分野が見つかれば，その分野で永続的な地歩を築くための努力がなされる．
維持（45歳〜）	ある地歩を築いているので，安定志向が高まり，パターンの継続がみられ，新しい地盤が開拓されることはほとんどない．向上期にある若手との競争から，現在の地位を守ることに関心が寄せられる．
解放（65歳〜）	身体・精神的な力量が下降し，職業活動は休止する．新しい役割が開発される必要がある．退職によって失ったものの代わりとなる満足源を見つけなければならない．

文献2）より改変

響を受けながら変化を続け，生涯を通して形成・発展させていくととらえている．この自己概念は，自身の主観に基づいた「主観的自己」と他者からのフィードバックによって形成された「客観的自己」の両者が統合的に影響し合って個人のなかに形づくられていくものである．そして，キャリアに関する自己概念を「職業的自己概念」と定義し，それは，自己と他者，自己と複数の環境との相互作用のなかで修正・調整され，個人が仕事から得ることのできる満足度は，その人が職業的自己概念をどれほど実現できたのかに比例するととらえた．つまり，ある1つの職業を選択して就くことは，仕事を通して，自分がどのような人間であるのか，またはどのようになりたいのかを表現するための手段になる．また，仕事の満足度とは，選択した職業を通してその人がありたい自分をどのくらい実現できているのかということになる．そして，キャリア発達とは，職業的自己概念を発達させ，実現していくプロセスとした．

　仕事に対する満足度が低いときは，他者からのフィードバックを通じて，ネガティブな職業的自己概念を変えていくことが必要となる．しかし，自己概念は仕事の場面だけでなく，その人が存在するさまざまな場面での役割によっても形成される．自身のライフロールの観点から，自己概念を総合的にとらえたときに，どの程度，適応できているのかを考えることも大切である．プライベートも含めた人生設計のことをキャリアデザインと呼ぶ．また，時代や環境の変化に合わせて，キャリアを適合できる力を高める（キャリア・アダプタビリティ）ことが重要となる．キャリア・アダプタビリティでは，「関心（Concern）」「統制（Control）」「好奇心（Curiosity）」「自信（Confidence）」という「4つの資源（C）」

表2　4つの資源（C）

①関心 Concern	自分自身のキャリアに関心をもち，将来の自分の夢やビジョンに基づき，キャリアをどのように形成したいか考えること．短期的な視点よりも長期的な視点でみたときの自身のキャリア形成を行うことへの意欲
②統制 Control	選択するキャリアは自分自身で責任をもつ．すなわち，キャリア・アダプタビリティの高い人は，「自分のキャリアは自分でつくる」という意識をもち，キャリア選択に責任をもち，自己責任でキャリア形成をしている．キャリア形成の環境に恵まれていないのであれば，自分で構築したり環境を変えたりする努力を図る
③好奇心 Curiosity	自身の取り組んでいる仕事や活動などに関して好奇心をもち続けること．また，未知のものに対して前向きにかかわり，新しいことに挑戦しようとすること
④自信 Confidence	自分は絶対にできて，困難があっても乗り越えられると思えるように，成功体験を積み上げ，自己効力感を高めていくこと

（**表2**）のそれぞれを高めることで，理想とするキャリア形成につながるとしている．

キャリア・アンカー

　なりたい自分になるための構想を練り，それを具現化していくプロセスがキャリアデザインである．その礎となるのは，個人が絶対に譲ることのできない価値観や欲求である．それは，個人が選択を迫られたとき，その人が最も手放したくないものをつなぎとめておく「碇（アンカー）」であることから，「キャリア・アンカー」と呼ばれている．シャインはキャリアを8つに分類している（**表3**）[3]．

　なお，キャリア・アンカーは，職業と1対

表3　キャリア・アンカーの分類

①専門・職能別	自分も才能を発揮し，専門家として活動することに高い満足感を感じる
②全般管理	ゼネラル・マネジャーになることが価値があることと考える
③自律・独立	どんな仕事においても，自分のやり方，自分のペース，自分の納得する基準を守って仕事を進めたいと考える
④保障・安定	安全・確実で，将来が予測でき，ゆったりした気持ちで仕事ができることを望む
⑤起業家的創造性	起業家や発明家のように，何か新しいことを生み出すといったことに価値を置く
⑥奉仕・社会貢献	"世のなかを良くしたい"という価値観に重きを置く
⑦純粋な挑戦	不可能と思えるような障害を克服すること，解決不能と思われてきた問題を解決することなどに価値を置く
⑧生活様式	ワークライフバランスを重視する

1で結びつけるものではなく，同一職業のなかでも，どこに価値を置くかはそれぞれであることに留意する必要がある．また，仕事を経験して初めて少しずつ明らかになっていくのがキャリア・アンカーであるため，仕事をまったくしたことがない時点での予測ではなく，本人が仕事を経験していくなかで，自身の"こうありたい"というイメージがどのような枠組みであるのかを理解するために活用するようにする．

　自分のキャリア・アンカーを確かめるためには，①自身の才能と能力について，自分の得意なことや自信があることは何か（コンピタンス），反対にないものは何か，②自身の動機と欲求について，自分は何を望んで，何を望まないのか，③自身の意味と価値について，自分が満足しているときは何が基準になっているのか，ということを自身に問いかけてみるとよい[4]．また，組織は，個人のキャリア・アンカーと現在の職務の主な役割との間に乖離がないかどうかを検討し，キャリアを支援していく必要があろう．

引用文献
1) 厚生労働省：［雇用・労働］キャリアコンサルティング・キャリアコンサルタント．
https://www.mhlw.go.jp/stf/seisakunitsuite/bunya/koyou_roudou/jinzaikaihatsu/career_consulting.html より2024年8月21日検索
2) 渡辺三枝子：第2章　ドナルド・スーパー：現象学的アプローチの追究．新版 キャリアの心理学［第2版］―キャリア支援への発達的アプローチ．p.33〜58，ナカニシヤ出版，2018.
3) エドガー・H・シャイン：キャリア・アンカー ― 自分のほんとうの価値を発見しよう．金井壽宏訳，白桃書房，2003.
4) 渡辺三枝子：第7章　エドガー・シャイン：組織内キャリア発達．新版 キャリアの心理学［第2版］―キャリア支援への発達的アプローチ．p.149〜167，ナカニシヤ出版，2018.

Step 3-3　学習の振り返り

- キャリア発達のライフステージのそれぞれの段階と特徴について，説明してみよう．
- キャリア・アダプタビリティを高める方法について，考えてみよう．
- 自身のキャリア形成について，考えてみよう．

column 家庭と仕事の両立

　男女ともに仕事と育児・介護を両立できるようにするため，"子の年齢に応じた柔軟な働き方を実現するための措置の拡充"，"育児休業の取得状況の公表義務の対象拡大や次世代育成支援対策の推進・強化"，"介護離職防止のための仕事と介護の両立支援制度の強化"等の措置を講ずるために「育児休業，介護休業等育児又は家族介護を行う労働者の福祉に関する法律及び次世代育成支援対策推進法の一部を改正する法律」が公布された（令和6年5月31日公布，令和7年4月1日より施行）.

　改正のおもなポイントを下記に示す.

・柔軟な働き方を実現するための措置等が事業主の義務となり，事業主は，「始業時刻等の変更」「テレワーク等（10日以上／月）」「保育施設の設置運営等」「新たな休暇の付与（10日以上／年）」「短時間勤務制度」のなかから2つ以上の措置を選択し，選択した措置について，労働者に対する個別の周知・意向確認が必要.

・所定外労働の制限（残業免除）の対象者に，小学校就学前の子を養育する労働者を含める.

・3歳に満たない子を養育する労働者がテレワークを選択できるように措置を講ずることが，事業主に努力義務化.

・子の看護休暇が見直され，小学校3年生修了までに延長される. 取得事由に，①病気・けが，②予防接種・健康診断，③感染症に伴う学級閉鎖等，④入園（入学）式，卒園式が追加.

・妊娠・出産の申出時や子が3歳になる前に，労働者へ仕事と育児の両立に関する個別の意向聴取・配慮が，事業主に義務化.

・育児休業等の取得状況の公表の義務化が，従業員数300人超の企業に適用.

・介護に直面した旨の申出をした労働者に対する個別の周知・意向確認の措置，介護に直面する前の早い段階（40歳等）での両立支援制度等に関する情報提供を行う. また，仕事と介護の両立支援制度を利用しやすい雇用環境の整備が義務化され，要介護状態の対象家族を介護する労働者がテレワークを選択できるよう措置を講ずることが努力義務化. 介護休業について，引き続き雇用された期間が6か月未満の労働者を労使協定に基づき除外する仕組みを廃止. 除外できる労働者は，週の所定労働日数が2日以下.

看護職の働き方改革

Step 3

4

Step 3-4 学習目標

- 働き方改革関連法（時間外労働時間の上限規制，年次有給休暇の取得義務化，雇用形態にかかわらない公正な待遇の確保）の内容について理解する.
- 就業継続が可能な看護職の働き方について理解する.
- タスク・シフト／シェアおよびその基本理念について理解する.
- 特定行為について理解する.

働き方改革とは

わが国は，"少子高齢化に伴う生産年齢（15歳以上65歳未満）人口の減少"や"育児や介護との両立など，働く人のニーズの多様化"などの状況に直面しているなかで，投資やイノベーションによる生産性向上とともに，就業機会の拡大や意欲・能力を存分に発揮できる環境をつくることが重要な課題になっている．このため，日本政府は2016年に「働き方改革」の取り組みを開始した．同年9月には，「一億総活躍社会」の実現を目的とした「働き方改革実現会議」が発足し，2017年3月に，「長時間労働の是正」や「柔軟な働き方がしやすい環境整備」などの具体的な方向性を示した「働き方改革実行計画」がまとめられた．そして，2018年6月に「働き方改革法案」が成立し，2019年4月からは「働き方改革関連法（働き方改革を推進するための関係法律の整備に関する法律）」が順次，施行となった．

厚生労働省は，「働き方改革」を，働く人々が個々の事情に応じた多様で柔軟な働き方を自分で「選択」できるようにするための改革と定義している．

働き方改革関連法の施行

1 時間外労働の規制，年次有給休暇の取得，公正な待遇の確保

働き方改革を推進するための関係法律の整備に関する法律（働き方改革関連法）の施行により，事業主は①時間外労働時間の上限規制（2019年［中小企業2020年］4月1日より施行）（**表1**），②年次有給休暇の取得義務化（2019年4月1日より施行）（**表2**），③雇用形態にかかわらない公正な待遇の確保（2020年［中小企業2021年］4月1日より施行）（**表3**）を遵守しなければならなくなった[1]．

後述する労働時間としてみなされる場合には，時間外勤務として賃金の支払いが必要となるため，留意されたい[2]．

表 1　時間外労働時間の上限規制

- 残業時間の上限は，原則として月 45 時間・年 360 時間とし，臨時的な特別の事情がなければ，これを超えることはできない．
- 臨時的な特別の事情があって労使*が合意する場合でも，以下を超えることはできない．
  - ・年 720 時間以内
  - ・複数月平均 80 時間以内（休日労働を含む）
  - ・月 100 時間未満（休日労働を含む）
- *労使：「労働者」と「使用者」のこと．労働者は「職業の種類を問わず，事業または事務所に使用される者で，賃金を支払われる者」，使用者は「事業主または事業の経営担当者その他その事業の労働者に関する事項について，事業主のために行為をするすべての者」をいう．

表 2　年次有給休暇の取得義務化

- すべての企業（医療機関も含む）において，年 10 日以上の年次有給休暇が付与される労働者に対して，年次有給休暇の日数のうち，年 5 日については，使用者が時季を指定して取得させることが必要となる．

表 3　雇用形態にかかわらない公正な待遇の確保

- 同一企業内において，正規雇用労働者と非正規雇用労働者*との間で，基本給や賞与などの個々の待遇ごとに，不合理な待遇差を設けることは禁止とする．
  - ⇒同一労働同一賃金：どのような雇用形態を選択しても，納得が得られる処遇を受けられ，多様な働き方を自由に選択できるようにする．
- *非正規雇用労働者：パートタイム労働者・有期雇用労働者・派遣労働者

2　看護職の労働時間としてみなされる場合

a　時間外の院内研修

下記の①〜③に該当する教育は，時間外で行われた場合，時間外勤務として扱う．

①研修の教育内容が業務そのものか，業務と密接に関連するもの

②参加が強制されているか，名目上「自由参加」とされていても欠席すると何らかの不利益措置がある

③職員自身の労働安全衛生に関する教育

b　始業時間前の業務（患者の情報収集など）

業務の準備（情報収集など）に必要な時間が所定労働時間内に含まれておらず，始業前に出勤しなければならない場合などは，時間外勤務として扱う．

c　ユニフォームの更衣の時間

業務に就く際や業務終了後の更衣は，業務の準備行為と後片づけとなるため，労働時間として扱うことが適切である．

d　管理職の時間外勤務

労働基準法第 41 条では，事業の種類にかかわらず，監督もしくは管理の地位にある者（管理監督者）は，深夜業を除く労働時間，休憩および休日に関する規定が適用されないと定められている．ただし，労働基準法上の「管理監督者」とは，職場内のいわゆる「管理

職」の定義とは異なり，経営上の責任を負う一方で，相応の高い処遇を受け，自分自身の労務管理に大幅に自由裁量があることなどが判断基準となっている．この権限をもっていなければ，管理監督者に相当しないこととなる．

看護職における働き方改革

　日本看護協会では，国の「働き方改革」を受け，看護における働き方改革の目標を「働き続けられる仕組みを創る．その仕組みは実現可能で，持続可能な仕組みであること，看護職が生涯にわたって，安心して働き続けられる環境づくりを構築し推進する」として掲げている．この目標のもと，すべての看護職が健康で安全に働き続けられる働き方を実現すること，また，個々の多様な属性やニーズに応じて組織が対応するための方策について検討が重ねられた[2]．

　たとえば，2019年に行われた「病院および有床診療所における看護実態調査」[3]では，長時間労働の常態化，業務開始時刻前より業務を始める（前残業），持ち帰り業務，勤務時間外の研修など，カウントされない時間外労働と未払い残業問題の常態化，暴力・ハラスメントにより心身の健康を脅かされる看護職の増加，多様な働き方や能力・役割・成果に対する公平な評価・処遇が求められていることなどが明らかとなった．看護職の持続可能な働き方に関連する4つの要因（①夜勤負担，②時間外労働，③暴力・ハラスメント，④仕事のコントロール感）も特定され，これらが良好であると就業継続意向や仕事満足度によい影響を与え，さらに賃金が就業継続に強く関係していることが示された．これらの結果から，「就業継続が可能な看護職の働き方」として，5要因10項目が提案された（**表4**）[4]．日本看護協会は，看護職の働き方への対応は，組織や管理職が行うマネジメントだけではなく，組織・管理職と一人ひとりの看護職の双方が話し合う機会を設けながら，互いに努力し取り組んでいくことが重要であることを強調している[4]．

医師の働き方改革

　日本の医療は，医師の長時間労働に支えられており，医療機関はこの抜本的な勤務環境の改善には時間を要することから，5年の猶予期間が設けられ，2024年4月から，医師の働き方改革が施行された．医師の働き方改革は，「良質かつ適切な医療を効率的に提供する体制の確保を推進するための医療法等の一部を改正する法律」（2021年5月28日公布）に基づいている．この法律の趣旨には，医師の働き方改革に加え，「各医療関係職種の専門性の活用の推進」が含まれている．

　なお，医師の年間時間外労働の上限（**表5**）は，医師の臨床経験年数や医療機関の特性に応じて，A水準，B水準，連携B水準，C-1水準，C-2水準のいずれかの水準が適用される．今後は，B水準，連携B水準を2035年度末までに段階的に解消し，C水準は縮減することが想定されている．

医師の働き方改革による看護への影響

　医師の労働時間短縮に向けた取り組みとして行われているのがタスク・シフト／シェアである（**表6**）[5]．タスク・シフトは，医療従

表 4　就業継続が可能な看護職の働き方の提案

5 つの要因	10 項目
①**夜勤負担**	1) 勤務間隔は 11 時間以上あける（勤務間インターバルの確保） 2) 勤務拘束時間 13 時間以内とする 3) 仮眠取得の確保と仮眠環境の整備をする 4) 頻繁な昼夜遷移が生じない交代制勤務の編成とする
②**時間外労働**	1) 夜勤・交代制勤務者においては時間外労働をなくす 2) 可視化されていない時間外労働*を把握し，必要な業務は所定労働時間に取り込む 　＊：業務開始前残業（前残業）や持ち帰り業務，勤務時間外での研修参加等（業務時間外残業）
③**暴力・ハラスメント**	1) 暴力・ハラスメントに対し，実効性のある組織的対策を推進する 2) 上司・同僚・外部からのサポート体制を充実させる
④**仕事のコントロール感**	1) 仕事のコントロール感を持てるようにする
⑤**評価と処遇**	1) 仕事・役割・責任等に見合った評価・処遇（賃金）とする

文献 4) より引用

表 5　時間外・休日労働時間の上限時間

水準	対象	年間時間外労働の上限
A 水準	原則，すべての勤務医に対して適用	960 時間
B 水準	地域医療確保のため，自院内で長時間労働が必要な場合（救急医療など，高度医療を提供する医療機関）	1,860 時間
連携 B 水準	地域医療確保のため，本務以外の副業・兼業として派遣される際に適用（医師派遣を行う医療機関）	1,860 時間
C-1 水準	臨床研修医，専攻医の研修のために長時間労働が必要な場合に適用（臨床研修医，専攻医を雇用する医療機関）	1,860 時間
C-2 水準	専攻医を卒業した医師の技能研修のために長時間労働が必要な場合に適用（特定高度技能研修者を雇用する医療機関）	1,860 時間

事者の合意形成のもとで医師が担う業務の一部を他職種へ移管することを，タスク・シェアは複数の職種で業務を分担して行うこと（共同化）を指す．日本看護協会による「看護の専門性の発揮に資するタスク・シフト／シェアに関するガイドライン及び活用ガイド」[6]では，国におけるタスク・シフト／シェア推進の流れは，「これまで医師が行ってきた業務をどの職種に任せるか」という，医師の働き方改革に主眼が置かれているが，タスク・シフト／シェア推進は国を挙げた多職種が関与する大きな医療の変革であることから，看護師がその専門性をさらに発揮し，患者中心のより質の高い医療を提供できるようにするための契機とすべきであることを述べている．

　そのため，①看護師が専門性を発揮し，患者の状態やその変化に応じて判断・対応でき

表6　医師の労働時間短縮に向けた取り組み：タスク・シフト／シェア

職種	タスク・シフト／シェアが可能な業務
看護師	・特定行為（38行為21区分）の実施 ・事前に取り決めたプロトコールに基づく薬剤の投与，採血・検査の実施 ・救急外来における医師の事前の指示や事前に取り決めたプロトコールに基づく採血・検査の実施 ・血管造影・画像下治療（IVR）の介助 ・注射，採血，静脈路の確保等 ・カテーテルの留置，抜去等の各種処置行為 ・診察前の情報収集
助産師	・院内助産 ・助産師外来
薬剤師	・周術期の薬学的管理等 ・病棟等における薬学的管理等 ・事前に取り決めたプロトコールに沿って行う処方された薬剤の投与量の変更等 ・薬物療法に関する説明等 ・医師への処方提案等の処方支援
診療放射線技師	・撮影部位の確認，検査オーダーの代行入力等 ・血管造影・画像下治療（IVR）における補助行為 ・放射線検査等に関する説明，同意書の受領 ・放射線管理区域内での患者誘導
臨床検査技師	・心臓・血管カテーテル検査，治療における直接侵襲を伴わない検査装置の操作 ・病棟・外来における採血業務 ・輸血に関する定型的な事項や補足的な説明と同意書の受領 ・生体材料標本，特殊染色標本，免疫染色標本等の所見の報告書の作成
臨床工学技士	・人工心肺を施行中の患者の血液，補液及び薬剤の投与量の設定及び変更 ・全身麻酔装置の操作 ・各種手術等において術者に器材や医療材料を手渡す行為 ・生命維持管理装置を装着中の患者の移送
理学療法士・作業療法士・言語聴覚士	・リハビリテーションに関する各種書類の記載・説明・書類交付
医師事務作業補助者その他の職種	・診療録等の代行入力 ・各種書類の記載 ・医師が診察をする前に，医療機関の定めた定型の問診票等を用いて，診察する医師以外の者が患者の病歴や症状などを聴取する業務 ・日常的に行われる検査に関する定型的な説明，同意書の受領 ・入院時のオリエンテーション ・院内での患者移送・誘導

文献5）をもとに作成

るよう，医師とのタスク・シフト／シェアに取り組むこと，②看護師がその専門性を要する業務に専念できるよう，他職種との業務分担を推進することにより，「看護の専門性の発揮に資するタスク・シフト／シェア」を進めていくことの必要性を説いている．当該ガイドラインで示された基本理念（**表7**）の視点に立って，タスク・シフト／シェアの推進を図ることが求められる．

表7　看護の専門性の発揮に資するタスク・シフト／シェアに係る基本理念

理念1　国民に必要な医療を安全かつタイムリーに提供できる

● 医療関係職種それぞれの専門性を軸に，役割を発揮できる体制や効率的な業務実施体制が構築されているかどうか？
● タスク・シフト／シェアの内容，多職種間の業務分担や業務実施体制の見直しにおいて，患者中心の医療はもちろんのこと，医療の質や安全性が担保されるものとなっているかどうか？
● 新たな業務を担うこととなった職種等に対して，あらかじめ必要な教育・研修を行い，サポートするなどの体制が整備されているかどうか？

理念2　法令で示されている各職種の業務内容や業務範囲，指示のあり方等について理解し，守る

● 法令で示されている各職種の①業務の内容（実施できること，できないこと），②業務を実施する際の指示のあり方，③業務を実施できる場，④業務を実施する際の要件（必要な研修や業務実施体制など）などを把握して，理解し，順守できているかどうか？

理念3　「看護職の倫理綱領」（2021年）及び「看護業務基準」（2021年改訂版）に準拠する

● あらゆる場で実践を行う看護職を対象とした行動指針である「看護職の倫理綱領」に準拠しているかどうか？
● 保健師助産師看護師法で規定されたすべての看護職に共通の看護実践の要求レベルと責務を示す「看護業務基準」に準拠しているかどうか？

理念4　患者にとっての利益を共通目標とし，多職種でタスク・シフト／シェアについて取り組む

● 組織においてタスク・シフト／シェアの検討を行う際には，多職種から構成される検討の場を設け，「患者にとっての利益」を共通の目標としているかどうか？

理念5　看護師がさらに専門性を発揮し，患者中心のより質の高い医療を提供できる環境を整備する

● ①看護師が専門性を発揮し，患者の状態やその変化に応じて判断・対応できるよう医師とのタスク・シフト／シェアに取り組むこと，②看護師がその専門性を要する業務に専念できるよう他職種との業務分担を推進することによって，「看護の専門性の発揮に資するタスク・シフト／シェア」を進められているかどうか？

文献6）をもとに作成

特定行為とは

1　特定行為研修制度の主旨

すべての団塊の世代が75歳以上を迎えて超高齢社会が加速する2025年に向け，在宅医療などのさらなる推進を図るが，個別に熟練した看護師だけでは足りず，医師または歯科医師の判断を待つことなく，手順書により，一定の診療の補助（たとえば脱水時の点滴［脱水の程度の判断と輸液による補正］など）を行う看護師を養成・確保することの必要性が示された．そして，その行為を特定し，手順書によりそれを実施する場合の研修制度として，2014年6月に「特定行為に係る看護師の研修制度」が創設され，2015年10月より開始となった[7]．

特定行為研修を修了した看護師が，患者の状態を見極めることで，タイムリーな対応が可能になり，また患者や家族の視点に立ったわかりやすい説明ができ，「治療」と「生活」の両面からの支援の促進に貢献することが期待されている．加えて，特定行為研修の修了

者を増やすことは，医師の働き方改革を推進するための重要な方策となっている．

2 特定行為の実施

　特定行為は，診療の補助であり，あらかじめ医師が定めた手順書によって，特定行為研修を修了した看護師が実施する．手順書により実施する特定行為には，実践的な理解力，思考力および判断力ならびに高度かつ専門的な知識および技能が特に必要とされる38の行為があり，21の特定行為区分に分けられている（**表8**）[8]．なお，処方や死亡の診断は，診療の補助に該当しないため，特定行為研修を修了したか否かにかかわらず，従来どおり看護師は行うことはできない．

　手順書は，医師または歯科医師が看護師に診療の補助を行わせるために，その指示として作成する文書であり，「看護師に診療の補助を行わせる患者の病状の範囲」「診療の補助の内容」などを記載することが定められている（**表9**）[9]．

　研修受講前はその都度，患者の状況や状態を医師に報告し，医師の指示のもと処置などを行う必要があるが，特定行為研修を修了すると，手順書に規定された「診療の補助を行ってもよい患者の病状の範囲」内であれば，医師からの指示がなくても，特定行為の実施を行うことができる（**図1**）[10]．

表8　特定行為区分と特定行為

特定行為区分の名称	特定行為
呼吸器（気道確保に係るもの）関連	経口用気管チューブまたは経鼻用気管チューブの位置の調整
呼吸器（人工呼吸療法に係るもの）関連	侵襲的陽圧換気の設定の変更
	非侵襲的陽圧換気の設定の変更
	人工呼吸管理がなされている者に対する鎮静薬の投与量の調整
	人工呼吸器からの離脱
呼吸器（長期呼吸療法に係るもの）関連	気管カニューレの交換
循環器関連	一時的ペースメーカの操作および管理
	一時的ペースメーカリードの抜去
	経皮的心肺補助装置の操作および管理
	大動脈内バルーンパンピングからの離脱を行うときの補助の頻度の調整
心嚢ドレーン管理関連	心嚢ドレーンの抜去
胸腔ドレーン管理関連	低圧胸腔内持続吸引器の吸引圧の設定およびその変更
	胸腔ドレーンの抜去
腹腔ドレーン管理関連	腹腔ドレーンの抜去（腹腔内に留置された穿刺針の抜針を含む）

表 8 続き

特定行為区分の名称	特定行為
ろう孔管理関連	胃ろうカテーテルもしくは腸ろうカテーテルまたは胃ろうボタンの交換
	膀胱ろうカテーテルの交換
栄養に係るカテーテル管理 （中心静脈カテーテル管理）関連	中心静脈カテーテルの抜去
栄養に係るカテーテル管理 （末梢留置型中心静脈注射用カテーテル管理）関連	末梢留置型中心静脈注射用カテーテルの挿入
創傷管理関連	褥瘡または慢性創傷の治療における血流のない壊死組織の除去
	創傷に対する陰圧閉鎖療法
創部ドレーン管理関連	創部ドレーンの抜去
動脈血液ガス分析関連	直接動脈穿刺法による採血
	橈骨動脈ラインの確保
透析管理関連	急性血液浄化療法における血液透析器または血液透析濾過器の操作および管理
栄養および水分管理に係る薬剤投与関連	持続点滴中の高カロリー輸液の投与量の調整
	脱水症状に対する輸液による補正
感染に係る薬剤投与関連	感染徴候がある者に対する薬剤の臨時の投与
血糖コントロールに係る薬剤投与関連	インスリンの投与量の調整
術後疼痛管理関連	硬膜外カテーテルによる鎮痛剤の投与および投与量の調整
循環動態に係る薬剤投与関連	持続点滴中のカテコラミンの投与量の調整
	持続点滴中のナトリウム，カリウムまたはクロールの投与量の調整
	持続点滴中の降圧剤の投与量の調整
	持続点滴中の糖質輸液または電解質輸液の投与量の調整
	持続点滴中の利尿剤の投与量の調整
精神および神経症状に係る薬剤投与関連	抗けいれん剤の臨時の投与
	抗精神病薬の臨時の投与
	抗不安薬の臨時の投与
皮膚損傷に係る薬剤投与関連	抗癌剤その他の薬剤が血管外に漏出したときのステロイド薬の局所注射および投与量の調整

文献 8）より引用

表9　手順書の記載事項

1. 看護師に診療の補助を行わせる患者の病状の範囲
2. 診療の補助の内容
3. 当該手順書に係る特定行為の対象となる患者
4. 特定行為を行うときに確認すべき事項
5. 医療の安全を確保するために医師または歯科医師との連絡が必要となった場合の連絡体制
6. 特定行為を行った後の医師または歯科医師に対する報告の方法

文献9)より引用

特定行為の実施（研修受講前）

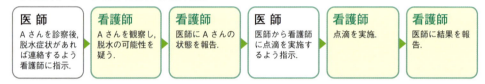

特定行為の実施（研修受講後）

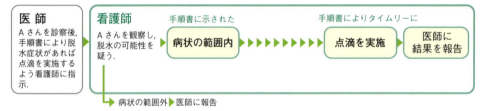

図1　特定行為の実施の流れ
文献10)より引用

3 研修の内容

　特定行為研修は厚生労働大臣が指定する研修機関で行われ，すべてに共通して学ぶ「共通科目」と，特定行為区分ごとに学ぶ「区分別科目」の研修に分かれている．研修は，指定研修機関での講義・演習・実習によって行われ，一部の指定研修機関では講義と演習にeラーニングが導入されている．「共通科目」の合計時間数は250時間，「区分別科目」の合計時間数は，区分ごとに設定された時間数で5〜34時間となっている．特定行為研修修了後には，指定研修機関より修了証が交付され，指定研修機関は，研修修了者の名簿を厚生労働省に報告する．また，特定行為研修制度の普及および特定行為研修修了者の確保を図るため，領域別パッケージ研修（在宅・慢性期領域，外科術後病棟管理領域，術中麻酔管理領域，救急領域，外科系基本領域，集中治療領域）も提供されている．

　なお，特定行為研修は，国が法律上位置づけた制度であり，「特定看護師」という資格を付与する制度ではない．また，特定行為研修は，医療安全に配慮し，在宅を含む医療現場において，高度な臨床実践能力を発揮できるよう，自己研鑽を継続する基盤を構築するものとされ，更新制ではない．

引用文献

1) 厚生労働省：「働き方改革」の実現に向けて.
https://www.mhlw.go.jp/stf/seisakunitsuite/bunya/0000148322.html
2) 日本看護協会：看護職の働き方改革.
https://www.nurse.or.jp/nursing/shuroanzen/hatarakikata/index.html
3) 日本看護協会：2019年 病院および有床診療所における看護実態調査報告書. 2020.
https://www.nurse.or.jp/home/publication/pdf/report/2020/efficiency_report2019.pdf
4) 日本看護協会：就業継続が可能な看護職の働き方の提案. 2021.
https://www.nurse.or.jp/nursing/shuroanzen/hatarakikata/pdf/wsr_fornurse.pdf
5) 厚生労働省医政局長：現行制度の下で実施可能な範囲におけるタスク・シフト／シェアの推進について. 医政発0930第16号（令和3年9月30日）.
6) 日本看護協会：看護の専門性の発揮に資するタスク・シフト／シェアに関するガイドライン及び活用ガイド. 2022.
https://www.nurse.or.jp/nursing/assets/shift_n_share/guideline/tns_guideline.pdf
7) 厚生労働省：特定行為に係る看護師の研修制度.
https://www.mhlw.go.jp/stf/seisakunitsuite/bunya/0000077077.html
8) 厚生労働省：特定行為に係る看護師の研修制度. 特定行為区分とは.
https://www.mhlw.go.jp/stf/seisakunitsuite/bunya/0000077098.html
9) 厚生労働省：特定行為に係る看護師の研修制度. 手順書とは.
https://www.mhlw.go.jp/stf/seisakunitsuite/bunya/0000070337.html
10) 厚生労働省：これからの医療を支える看護師の特定行為研修制度 ご案内（医療関係者の皆さまへ）（令和3年5月改訂）.
https://www.mhlw.go.jp/content/10800000/000780300.pdf

URLはすべて2024年12月6日検索

Step 3-4
学習の振り返り

- 時間外労働時間の上限規制や時間外労働に含まれるものについて，説明してみよう.
- 看護職が就業継続できる労働環境を整えるためには，どのような取り組みが必要になるかを説明してみよう.
- タスク・シフト／シェアおよびその基本理念について説明してみよう.
- 特定行為に係る看護師の研修制度について説明してみよう.

---

column　労働環境に関するルール

労働基準法第34条には，労働時間に応じた休憩時間を確保することが定められている. 具体的には，6時間を超え8時間以下の場合は少なくとも45分，8時間を超える場合は少なくとも1時間の休憩を提供しなければならない. 組織は，職員の労働能率や疲労度をふまえ，適切な休憩時間の長さを設定して就業規則に示し，遵守する取り組みを行っていかなければならない.

夜勤を行う女性労働者の就業環境などの整備に対し，厚生労働省は，事業主（病院などの経営者）が講ずべき措置についての指針（深夜業に従事する女性労働者の就業環境等の整備に関する指針）を定めている. なお，ここでいう深夜業とは，原則として，午後10時から午前5時までのことを指す.

指針には，①通勤，業務遂行の際における安全確保，②子どもの養育または家族の介護などの事情に対する配慮，③仮眠室，休養室などの整備，④健康診断，などが講ずべき措置として示されている. 労働基準法では仮眠時間についての規定はないが，当該指針に則り，「通勤，業務遂行の際における安全確保」を保障できる仮眠時間を確保することが求められる.

column ストレスチェック制度

■1 ストレスチェック制度とは

2006（平成 18）年に「労働者の心の健康の保持増進のための指針」が厚生労働省より公表されたが，その後も仕事による強いストレスが原因で精神障害を発病し，労災認定される労働者が増加傾向にあり，労働者のメンタルヘルス不調を未然に防止することが，ますます重要な課題となっていた。このような背景をふまえ，「労働安全衛生法の一部を改正する法律」（平成 26 年 6 月 25 日公布）により，労働者の心理的な負担の程度を把握するための検査（ストレスチェック）およびその結果に基づく面接指導の実施等を内容とした「ストレスチェック制度」が新たに創設され，2015（平成 27）年 12 月 1 日より施行となった。

ストレスチェック制度は，定期的に労働者のストレスの状況について検査を行い，本人にその結果を通知して自らのストレスの状況について気づきを促し，個人のメンタルヘルス不調のリスクを低減させるとともに，検査結果を集団的に分析し，職場環境の改善につなげることによって，労働者がメンタルヘルス不調になることを未然に防止することを主な目的としたものである[1]（**表 1**）。常時 50 人以上の労働者を使用する事業場にストレスチェックの実施が義務づけられており，それ以外の事業場では，今のところ努力義務となっている。2024 年 10 月，厚生労働省は常時 50 人未満の事業場に対しても義務化する方針を決議した。

ストレスチェック結果については，労働者に対して①〜③の内容を必ず通知しなければならない[2]。

① 個人のストレスプロフィール（〈職場における当該労働者の心理的な負担の原因に関する項目，心理的な負担による心身の自覚症状に関する項目，職場における他の労働者による当該労働者への支援に関する項目〉の 3 つの各項目の個人ごとのストレスの特徴や傾向を，数値・図表などで示したもの）

② ストレスの程度（高ストレスに該当する

表 1　ストレスチェック制度の概要

- 事業者は，労働者に対し，厚生労働省令で定めるところにより，医師，保健師その他の厚生労働省令で定める者による心理的な負担の程度を把握するための検査（ストレスチェック）を行わなければならない。
- 検査結果は，検査を実施した医師等から直接本人に通知され，あらかじめ本人の同意を得ないで，検査結果を事業者に提供してはならない。
- 事業者は，検査結果の通知を受けた労働者のうち，厚生労働省令で定める要件に該当する労働者から申出があったときは，厚生労働省令で定めるところにより，医師による面接指導を行わなければならない。
- 事業者は，申出を理由として，不利益な取扱いをしてはならない。
- 事業者は，面接指導の結果に基づき，厚生労働省令で定めるところにより，医師の意見を聴き，その意見を勘案し，必要があると認めるときは，就業上の措置を講じなければならない。
- 厚生労働大臣は，事業者が講ずべき措置の適切かつ有効な実施を図るため必要な指針を公表する。

表 2　うつ病のサイン ─自分で気づく変化

1. 悲しい，憂鬱な気分，沈んだ気分
2. 何事にも興味がわかず，楽しくない
3. 疲れやすく，元気がない（だるい）
4. 気力，意欲，集中力の低下を自覚する（億劫，何もする気がしない）
5. 寝つきが悪くて，朝早く目が覚める
6. 食欲がなくなる
7. 人に会いたくなくなる
8. 心配ごとが頭から離れず，考えが堂々めぐりする
9. 失敗や悲しみ，失望から立ち直れない
10. 自分を責め，自分は価値がないと感じる

文献 3) より引用

かどうかを示した評価結果）
③面接指導の対象者か否かの判定結果
　なお，「セルフケアのためのアドバイス」や「事業者への面接指導の申出方法（申出窓口）」（面接指導の対象とされた者に限る），「面接指導の申出窓口以外のストレスチェック結果について相談できる窓口」については，通知することが望ましいとなっている [2]．

2 セルフケア

　メンタルヘルス不調を予防するためには，日頃のセルフケアが大切になることから，セルフケアのポイントの情報提供は重要である．
　セルフケアは，労働者自身がストレスやこころの健康について理解し，自らのストレスを予防したり，軽減したり，対処したりすることを指す [3]．セルフケアの目標は，①正しい知識を学ぶことにより，労働者自身がストレスや心身の不調に気づくことができるようになる，②労働者自身がストレスに気づくことにより，自発的にストレスに適切に対処できる，③労働者がストレスに対して自分で予防・軽減ができるように

なることである．
　①については，うつ病のサイン（表 2）[3]を自分で気づけるように促し，このようなサインがみられ，仕事や日常生活に支障が出てくるようであれば，うつ病の可能性があることから，早めに産業医や保健師，専門医に相談することを伝えていくことが重要である [3]．②，③については，セルフケアの基本として，規則正しい生活を保ち，適切な食事，睡眠，運動を日々心がけることに加えて，ストレス解消法，ストレス対処法などの情報提供を行っていくことも大切である．

引用文献
1) 厚生労働省：心理的な負担の程度を把握するための検査及び面接指導の実施並びに面接指導結果に基づき事業者が講ずべき措置に関する指針．心理的な負担の程度を把握するための検査等指針公示第 3 号（最終改正：平成 30 年 8 月 22 日）．https://www.mhlw.go.jp/content/11300000/000346613.pdf より 2024 年 8 月 20 日検索
2) 厚生労働省：ストレスチェック制度導入ガイド．https://www.mhlw.go.jp/bunya/roudoukijun/anzeneisei12/pdf/160331-1.pdf より 2024 年 8 月 20 日検索
3) 厚生労働省：セルフケアのポイント．https://kokoro.mhlw.go.jp/etc/pdf/afterSC_selfcare_A3.pdf より 2024 年 8 月 20 日検索

看護師国家試験過去問題（解答・解説）

問題

■ インシデントレポートについて適切なのはどれか. **2つ選べ.**　　　　(113回・午後89)
1. 法令で書式が統一されている.
2. 責任追及のためには使用されない.
3. インシデントの発生から1か月後に提出する.
4. 分析結果は他職種を含めて組織全体で共有する.
5. 医療に誤りがあったが，患者に実施される前に発見された事例の報告は不要である.

解説

1. ×　2. ○　3. ×　4. ○　5. ×

インシデントレポートは，事故を起こした個人の責任を追及するためのものではない．インシデントが発生した際にはすみやかに報告書を提出し，リスク因子を把握・分析して再発防止策を検討し，その情報を組織全体で共有する必要がある．法令で統一された書式はない．患者に実施される前に気づいた場合も，リスクを含む事例は報告することが重要である．

正答 **2, 4**

問題

■ 特定機能病院で正しいのはどれか.　　　　(100回・午後37)
1. 地域の医療従事者の資質向上のための研修を行う能力を有する.
2. 高度の医療技術の開発および評価を行う能力を有する.
3. 300人以上の患者を入院させるための施設を有する.
4. 都道府県知事の承認を得て設立される.

解説

1. ×　2. ○　3. ×　4. ×

医療法による特定機能病院は，高度の医療や研修の提供，高度の医療技術の開発・評価を行い，高度な医療安全管理体制を有すると厚生労働大臣が承認したものである．400床以上の病床，原則指定された16の診療科，一定数以上の医療従事者を有するなど，承認要件がある．地域の医療従事者の資質向上のための研修を行う能力を有するのは地域医療支援病院で，都道府県知事が承認する．

正答 **2**

問題

■ 医療法における病院の医療安全管理体制で正しいのはどれか.　　　　(108回・午後71)
1. 医療安全管理のために必要な研修を2年に1回行われなければならない.
2. 医療安全管理のための指針を整備しなければならない.
3. 特定機能病院の医療安全管理者は兼任でよい.
4. 医薬品安全管理責任者の配置は義務ではない.

解説

1. ×　2. ○　3. ×　4. ×

医療法には，医療機関の管理者に医療安全管理に関する義務が明記されており，すべての病院・有床診療所に対して，安全管理のための指針を整備しなければならないとされている．医療安全管理のために必要な職員研修は，年2回程度実施することが義務づけられている．特定機能病院の医療安全管理者は専任でなければならない．医薬品・医療機器の安全使用のための責任者は配置することが義務づけられている．

正答 **2**

問題

■ クリニカルパスについて正しいのはどれか. **2つ選べ.**　　　　(112回・午前89)
1. 在宅療養には適用できない.
2. 医療者と患者が治療計画を共有できる.
3. バリアンス発生の判断は退院日に行う.
4. 多職種間のコミュニケーションが不要になる.
5. 一定の質を保った治療と看護ケアの提供につながる.

解説

1.×　2.○　3.×　4.×　5.○

クリニカルパス（クリティカルパス）は，疾患別に標準的な検査や治療，処置，安静度とそれに応じたケア，教育などが時系列で示される入院診療計画書である. 在宅療養者に対しては，急性期・回復期病院といった医療機関から在宅療養までの医療の継続的な提供を目的として診療計画書が作成され，地域の医療機関で共有して用いる地域連携クリニカルパスが適用できる. クリニカルパスの作成によって，医療者と患者が治療計画を共有できる. バリアンス（逸脱事項）は，期待していた成果（アウトカム）が出なかった，パスに従った治療や看護が遂行されなかったなど，予測されなかった現象であり，毎日の診療やケアのなかで判断を行う. クリニカルパスによって多職種間で診療計画を共有できるが，コミュニケーションは必要である. クリニカルパスの作成は，一定の質を保った治療と看護ケアの提供につながる.

正答 2, 5

問題

■ 看護におけるクリニカルラダーについて正しいのはどれか.　　　　(111回・午後74)
1. 病院に導入が義務付けられている.
2. ワーク・ライフ・バランスを目指すものである.
3. 臨床実践に必要な能力が段階的に表現されている.
4. 全国の病院で共通のクリニカルラダーが使用されている.

解説

1.×　2.×　3.○　4.×

クリニカル・ラダーとは，臨床実践能力の段階（はしご）という意味であり，看護において能力評価や教育システムの開発に利用されている. 看護実践能力はレベルⅠ～Ⅳで段階的に表現されている. 病院へのクリニカル・ラダーの導入は義務づけられてはおらず，クリニカル・ラダーの内容やレベルの基準は施設ごとに異なる.

正答 3

問題

■ 紙カルテと比較したときの電子カルテの特徴として正しいのはどれか.　　　　(107回・午後68)
1. データ集計が困難である.
2. 診療録の保存期間が短い.
3. 多職種間の情報共有が容易になる.
4. 個人情報漏えいの危険性がなくなる.

解説

1.×　2.×　3.○　4.×

紙カルテと比較して，電子カルテはデータの集計や編集がパソコンソフトを使用して簡単にできる. 紙カルテの保存期間は，医師の診療録は5年，看護記録は2年と医療法に規定され，その後は廃棄される. 電子カルテは場所を取らないため，長期保存が可能である. 手書きの紙カルテと異なり，文字が読みにくいなどのトラブルがなく，端末さえあればどこでもすぐに見たい患者のカルテを表示できるため，多職種間の情報共有が容易になる. その一方でネットワーク上のセキュリティの問題が生じ，個人情報漏えいの危険性はなくなるわけではない.

正答 3

問題

■ 診療情報を第三者に開示する際，個人情報の保護として正しいのはどれか. （105回・午前65）
1. 死亡した患者の情報は対象にならない.
2. 個人情報の利用目的を特定する必要はない.
3. 特定機能病院では本人の同意なく開示できる.
4. 法令に基づく保健所への届出に関して本人の同意は不要である.

解説

1.× 2.× 3.× 4.○

第三者に開示する診療情報は，診療中の患者および死亡した患者の情報が対象となる. 診療記録は個人情報である. 個人情報保護法では，①利用目的を特定すること，②目的以外に利用してはならないこと，③あらかじめ本人の同意を得ないで個人データを第三者に提供してはならないこと，とされている. 特定機能病院であっても本人の同意なく開示することはできない. ただし，感染症の予防及び感染症の患者に対する医療に関する法律（感染症法）に基づく感染症の保健所への届出など，法令に基づく情報の利用活用などについては，本人の同意は不要である.

正答 **4**

問題

■ 看護サービスの質の評価は，①ストラクチャー（看護サービス提供のための仕組み），②プロセス（提供される看護サービス），③アウトカム（看護サービスの成果）に分類される. アウトカムはどれか. （104回・午前73）

1. 患者の満足度
2. 退院指導の実施
3. 看護手順の整備の有無
4. 看護師1人当たりの患者数

解説

1.○ 2.× 3.× 4.×

看護サービスの質の評価はストラクチャー，プロセス，アウトカムの3つの側面で評価される. ストラクチャーは，看護職員の配置状況，看護職員のスキルレベル，看護職員の教育的背景や資格によって評価される. 看護手順の整備の有無や看護師1人あたりの患者数などである. プロセスは，アセスメントや看護介入の実施などによって評価される. 退院指導の実施などである. アウトカムは，看護サービスの成果である. 患者の満足度がアウトカムである.

正答 **1**

問題

■ 医療の標準化を目的に活用されているのはどれか. （106回・午後61）
1. コーピング
2. クリニカルパス
3. エンパワメント
4. コンサルテーション

解説

1.× 2.○ 3.× 4.×

クリニカルパス（クリティカルパス）は，治療や検査の標準的な経過を説明するため，入院中の予定をスケジュール表のようにまとめた入院診療計画書で，医療の標準化を目的に活用されている. コーピングは，ストレスに対する意識的な対処のことである. エンパワメントは，個人が自己決定権を行使できるように力をつけて，その人らしく生きていけるようになることである. コンサルテーションは，問題の解決につなげるために，専門家に相談し，助言や指導を受けることである.

正答 **2**

185

問題
■ 医療施設において，患者の入院から退院までの看護を1人の看護師が継続して責任をもつことを重視した看護体制はどれか.

(109回・午後46)

1. 機能別看護方式
2. 患者受け持ち方式
3. チームナーシングシステム
4. プライマリナーシングシステム

解説
1. ×　2. ×　3. ×　4. ○

医療施設において，患者の入院から退院までの看護を1人の看護師が継続して責任をもつことを重視した看護体制は，プライマリー・ナーシング・システムである．患者のニードに応じて継続した個別ケアが提供できる．機能別看護方式は，内容別に分類した看護業務を複数の看護師が分担して実施するもので，業務効率は高いが，患者からみて自分の担当者がわかりにくい．患者受け持ち方式は，1人の看護師が1人または特定の患者を受け持ち，その勤務帯に限って受け持ち患者のケアすべてを実施する．チーム・ナーシング・システムは，患者をいくつかのグループに分け，各グループを専属の看護チームが受け持ち，ケアを提供する.

正答 4

問題
■ 看護基準の目的で最も適切なのはどれか.

(105回・午後64)

1. 看護の質の保証
2. 個別的な看護の促進
3. 看護業務の負担の軽減
4. 高度な看護技術の提供

解説
1. ○　2. ×　3. ×　4. ×

看護基準は，看護職が提供するケアについて，何をどの程度行うのかという基準を示したものであり，ケアの質を保つための役割をもっている．すべての看護職に共通して要求される看護実践のレベルを示す「看護業務基準」が，日本看護協会により作成されている．個別的な看護は患者に常に提供されるべきである．看護業務の負担の軽減のために，2014（平成26）年度診療報酬改定で看護補助者の夜間配置加算が導入された．高度な看護技術の提供のために，看護師は研鑽し続ける必要がある.

正答 1

問題
■ 職員数が300人の病院の看護師の働き方に関するマネジメントで，労働安全衛生法に基づいて規定されているのはどれか.

(112回・午前73)

1. 1年以内ごとに1回，定期に心理的な負担の程度を把握するための検査を行う.
2. 8時間を超える夜勤の時は1時間以上の休憩時間を確保する.
3. 生理日に就業が著しく困難な場合は休暇の請求ができる.
4. 妊娠中は請求すれば時間外労働が免除される.

解説
1. ○　2. ×　3. ×　4. ×

労働安全衛生法に基づいて規定されているのは，1年以内ごとに1回，定期に心理的な負担の程度を把握するための検査を行うストレスチェック制度である．2015年の労働安全衛生法改正により義務化された．常時50人以上の労働者を使用する事業場が義務で，それ以外は努力義務である（2024年10月，厚生労働省は常時50人未満の事業場に対しても義務化する方針を決議した）．8時間を超える夜勤では1時間以上の休憩時間を確保すること，生理日に就業が著しく困難な場合は休暇の請求ができること，妊娠中は請求すれば時間外労働が免除されることは，労働基準法に規定されている.

正答 1

■問題

■ プリセプターシップの説明で正しいのはどれか．　　　　　　　　　　　　（110回・午前70）
1. 仕事と生活の調和を図ること
2. 主体的に自らのキャリアを計画し組み立てること
3. チームリーダーのもとに看護ケアを提供すること
4. 経験のある看護師が新人看護師を1対1で指導・助言すること

◆解説

1.×　2.×　3.×　4.○

　プリセプターシップは，1人の新人看護師（プリセプティー）に1人の先輩看護師（プリセプター）がついて，業務をとおして行う教育指導法である．プリセプターは，プリセプティーが深刻なリアリティーショックやカルチャーショックを体験することなく，自立して職場に適応できるように支援する．仕事と生活の調和をはかることは，ワークライフバランスという．主体的に自らのキャリアを計画し組み立てることは，キャリアデザインという．チームリーダーのもとに看護ケアを提供することは，チーム・ナーシングという．

正答 4

■問題

■ 病棟で患者の口腔ケア改善に取り組むために担当チームを作った．
　これは看護管理のプロセスのどれか．　　　　　　　　　　　　　　　（111回・午前72）
1. 計画
2. 指揮
3. 統制
4. 組織化

◆解説

1.×　2.×　3.×　4.○

　口腔ケアの改善に取り組むために担当チームをつくるなど，役割に応じて集団を設けることは組織化である．口腔ケアを行うために具体的な方法や手順を考えることが計画である．指揮は集団や団体を統率して指図や命令をすることである．統制は一定の計画・方針に従い，物事を一つにおさめることである．

正答 4

■問題

■ 高速道路で衝突事故が発生し，20人が受傷した．A病院は，5人の重症患者を受け入れ，あわただしい雰囲気となっている．医療を安全かつ円滑に行うために，救急外来のリーダー看護師に求められる役割として**誤っている**のはどれか．　　　　　　　　　　　　　　　（107回・午後67）
1. チームで患者情報を共有する．
2. スタッフの役割分担を明確にする．
3. 患者誤認が生じないように注意喚起する．
4. 電話による安否の問い合わせに回答する．

◆解説

1.×　2.×　3.×　4.○

　事故発生時に複数の重症患者を受け入れる病院の救急外来では，情報の混乱を避け，効率よく医療ケアを提供する必要がある．リーダー看護師が中心となって，チームで患者の情報を共有し，患者の誤認が生じないように注意喚起する必要がある．トリアージや治療への対応，入院が必要な場合のベッドの確保など病棟との連絡，家族の対応など，スタッフの役割分担を明確にして適切な対処が行えるようにする．災害時の救急外来であっても，患者情報の守秘義務は守らなければならないため，電話による安否確認の問い合わせには回答しない．

正答 4

問題

■ ある組織では，リーダーの支援の下でグループ討議を経て方針を決定している．リーダーは，具体的な作業手順の決定を部下に委任している．
このリーダーシップの型はどれか． (100回・午後35)
1. 権力型
2. 民主型
3. 放任型
4. 専制型

解説

1. ×　2. ○　3. ×　4. ×

リーダーの支援のもと，グループ討議を経て方針を決定するが，具体的な作業手順の決定を部下（メンバー）に委任しているのは，民主型リーダーシップである．メンバーの満足度が高く，最も望ましい類型といわれる．権力型のリーダーシップは，権力のある人がその権限を使って自分の命令に従わせる型である．放任型のリーダーシップは，メンバーが行う活動や行動にリーダーは関与せず，意思決定も作業手順もメンバーによって決められる型である．専制型のリーダーシップは，リーダーがメンバーに意思決定や作業手順を指示する型である．

正答 **2**

問題

■ 看護師の特定行為で正しいのはどれか． (109回・午後78)
1. 診療の補助である．
2. 医師法に基づいている．
3. 手順書は看護師が作成する．
4. 特定行為を指示する者に歯科医師は含まれない．

解説

1. ○　2. ×　3. ×　4. ×

看護師の特定行為は，医師または歯科医師の指示のもとで行われる診療の補助である．保健師助産師看護師法（第37条の2）に規定されている．特定行為は，3～5年の実務経験がある看護師が，特定行為研修を受けることにより実施できる．手順書は医師または歯科医師が作成する．

正答 **1**

問題

■ 病院では，育児中の時短勤務，夜勤専従，非常勤など多様な労働時間や雇用形態の看護師が働いている．看護管理者が行うマネジメントで最も優先するのはどれか． (108回・午後69)
1. 夜勤専従の看護師の休暇を増やす．
2. 育児中の看護師の院内研修を免除する．
3. 非常勤看護師は患者の受け持ちを免除する．
4. 特定の看護師に仕事が集中しないよう調整する．

解説

1. ×　2. ×　3. ×　4. ○

多様な働き方の看護師に対して看護管理者が行うマネジメントにおいては，特定の看護師に仕事が集中しないように調整することが最も優先される．特定の看護師に仕事が集中すると，不公平感や業務過多による疲労の蓄積などが生じる．休暇については労働基準法の規定に基づき設定される．育児中の看護師や，非常勤を選択している看護師は，院内研修や受け持ち患者の対応で帰宅が遅くなるなど，拘束時間が長くなることが不都合である場合が多い．ワークライフバランスを考慮して，状況に応じて働きやすさに対する配慮が行われる．

正答 **4**

看護師国家試験出題基準（令和5年版）対照表

看護の統合と実践

Ⅰ. 看護におけるマネジメントの基本について理解を問う.

大項目	中項目 （出題範囲）	小項目 （キーワード）	本書該当ページ
1. 看護における マネジメント	A. 看護におけるマネ ジメントの目的と 方法	看護マネジメントの目的とプロセス	p.29
		看護組織の構成と職務	p.7, 8, 15
		看護行政の動向と看護マネジメント	p.2 ～ 4, 28
	B. 医療・看護におけ る質の保証と評価, 改善の仕組み	医療・看護の質保証と評価	p.5, 89
		医療・看護の標準化（標準看護計画, クリニカルパス）	p.94, 95
	C. 看護業務のマネジ メント	看護業務基準, 看護手順	p.33, 34
		看護提供システム	p.25, 61
		複数の看護業務が同時に発生した場 合の判断や対処方法	p.36
	D. 看護業務に関する 情報に係る技術と 取扱い	医療・看護業務に関する情報の活用 と保管	p.62
		診療記録等の電子化と医療情報シス テム	p.67
	E. 医療安全を維持す る仕組みと対策	安全管理体制整備, 医療安全文化の 醸成	p.34, 119
		医療事故・インシデントレポートの 分析と活用	p.74, 120, 126, 160
	F. 看護師の働き方の マネジメント	看護師等の労働安全衛生	p.30
		看護の交代勤務	p.12
		ワーク・ライフ・バランスを促進す る働き方	p.156, 169, 170

Index

＊**太字**は看護師国家試験出題基準を示す.

数字，欧文

2040 年問題 ……………………… 75
2 要因論 …………………………… 46
4 つの不安 ……………………… 100
5S ………………………………… 61
5W1H …………………………… 62
7 対 1 入院基本料 …………… 61
7 対 1 配置 …………………… 24
ABCDE 理論 …………………… 139
ATHCTS ………………………… 106
Basic Outcome Master …… 71
BOM ……………………………… 71
DESC 法 ………………………… 128
DiNQL ………………………… 91
DPC/PDPS …………………… 80, 90
DPC 制度 ………………………… 80
DPNS …………………………… 26
HELICS 協議会 ………………… 71
HOT コード ……………………… 70
ICN ……………………………… 73
ICNP …………………………… 73
IoT ……………………………… 65
IPE ……………………………… 101
ISO9001 認証 ………………… 96
JCI ……………………………… 96
JCQHC ………………………… 96
MEDIS-DC ……………………… 71
NANDA-I ……………………… 72
NANDA-NIC-NOC ……………… 72
NDNQI ………………………… 91
NP ……………………………… 85
NP 教育課程修了者 …………… 85
OFFJT ………………………… 143
OJT …………………………… 116, 143

OODA ループ ………………… 93
Patient Experience ……… 31
PDCA サイクル
　……………………… 11, 92, 117
P/L ……………………………… 53
PM 理論 ………………………… 50
PNS …………………………… 26
PX …………………………… 31, 93
SL 理論 ………………………… 50
SNS …………………………… 30
Team STEPPS ………………… 132
VUCA ………………………… 51, 131
X 理論，Y 理論 ………………… 45

あ行

アウトカム …… 11, 89, 91, 94
アクシデント ………………… 121
アグレッシブ・コミュニケーション
　……………………………… 131
アサーティブコミュニケーション
　……………………… 128, 131
アソシエイト ………………… 117
アンガーマネジメント ……… 133
安全管理 ……………… 34, 119
医学管理等 …………………… 59
医学部地域枠制度 …………… 83
怒り …………………………… 133
医業外収益 …………………… 55
医業外費用 …………………… 55
医業外利益 …………………… 55
医業経営 ……………………… 53
医業収益 ………………… 53, 57
医業費用 ……………………… 53
医業利益 ………………… 53, 55
育児休業 …………………… 169

意思決定支援システム……… 63
医師
　――の過重労働…………… 85
　――の働き方改革………… 172
　――の偏在 ………………… 83
　――の労働時間短縮……… 172
　――不足 …………………… 84
医師誘発需要 ………………… 76
委託費 ………………………… 54
一次利用 ……………………… 67
医薬品費 ……………………… 60
医療安全管理者 …………… 34
医療安全管理責任者 ………… 88
医療安全管理部門… 20, 35, 88
医療安全推進室（部） ……… 34
医療機能評価機構…………… 96
医療サービス ………………… 21
医療事故…………………… 126
　――防止 ………………… 120
医療者アウトカム…………… 94
医療情報システム開発センター
　……………………………… 70
医療情報の標準化 ………… 70
医療情報標準化推進協議会… 71
医療の質可視化プロジェクト
　……………………………… 90
医療の質の評価・公表等推進事業
　……………………………… 89
医療の質評価 ……………… 89
インシデント……………… 121
　――の報告………………… 160
インシデントレポート…… 74
インフォームド・コンセント
　……………………………… 118
ウーダループ………………… 93

受け持ち看護方式…………… 26	看護ケア……………………… 7	──の組織化………………… 3
受け持ち患者………………… 137	看護行為用語………………… 71	看護部長…………………… 4，110
──決定…………………… 124	──分類…………………… 72	患者アウトカム……………… 94
うつ病………………………… 181	看護サービス……………… 8，82	患者経験…………………… 31，93
衛生要因……………………… 46	看護師	患者経験価値……………… 31，93
エビデンス…………………… 95	──のクリニカル・ラダー	患者情報……………………… 65
エラー………………………… 120	…………………………… 43	──の管理………………… 125
遠隔診療……………………… 85	──の働き方改革………… 172	患者選定……………………… 123
オーセンティック・リーダーシップ	──の偏在………………… 86	患者相談窓口………………… 35
………………………… 51，131	──配置基準……………… 82	患者の権利…………………… 118
オールダム…………………… 48	──不足…………………… 86	患者満足度………94，149，159
オンライン診療……………… 83	看護師長………………… 8，111	完全看護制度………………… 24
	看護実践国際分類…………… 73	感染予防……………………… 120
か行	看護実践の組織化…………… 33	カンファレンス
	看護実践用語標準マスター… 71	………………136，154，160
解雇…………………………… 31	看護師等確保基本指針……… 3	管理監督者…………………… 171
介護保険制度………………… 79	看護師等の確保を促進するための	基幹系システム……………… 68
介護離職防止………………… 169	措置に関する基本的な指針… 28	基準看護制度………………… 24
外来診療収益………………… 54	看護師等の人材確保の促進に関す	期待理論……………………… 47
かかりつけ医…………… 76，88	る法律………………………… 28	技能習得の5段階モデル … 43
──制度…………………… 76	看護師等の責務……………… 40	**機能別看護**…………………… 25
過重労働……………………… 158	**看護情報**…………………… 65	基本診療料…………………… 56
過剰診療………………… 76，80	──の標準化……………… 70	基本的欲求…………………… 45
紙カルテ……………………… 67	看護情報学…………………… 64	キャリア………………… 41，166
仮眠時間………………… 13，179	看護職員夜間配置加算……… 13	──開発………………… 41，42
環境要因……………………… 46	看護診断／看護介入分類／看護成	──形成…………………… 166
看護過程……………………… 118	果分類………………………… 72	──中断…………………… 40
看護観察用語………………… 71	**看護組織**…………… 7，23，33	──発達………………… 41，166
看護管理者	**看護提供システム**…… 25，121	キャリア・アダプタビリティ
──の育成………………… 3	看護データセット適用ガイド	…………………………… 167
──の認定制度…………… 3	…………………………… 71	キャリア・アンカー… 42，167
看護管理の評価……………… 11	**看護手順**…………………… 34	キャリア・サバイバル……… 42
看護業務…………………… 7	**看護の質評価**……………… 90	キャリアフレームワーク…… 66
看護業務基準………………… 33	看護必要度…………………… 82	キャリア・ラダー…………… 42
看護局長……………………… 110	看護部………………………… 110	休憩時間………………… 13，179
看護記録……………………… 65		

急性期一般入院基本料… 24，58
急性期看護補助体制加算…… 24
給与制度………………… 59
給与費…………………… 54
業務の割り振り………… 156
業務負担………………… 156
クリティカルパス……… 94
クリニカルパス……… 71，94
クリニカル・ラダー……… 42
クレーム対応…………… 34
クロスボーダー・リーダーシップ
………………………… 131
ケアのマネジメント……… 118
経営指標………………… 57
経営における資源……… 56
傾聴……………………… 113
経費……………………… 55
ゲートキーパー方式……… 76
研究研修費……………… 55
権限委譲………………… 115
健康保険制度…………… 77
高額療養費制度………… 79
公正な待遇の確保……… 170
厚生労働省標準規格……… 71
「構造づくり」と「配慮」の2機能
の組み合わせ理論……… 49
交代制勤務……………… 12
行動変容………………… 144
コーチング……………… 147
コード体系……………… 71
国際看護師協会………… 73
国民医療費……………… 77
国民皆保険制度………… 75
国民健康保険…………… 79
個人情報………………… 119

個人情報保護法………… 119
コッター………………… 97
固定チーム・ナーシング… 25
言葉遣い………………… 112
コミュニケーション
………………… 115，128
雇用……………………… 31
「雇用の質」向上 ……… 12，30
コンピテンシー………… 44

さ行

サーバント・リーダーシップ
………………………… 131
災害対策………………… 121
在庫管理………………… 60
材料費………………… 54，60
残業手当………………… 32
産前産後休暇…………… 32
時間外勤務……………… 171
時間外手当……………… 32
時間外労働…………… 31，172
　──時間の上限規制……… 170
時間管理……………… 36，141
　──のマトリックス……… 36
指揮命令系統………… 18，23
事業部別組織…………… 21
自己概念………………… 166
仕事と介護の両立支援制度… 169
自己負担額……………… 77
事故予防………………… 120
実習記録………………… 125
実習指導者……………… 137
実習前研修……………… 126
室料差額収益…………… 54
自費診療………………… 77

シャイン……………… 41，167
重症度，医療・看護必要度
………………………… 73，83
修正版ATHCTS………… 106
主治医…………………… 152
受託検査・施設利用収益…… 54
主任…………………… 111，115
守秘義務……………… 119，125
準備状態………………… 135
生涯学習………………… 40
状況対応リーダーシップモデル
………………………… 50
状況モニタリング……… 132
状況理論………………… 50
情報通信技術…………… 64
情報の定義……………… 63
情報の非対称性………… 81
職員満足度……………… 159
職業的自己概念………… 167
職能部門制組織……… 19，110
職務特性モデル………… 48
人員配置……………… 61，88
人件費…………………… 59
人口……………………… 75
人材マネジメント……… 38
新人看護師……………………
　140，150，152，160，163
新人教育………………… 116
診断群分類別包括支払い制度
………………………… 80
人的資源管理…………… 38
人頭払い制度…………… 81
心理的安全性…………… 100
診療材料費……………… 60
診療情報………………… 65

診療の補助⋯⋯⋯⋯⋯ 85, 175
診療報酬⋯⋯⋯⋯ 56, 57, 82
　──改定⋯⋯⋯⋯ 58, 83
　──点数表⋯⋯⋯⋯⋯ 56
スーパー⋯⋯⋯⋯ 41, 166
スタッフ⋯⋯⋯⋯⋯⋯ 114
　──の教育⋯⋯⋯⋯⋯ 114
　──部門⋯⋯⋯⋯⋯ 20
スタンダードプリコーション
⋯⋯⋯⋯⋯⋯⋯⋯ 120
ストラクチャー⋯⋯ 11, 89, 91
ストレス⋯⋯⋯ 45, 139, 180
ストレスチェック制度⋯⋯ 180
ストレスマネジメント⋯⋯ 45
ストレッサー⋯⋯⋯⋯⋯ 45
税引前当期純利益⋯⋯⋯ 55
セーフティマネジメント⋯⋯ 34
セーフティマネジャー⋯⋯⋯ 34
接遇⋯⋯⋯⋯ 112, 149
　──態度⋯⋯⋯⋯⋯ 148
設備関係費⋯⋯⋯⋯⋯ 54
セルフケア⋯⋯⋯⋯⋯ 181
全国医療情報プラットフォーム
⋯⋯⋯⋯⋯⋯⋯⋯ 70
潜在看護師⋯⋯⋯⋯⋯ 41
専門医⋯⋯⋯⋯⋯⋯ 76
専門職⋯⋯⋯⋯ 22, 39, 40
　──の束⋯⋯⋯⋯⋯ 22
組織⋯⋯⋯⋯⋯ 15, 23
　──成立⋯⋯⋯⋯⋯ 17
　──存続⋯⋯⋯⋯⋯ 17
　──の階層化⋯⋯⋯⋯ 18
　──の分化⋯⋯⋯⋯ 18
組織化⋯⋯⋯⋯ 50, 110
組織図⋯⋯⋯⋯ 4, 15, 111

卒後教育⋯⋯⋯⋯⋯ 105
損益計算書⋯⋯⋯⋯⋯ 53

た行

第三者評価⋯⋯⋯⋯⋯ 96
退職⋯⋯⋯⋯ 12, 31, 142
　──理由⋯⋯⋯⋯⋯ 12
タイムマネジメント⋯⋯⋯ 36
多職種研修プログラム⋯⋯ 105
多職種連携⋯⋯⋯⋯⋯ 101
　──教育⋯⋯⋯⋯⋯ 101
　──の評価⋯⋯⋯⋯ 106
タスク・シェア⋯⋯⋯⋯ 173
タスク・シフティング⋯⋯ 103
タスク・シフト⋯⋯ 85, 172
地域医療支援病院⋯⋯⋯ 88
地域医療連携情報システム⋯ 69
地域包括ケアシステム
⋯⋯⋯⋯⋯⋯ 79, 104
チーム医療⋯⋯⋯ 102, 112
チームステップス⋯⋯⋯ 132
チーム・ナーシング⋯⋯⋯ 25
チームマネジメント⋯⋯⋯ 100
超過勤務⋯⋯⋯⋯⋯ 31
長時間労働⋯⋯⋯⋯⋯ 172
デイ・パートナーシップ・ナーシ
ング・システム⋯⋯⋯⋯ 26
適正人員配置⋯⋯⋯⋯ 158
出来高払い制度⋯⋯⋯⋯ 80
手順書⋯⋯⋯⋯⋯⋯ 176
テレワーク⋯⋯⋯⋯⋯ 169
電子カルテ⋯⋯⋯ 67, 126
動機づけ要因⋯⋯⋯⋯ 46
動機づけ理論⋯⋯⋯⋯ 45
特性理論⋯⋯⋯⋯⋯ 49

特定機能病院⋯⋯⋯⋯⋯ 88
特定行為⋯⋯⋯⋯ 85, 175
　──の実施⋯⋯⋯⋯ 176
特定行為研修⋯⋯⋯ 85, 178
　──修了看護師制度⋯⋯ 85
　──制度⋯⋯⋯⋯⋯ 175
特定入院料⋯⋯⋯⋯⋯ 58
特掲診療料⋯⋯⋯⋯⋯ 56
ドラッカー⋯⋯⋯ 29, 36, 71
トランスフォーマー・リーダー
シップ⋯⋯⋯⋯⋯⋯ 131
ドレイファス⋯⋯⋯⋯⋯ 43

な行

ナーシング−センシティブ・イン
ディケータ⋯⋯⋯⋯⋯ 90
ナース・プラクティショナー
⋯⋯⋯⋯⋯⋯⋯⋯ 85
ナッジ⋯⋯⋯⋯⋯⋯ 162
二次利用⋯⋯⋯⋯⋯⋯ 67
日本看護協会
⋯⋯⋯ 3, 33, 40, 85, 91
日本版ナースプラクティショナー
⋯⋯⋯⋯⋯⋯⋯⋯ 85
入院患者延数⋯⋯⋯⋯⋯ 57
入院基本料⋯⋯⋯ 24, 58, 82
入院基本料看護体制 7 対 1
⋯⋯⋯⋯⋯⋯⋯⋯ 24
入院診療収益⋯⋯⋯⋯⋯ 54
入院単価⋯⋯⋯⋯⋯⋯ 57
認知⋯⋯⋯⋯⋯⋯⋯ 139
認定看護管理者⋯⋯⋯⋯ 3
　──制度⋯⋯⋯⋯⋯ 3
年次有給休暇⋯⋯⋯⋯⋯ 32
　──の取得義務化⋯⋯⋯ 170

は行

ハーシー……………………… 49, 50
ハーズバーグ…………………… 46
パートナーシップ・ナーシング・
システム……………………… 26
働き方改革……… 13, 85, 170
　　──関連法…………………170
ハックマン……………………… 48
ハラスメント………… 30, 172
バリアンス……………………… 94
ピグマリオン効果……………147
ビジネス・インテリジェンス
………………………………… 63
独り立ち………………………150
ヒューマン・サービス……… 21
病院会計準則………………… 57
病院機能評価………………… 96
病院情報システム…………… 67
病院長…………………… 4, 34
評価制度……………………… 59
被用者保険…………………… 79
標準予防策……………………120
ファンクショナル組織……… 19
副院長…………………… 4, 111
副看護部長……………………111
部門系システム……………… 68
プライマリー・ナーシング… 26
プライマリー・ナース……… 26
ブランチャード……… 49, 50
フリーアクセス……………… 76
プリセプター
　……… 116, 140, 151, 163
プリセプターシップ…………116
プリセプティー………………116

フレックスタイム制………… 32
プロセス……… 11, 89, 91
平均在院日数………………… 57
ベナー………………………… 43
ヘルシーワークプレイス……157
変形労働時間制……………… 32
報告の仕方……………………152
法定労働時間………………… 32
暴力………………… 30, 172
ポーター……………………… 47
保険診療……………………… 77
保険等査定減………………… 54
保健予防活動収益…………… 54
保険料………………………… 79
ポリファーマシー…………… 76

ま行

マインドセット………………102
マグレガー…………………… 45
マズロー……………………… 45
マトリックス組織…………… 21
マネジメント……… 29, 114
マネジメントラダー………… 3
マネジャー………… 97, 114
みなし労働時間制…………… 33
メタ認知機能…………………132
面接指導………………………180
メンター………………………117
メンタルヘルス……………… 30
　　──不調……………………180
モジュラー・ナーシング…… 26
モラルハザード……………… 81

や行

夜勤………………… 12, 179

　　──負担……………………172
要介護認定…………………… 79

ら行

ライフステージ………………166
ライフロール…………………166
ライン・アンド・スタッフ組織
………………………………… 19
ライン組織…………………… 19
ライン部門…………………… 20
リーダー………… 97, 115, 160
リーダーシップ……… 49, 97
離職…………………………… 31
離職率……………… 12, 45
リスクマネジャー…………… 34
リスボン宣言…………………118
理念……………………………110
リバタリアン・パターナリズム
………………………………162
臨時収益……………………… 55
臨床実践能力の5段階のモデル
………………………………… 43
臨地実習… 8, 102, 122, 131
　　──指導者………… 124, 134
レディネス……………………135
労働安全衛生………………… 30
労働環境整備………………… 12
労働基準法…………………… 31
ローラー……………………… 47

わ行

ワークライフバランス………157
わかしお医療ネットワーク… 69
割増賃金……………………… 33

Basic & Practice

看護学テキスト 統合と実践―看護管理 改訂第2版

2013 年 12 月 30 日	初 版	第 1 刷発行
2023 年 5 月 31 日	初 版	第 6 刷発行
2025 年 1 月 21 日	改訂第 2 版	第 1 刷発行

編　集	小林　美亜
発行人	川畑　勝
編集人	小林　香織
発行所	株式会社 Gakken
	〒141-8416 東京都品川区西五反田 2-11-8
印刷所	TOPPAN 株式会社
製本所	難波製本株式会社

この本に関する各種お問い合わせ先
● 本の内容については,下記サイトのお問い合わせフォームよりお願いします.
　https://www.corp-gakken.co.jp/contact/
● 在庫については　Tel 03-6431-1234(営業部)
● 不良品(落丁,乱丁)については　Tel 0570-000577
学研業務センター
〒354-0045　埼玉県入間郡三芳町上富 279-1
● 上記以外のお問い合わせは Tel 0570-056-710(学研グループ総合案内)

©M. Kobayashi 2025 Printed in Japan
● ショメイ:ベーシックアンドプラクティスカンゴガクテキストトウゴウトジッセン
　　　　　カンゴカンリカイテイダイニハン
本書の無断転載,複製,複写(コピー),翻訳を禁じます.
本書に掲載する著作物の複製権・翻訳権・上映権・譲渡権・公衆送信権(送信可能化権を含む)
は株式会社 Gakken が管理します.
本書を代行業者等の第三者に依頼してスキャンやデジタル化することは,たとえ個人や家
庭内の利用であっても,著作権法上,認められておりません.

JCOPY〈出版者著作権管理機構　委託出版物〉
本書の無断複写は著作権法上での例外を除き禁じられています.複写される場合は,そ
のつど事前に,出版者著作権管理機構(電話 03-5244-5088,FAX 03-5244-5089,e-mail:
info@jcopy.or.jp)の許諾を得てください.

　本書に記載されている内容は,出版時の最新情報に基づくとともに,臨床例をもとに正確
かつ普遍化すべく,著者,編者,監修者,編集委員ならびに出版社それぞれが最善の努力を
しております.しかし,本書の記載内容によりトラブルや損害,不測の事故等が生じた場合,
著者,編者,監修者,編集委員ならびに出版社は,その責を負いかねます.
　また,本書に記載されている医薬品や機器等の使用にあたっては,常に最新の各々の添付
文書(電子添文)や取り扱い説明書を参照のうえ,適応や使用方法等をご確認ください.
株式会社 Gakken

学研グループの書籍・雑誌についての新刊情報・詳細情報は,下記をご覧ください.
学研出版サイト https://hon.gakken.jp/